JN242026

迷わず打てる

関節注射・神経ブロック

編集
後藤英之

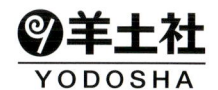

羊土社
YODOSHA

序

　運動器の治療分野について，疼痛の除去や組織の修復，緊張の緩和などの目的で局所への注射治療は必須のものとなっている．最近ではfascia（ファシア）由来の疼痛や古典的な絞扼部位以外で生じる末梢神経障害など，新たな知見が報告されるにしたがって，注射治療が適用される運動器疾患や病態は増加し，注射部位も多様となった．一方で，標的とされる注射部位は限局され，より正確な注射が要求されている．このような現状において，運動器疾患を扱う者は詳細な解剖学的知識にもとづく確実な注射技術が要求されている．

　本書の目的はまさにこのような臨床の現場で，さまざまな症状と向き合っている医師のためにすぐに役立つ注射の実技を提供することにある．また，近年，超音波断層診断装置（エコー）が運動器疾患の分野でも普及し，これを活用した注射手技（エコーガイド下注射）が行われるようになっている．そこで，本書ではエコーガイド下注射の手技の詳細についても解説した．また，エコーが手元にない場合でも最低限の注射が可能となる方法（ランドマーク法）を合わせて紹介することとした．

　第1章では注射手技に関する総論的な注意点を述べた．第2章では関節および最近重要視されつつある関節外組織への注射について最新の知見に基づいて説明した．第3章では運動器疾患に関連する局所麻酔法について，各疾患に応じた適切な選択ができるよう，区域麻酔の専門家から詳述いただいた．

　明日の診療に大いに役に立つことを切に願うものである．

2019年10月

至学館大学健康科学部健康スポーツ科学科

後藤英之

迷わず打てる 関節注射・神経ブロック —— 目次

第3章　運動器疾患に関連する神経ブロック

上肢

下肢

執筆者一覧

■ 編集・執筆

後藤英之 　至学館大学健康科学部健康スポーツ科学科

■ 執筆 （掲載順）

杉浦健之 　名古屋市立大学大学院医学研究科麻酔科学・集中治療医学分野

森原　徹 　丸太町リハビリテーションクリニック

中瀬順介 　金沢大学整形外科

木村裕明 　医療法人 Fascia 研究会 木村ペインクリニック

黒沢理人 　トリガーポイント治療院

小林　只 　弘前大学医学部附属病院総合診療部

土屋篤志 　名鉄病院整形外科

岩倉菜穂子 　東京女子医科大学整形外科

吉田眞一 　よしだ整形外科クリニック

渡邊宣之 　公立陶生病院整形外科 中央リハビリテーション部

根井　雅 　帝京大学スポーツ医科学センター

笹原　潤 　帝京大学スポーツ医科学センター

臼井要介 　水谷痛みのクリニック

大越有一 　けいゆう病院麻酔科

草間宣好 　名古屋市立大学大学院医学研究科麻酔科学・集中治療医学分野

太田晴子 　名古屋市立大学大学院医学研究科麻酔科学・集中治療医学分野

動画視聴ページのご案内

本書内で movie ❶-0-00 マークのある稿では,
本文や図に対応した動画を視聴することができます.

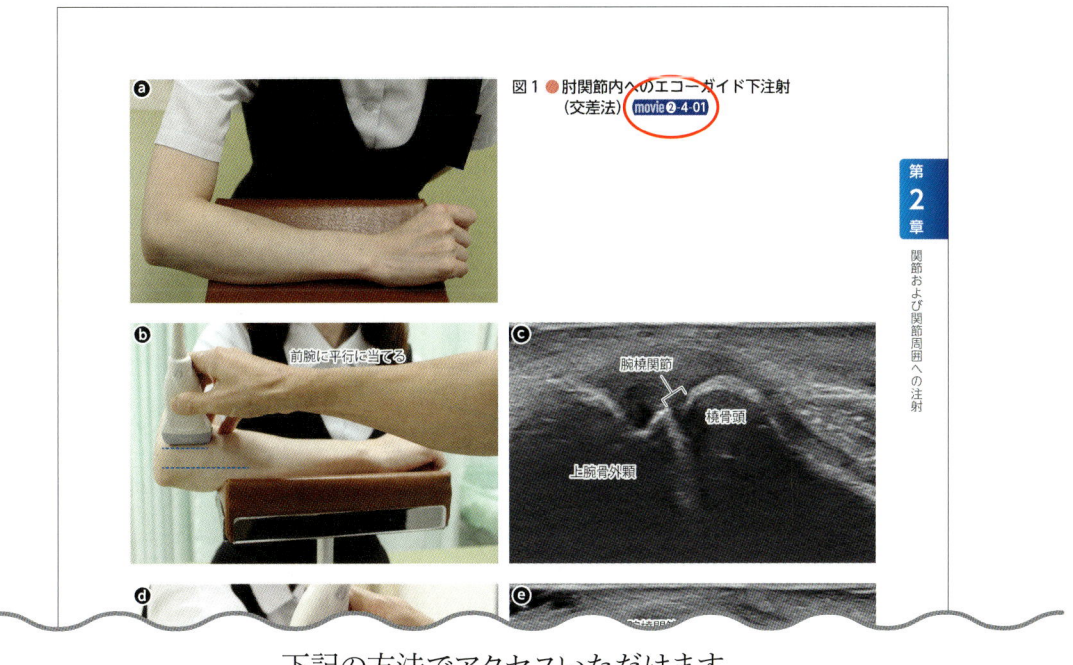

図1 ● 肘関節内へのエコーガイド下注射
（交差法） movie ❷-4-01

第2章 関節および関節周囲への注射

前腕に平行に当てる

腕橈関節
橈骨頭
上腕骨外顆

下記の方法でアクセスいただけます

利用手順

1 右の QR コードを読み取ってください
羊土社ホームページ内
[書籍・雑誌購入特典 利用・登録] ページに移動します

下記URL入力または「羊土社」で検索して
羊土社ホームページのトップページからもアクセスいただけます
https://www.yodosha.co.jp/

2 **書籍・雑誌購入特典等の利用・登録** 欄に下記コードをご入力ください

コード： **cve** - **guok** - **kprq** ※すべて半角アルファベット小文字

3 **本書特典ページへのリンクが表示されます**

※ 羊土社会員の登録が必要です. 2回目以降のご利用の際はコード入力は不要です
※ 羊土社会員の詳細につきましては, 羊土社HPをご覧ください
※ 付録特典サービスは, 予告なく休止または中止することがございます.
　本サービスの提供情報は羊土社HPをご参照ください.

第1章
注射手技の
基本操作

1 器具（針・シリンジ），消毒の方法

後藤英之

1 シリンジ

　ディスポーザブルのシリンジを使う．使用する薬液量によってシリンジの容量を選択する．

　一般には1，2，5，10，20 mLのシリンジを用いるが，大量の関節液の穿刺では30 mLや50 mLのシリンジも使用される（図1）．手指や足趾のような微量の注射を行う部位では1 mL，肩関節・膝関節など比較的大きな関節内への注射では5 mLや10 mLのシリンジを使用する．

2 針

　注射針はさまざまな長さと太さのものが使用可能である．注射針の内径（ゲージ）が色で示されるとともに，長さが示されている（図2）．

　針が細くなればなるほど穿刺時の痛みは減弱する．一方，注入圧が高くなるため，注入時間が長くなることや，エコーガイド下では針の描出が悪いこと，また，関節腔や滑液包注射のように，注入抵抗の減弱を頼りに手技を行う場合では抵抗感がわかりにくくなるといった欠点もある．なるべく痛みの少ない注射を行うためには，**可能な範囲で細い針を選択し，刺入時も抜針時もすば**

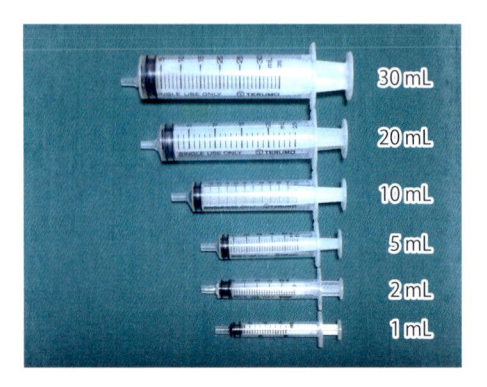

図1●関節注射，局所注射で使用される注射器

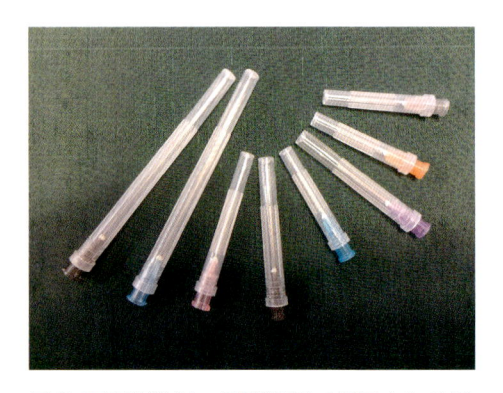

図2 ● 関節注射，局所注射で使用される針
右から27G，25G，24G，23G，22G，18G，23Gカテラン針，22Gカテラン針．
針の太さによって針基の色が異なる．

やく**抜く**のがよい.

3 消毒法

❶消毒用アルコール綿で注射部位を十分に拭く（図3a）.

❷10％ポビドンヨードまたは1％クロルヘキシジン塩酸塩含有エタノールを用いて，注射部位を中心に外側に向かって塗布する（図3b）.

❸十分な殺菌効果を得るために，消毒薬を塗布後1分以上静置する.

❹注射部位に触れることなく，注射を行う（図3c）.

❺注射後はハイポエタノール等を用いて消毒薬を拭きとり，滅菌絆創膏や滅菌ガーゼで注射部位を保護する（図3d）.

4 注射後の患者への指示

- 注射当日は注射部位を汗や肌の汚れから守り，清潔に保つ.
- 注射当日は入浴などを控える.
- 注射部位に普段と異なる激しい痛みや，腫脹・熱感が出現したり，全身の発熱などが出現した場合は直ちに病院に連絡をする.

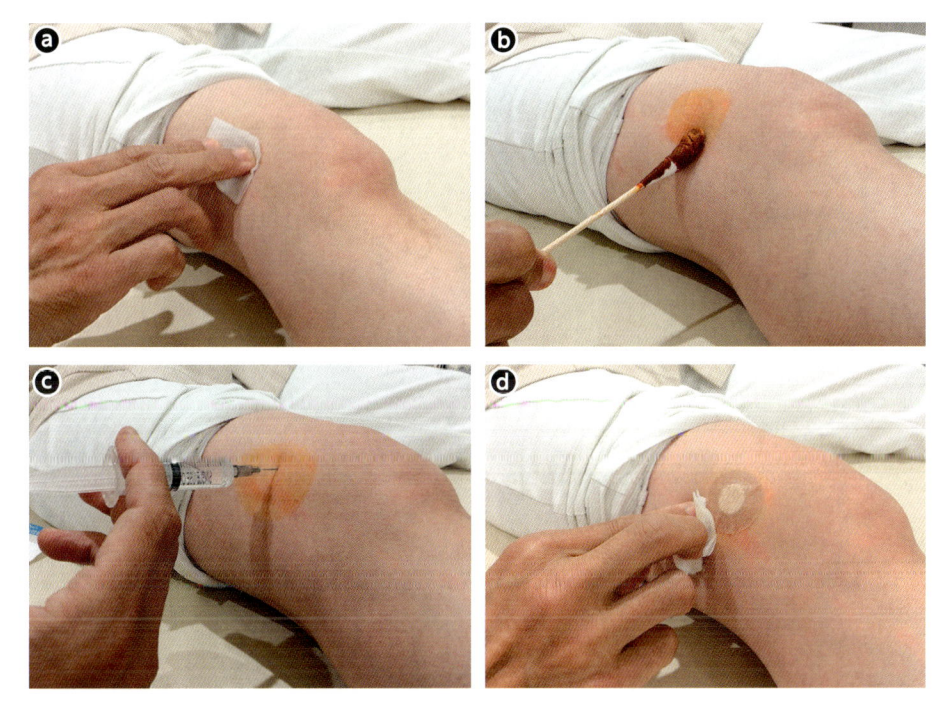

図3 ● 消毒の方法

memo 関節注射による感染のリスク

　関節注射による感染のリスクは 0.001 ～ 0.007 ％程度と報告[1,2] されており決して高いものではないが，一般外来診療では頻繁に行う手技であるため感染予防は重要である．注射後感染の起炎菌は黄色ブドウ球菌（*Staphylococcus aureus*）が多い．また，肩関節のような腋窩部の近くではアクネ菌（*Propionibacterium acnes*）による感染のリスクが報告されている[3]．

消毒薬の選択

　10 ％ ポビドンヨードは抗菌スペクトラムが広くセレウス菌（*Bacillus cereus*）のように芽胞を有する菌にも有効であるといわれているため関節注射の際の使用が推奨されている[4]．十分な殺菌効果を得るために，消毒薬を塗布後 1 分以上静置する．

No touch method の推奨

　感染の経路としては患者の注射部位や，術者の手指の常在菌からの接触感染が最も考えられるため，注射部位および術者側両方の感染予防対策が大切である．感染予防の観点から注射部位には触れずに注射する，あるいは滅菌手袋を着用する．特に神経ブロックやエコーガイド下注射のように時間がかかる部位では，滅菌手袋の着用を推奨する．

手術予定の患者への注射

　手術を予定している患者では，注射を施行することによる術後感染のリスクが高まると言われている（人工膝関節置換術では術前 3 カ月未満で，肩腱板断裂手術では術前 1 カ月以内での注射によって感染率が高くなったとの報告がある）[5,6]．よって，手術が決定した場合は，その手術部位への注射治療は直ちに中止することが望ましいと考えられる．

文献

1 ）Hollander JL：Intrasynovial corticosteroid therapy in arthritis. Md State Med J, 19：62-66, 1970

2 ）Gray RG, et al：Local corticosteroid injection treatment in rheumatic disorders. Semin Arthritis Rheum, 10：231-254, 1981

3 ）Hsu JE, et al：Propionibacterium in Shoulder Arthroplasty：What We Think We Know Today. J Bone Joint Surg Am, 98：597-606, 2016

4 ）橋本浩司, 他：採血部位消毒におけるポビドンヨードの有効性について．日本輸血学会雑誌，45：20-25, 1999.

5 ）Richardson SS, et al：Comparison of Infection Risk with Corticosteroid or Hyaluronic Acid Injection Prior to Total Knee Arthroplasty. J Bone Joint Surg Am, 101：112-118, 2019

6 ）Forsythe B, et al：The Timing of Injections Prior to Arthroscopic Rotator Cuff Repair Impacts the Risk of Surgical Site Infection. J Bone Joint Surg Am, 101：682-687, 2019

2 薬剤の選択

後藤英之

　表1に主な部位への注射方法と，針の選択，薬剤の選択などについて示した．次に各薬剤について説明する．

表1 ● 関節注射，局所注射の主な使用例（概要）

注射部位	対象疾患	エコーガイド下注射法	刺入部位	針の太さ	注射部位	使用薬剤
肩関節	肩関節周囲炎 肩峰下滑液包炎 上腕二頭筋長頭腱炎 腱板断裂 変形性肩関節症	平行法 交差法	肩関節前外側 肩関節前方 肩関節後方	22G, 23G （カテラン針）	肩峰下滑液包 肩甲上腕関節 上腕二頭筋長頭腱	局所麻酔薬 ヒアルロン酸 ステロイド
膝関節	変形性膝関節症 関節リウマチ	平行法 交差法	膝近位外側	22G, 23G	膝蓋上嚢外側	局所麻酔薬 ヒアルロン酸 ステロイド
股関節	変形性股関節症 股関節唇損傷	平行法 交差法	股関節遠位前外側	20G 22G 23G （カテラン針）	大腿骨頭前方頸部	局所麻酔薬 ヒアルロン酸* ステロイド
足，肘関節	変形性肘関節症	平行法 交差法	関節直上	23G, 24G,	関節裂隙	局所麻酔薬 ヒアルロン酸* ステロイド
手，指関節	変形性関節症 関節リウマチ	平行法 交差法	関節直上	24G, 25G, 27G	関節裂隙	局所麻酔薬 ヒアルロン酸* ステロイド
椎間関節 仙腸関節	椎間関節症 仙腸関節性腰臀部痛	平行法 交差法	関節直上	23G （カテラン針）	関節裂隙 関節包 関節周囲靭帯組織	局所麻酔薬 ステロイド 生理食塩水* 重炭酸リンゲル液*
腱鞘内	ばね指 ケルバン腱鞘炎	平行法 交差法	腱直上	24G, 25G, 27G	腱鞘内	局所麻酔薬 ヒアルロン酸* ステロイド
腱付着部，腱内部	上腕骨外上顆炎 上腕骨内上顆炎 膝蓋腱炎 アキレス腱炎 足底腱膜炎	平行法	腱直上	23G, 24G, 25G	腱損傷部 腱変性部 血流増加部	局所麻酔薬 ヒアルロン酸* ステロイド

＊：保険適応外

1 局所麻酔薬

　即時の除痛効果を得るために短時間作用型のリドカイン（キシロカイン®），メピバカイン（カルボカイン®）が主に使用される．術後疼痛コントロールでは長時間作用型のロピバカイン（アナペイン®）が使用される．

　その他の局所麻酔薬としてサリチル酸ナトリウム・ジブカイン配合剤（ネオビタカイン®）があり，症候性神経痛，筋肉痛，腰痛症，肩関節周囲炎に適応が認められている．ジブカインによる知覚神経の求心性伝導の抑制，サリチル酸ナトリウムによるプロスタグランジンの産生を抑制，臭化カルシウムによる中枢神経領域の刺激感受性低下などによる抗炎症作用，解熱作用，鎮痛作用があるとされている．

2 ステロイド（表2）

　ステロイドは，抗炎症作用を期待して投与される．メチルプレドニゾロン（デポメドロール®），トリアムシノロン（ケナコルト®），デキサメタゾン（デカドロン®・オルガドロン®），ベタメタゾン（リンデロン®）などが使用され，順に高力価となり抗炎症作用が高い．またトリアムシノロン・デキサメタゾン，ベタメタゾンは長時間作用型となる．関節炎，滑液包炎，腱鞘炎，石灰化腱炎，腱付着部炎などの病態で著効する[1]．

　しかし，ステロイド注射による副作用には注意が必要である（表3）．**糖尿病患者では局所注射による血糖上昇**などがあり，頻回の投与は避けたい[2]．

表2● ステロイド注射剤の作用時間と相対的力価

作用時間	半減期	ステロイド名	商品名	相対力価	1Aの容量
短時間作用型	8〜12時間	ヒドロコルチゾン	ソル・コーテフ®	1	100 mg
中時間作用型	12〜36時間	プレドニゾロン	水溶性プレドニン®	4	10 mg
		メチルプレドニゾロン	デポメドロール®	5	20 mg
長時間作用型	36〜54時間	トリアムシノロン	ケナコルト®	5	40 mg
		デキサメタゾン	デカドロン®オルガドロン®	25	1.65 mg
		ベタメタゾン	リンデロン®	25	2 mg

表3● ステロイド注射による副作用の症状と割合

症状	割合
関節炎の悪化（ステロイドの結晶によると考えられる）	2〜10％
感染	0.001%
その他，脂肪組織の皮膚の萎縮，ステロイド関節症，腱断裂	1％未満

3 ヒアルロン酸製剤 (表4)

　ヒアルロン酸は関節内に投与することで，軟骨細胞・滑膜細胞に作用し，軟骨細胞の増殖，軟骨基質の産生を促進するほか，抗炎症作用もあることが知られている．また腱や滑液包では滑走性の増加も期待される[3,4]．本邦ではアルツ® とスベニール® が変形性膝関節症，肩関節周囲炎，関節リウマチに対して保険適応があり，各分子量の製剤が発売されている．膝関節，肩甲上腕関節，肩峰下滑液包，上腕二頭筋長頭腱腱鞘への投与が認められているが，それ以外の部位への注射については保険適応外である．一方，海外では膝・肩関節のほか股関節，足関節への投与効果の報告がみられる[5~7]．

4 生理食塩水注射

　近年，生理食塩水等を用いた注射の有効性が報告されており**Fasciaハイドロリリース**として紹介されている[8]．現在のところ生理食塩水単独の局所注射治療は保険適応ではないため，使用にあたっては患者に説明のうえ，行うことが望ましい．注射による効果発現によって疼痛部位が同定できる利点もあり，また神経の剥離を目的として神経周囲に注射する場合は局所麻酔薬による運動神経麻痺をきたさないため有効な手段となる．

5 薬剤容器

　薬剤はアンプルやバイアルに入っており，これをシリンジに充填して使用することが多い（図1）が，ヒアルロン酸製剤や局所麻酔薬，ビタカイン製剤では，シリンジに直接注入されているプレフィールド製剤もある（図2）．プレフィールド製剤は感染の危険を軽減し，正確な投与量が調整できるとともに，迅速な注射，薬剤管理の簡便化を可能とするなどの利点がある．

表4 ● ヒアルロン酸注射剤の分子量と適応疾患，注射部位

一般名	商品名	分子量	容量	適応疾患	注射回数
精製ヒアルロン酸ナトリウム	アルツ®	50万〜120万	25 mg	変形性膝関節症 肩関節周囲炎 関節リウマチの膝関節痛	1週間連続5回，症状により投与回数を適宜増減
	スベニール®	150万〜390万	25 mg		
ヒアルロン酸ナトリウム架橋処理ポリマーおよびヒアルロン酸ナトリウム架橋処理ポリマービニルスルホン架橋体	サイビスク®	600万以上	16 mg	変形性膝関節症	1週間連続3回原則1クール

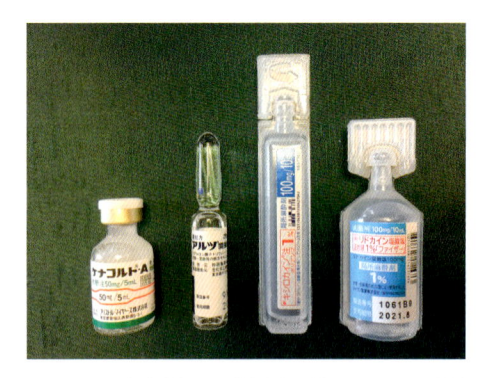

図1●関節注射,局所注射で使用される薬剤
右から局所麻酔薬（リドカイン），局所麻酔薬（キシロカイン），ヒアルロン酸製剤，ステロイド（トリアムノシノロンロンアセトニド）.

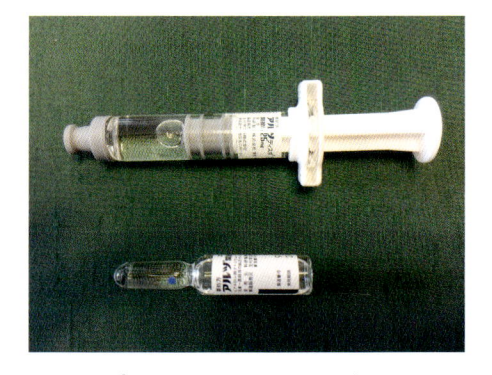

図2●プレフィールドシリンジ
ヒアルロン酸製剤のプレフィールドシリンジ．注入しやすいようにシリンジのフランジが広くなっている．下はアンプル製剤，アンプル製剤は微量の注射や局所麻酔薬と混注する際に使用する.

6 注射の回数と間隔

　痛みが比較的強い時期であれば，**1〜2週間に1回ずつ**行う．疼痛の改善や可動域の改善に合わせて回数を徐々に減らしていく．また注射の効果が減弱したり，効果が不十分である場合は，同じ注射法に固執せずに別の注射法や複数部位に注射をするなど臨機応変に対応することが重要である．リハビリテーション前に行うことで運動療法を円滑に進めることもできる.

> **memo　局所麻酔薬による軟骨融解の報告**
>
> 　関節内への局所麻酔剤の持続投与によって，軟骨融解をきたしたとの報告がある[9]．単回投与での影響は不明であるが，術後の疼痛コントロールのために関節内へのカテーテル留置による持続投与は避けた方がよい[9].

■ 文献

1）Shin SJ & Lee SY：Efficacies of corticosteroid injection at different sites of the shoulder for the treatment of adhesive capsulitis. J Shoulder Elbow Surg, 22：521-527, 2013

2）Stephens MB, et al：Musculoskeletal injections: a review of the evidence. Am Fam Physician, 78：971-976, 2008

3）Asari A, et al：Molecular weight-dependent effects of hyaluronate on the arthritic synovium. Arch Histol Cytol, 61：125-135, 1998

4）山本龍二，他：肩関節周囲炎に対するヒアルロン酸ナトリウム（SPH）の比較臨床試験．臨床薬理，19：717-733, 1988

5）Lim TK, et al：Intra-articular injection of hyaluronate versus corticosteroid in adhesive capsulitis. Orthopedics, 37：e860-e865, 2014

6）Salk RS, et al：Sodium hyaluronate in the treatment of osteoarthritis of the ankle：a controlled, randomized, double-blind pilot study. J Bone Joint Surg Am, 88：295-302, 2006

7）Bowman S, et al：Recent advances in hyaluronic acid based therapy for osteoarthritis. Clin Transl Med, 7：6, 2018

8）「解剖・動作・エコーで導くFasciaリリースの基本と臨床 —筋膜リリースからFasciaリリースへ」（木村裕明，他/編），pp57-72，文光堂，2017

9）Gulihar A, et al：Articular cartilage and local anaesthetic：A systematic review of the current literature. J Orthop, 12：S200-S210, 2015

3 安全な注射のための対応
～局所麻酔薬中毒（LAST）の予防と準備～

杉浦健之

1 はじめに

　筋骨格系の痛み治療や運動器リハビリテーションの円滑化のために行われる局所麻酔薬を用いた神経ブロックや局所注射は，神経学的合併症の頻度はきわめて低く比較的安全な治療手段である[1]．しかしながら，**血腫，感染，全身痙攣などの重篤な合併症**，さらには**対麻痺や死亡などの不可逆的な身体障害**も報告[2] されており，安全な注射を行うための準備と対応を怠ってはならない．

2 LAST

Ⓐ LASTとは

　局所麻酔薬投与後の血中濃度上昇に伴う，さまざまな全身性の有害身体反応（痙攣，心停止など）を**局所麻酔薬中毒**（local anesthetic systemic toxicity：**LAST**）という．定まった日本語訳や定義はない．

Ⓑ 局所麻酔薬の構造と薬理作用

　局所麻酔薬は芳香環，中間鎖，アミノ基の3つの基本骨格をもち，中間鎖の構造により，アミド型とエステル型の2つに分類される．アミド型は，エステル型の中間鎖エステル結合をアミド結合に置換することにより，組織浸透性と安定性の高い麻酔薬として合成され，現在広く普及している．

　局所麻酔薬は神経細胞膜に存在するNaチャネルを非特異的にブロックすることにより，神経細胞の活動電位発生と伝播を抑止する働きをもつ．しかし，K・Caチャネルなどへのブロック作用も非特異的であるため，末梢神経細胞以外のさまざまな細胞膜に影響を与えることから，**全身で多彩な臨床症状を引き起こす**．

Ⓒ 局所麻酔薬の特徴（表1）

　局所麻酔薬は血漿中では糖蛋白やアルブミンと結合し，そ水性が高くなる．そのおかげで蛋白結合型分画は細胞膜を通過し，細胞内で塩基型（蛋白非結合）となった後に細胞質側からチャネルの透過孔内に結合することでNaチャネルをブロックする．

表1 ● アミド型局所麻酔薬の特徴と極量

薬剤一般名	商品名	蛋白結合率	解離定数 (pKa, 25℃)	脂溶性 (pH7.4)	分配係数	単回最高用量*
リドカイン塩酸塩	キシロカイン®	64%	7.9	336	43	5 mg/kg (250mg) 7 mg/kg (AD含有時)
メピバカイン塩酸塩	カルボカイン®	78%	7.6	130	21	7 mg/kg (350mg)
ブピバカイン塩酸塩	マーカイン®	96%	8.1	3,420	346	3 mg/kg (150mg)
ロピバカイン塩酸塩	アナペイン®	94%	8.1	775	115	3 mg/kg (150mg)
レボブピバカイン塩酸塩	ポプスカイン®	93%	8.2	—	346	3 mg/kg (150mg)

＊50 kg換算

表2 ● LAST の特徴的な症状[3, 4]

中枢神経系症状	
初期症状	視覚障害, 聴覚障害, 口周囲の知覚麻痺, 眩暈, ふらつき, 不安, 興奮, 多弁, 感覚異常, 耳鳴り, 構音障害, 筋硬直, 攣縮
進行期症状	意識消失, 昏睡, 全身痙攣
循環器系症状	
血圧測定	心筋収縮力低下や心拍出量低下から血圧低下, 循環虚脱
心電図	徐脈, 刺激伝導系の抑制からPQ間隔延長またはQRS幅増大, 心室性頻脈および心室細動等の心室性不整脈, 心停止

アシドーシスでは蛋白結合性が減弱するため, 塩基型分画が増加する. 薬理学的活性を示すものが塩基型分画であるため, 中枢神経系や心臓に対する作用を引き起こしやすくなる. 蛋白結合率が高い局所麻酔薬は, チャネルから離れにくく作用時間が延長する. また, 脂溶性が高いほど細胞を透過しやすくなり, チャネル蛋白脂溶性部に強く結合するため, 分解や代謝速度が遅くなり, 力価が高く, 作用時間が延長する.

エステル型は, 血管内に吸収された後に血漿コリンエステラーゼで代謝される. 一方, アミド型は, そのほとんどが肝臓で代謝され, 不活化された代謝産物が腎臓から排出される. 腎不全で局所麻酔薬の作用が直接的に遷延することはない.

Ⓓ LASTの症状

末梢神経ブロックを行う際のLASTの発生頻度は, 約2.5/10,000との報告[2]がある. LASTは**中枢神経系症状や循環器系症状**[3, 4]を呈することがあり (表2), 濃度が上昇[5, 6]すると稀に**循環虚脱**に至るような重篤な症状をきたす (図1).

特に**ブピバカイン**は, 血管内誤投与時や大量投与時における心毒性が強く, **痙攣を引き起こす投与量と心停止を引き起こす投与量の差が少ない**. また, 中枢神経への毒性・心毒性が強く, **血中濃度の上昇により救命困難な不整脈を引き起こす**ことで有名である.

なお投与後数分から1時間以内に起こる循環不全の原因には, **アレルギー反応, アナフィラキシー**もある. LASTの症状と見間違いやすく鑑別が必要であるが (⚠Pitfall参照), アレルギー反応では皮膚症状や呼吸器症状を同時に呈することが多く, 中枢神経症状に乏しい. なお, アミド型局所麻酔薬そのものによるアレルギー反応は少なく, 添加されているメチルパラベンが強い抗原性を示し, アレルギー反応の原因となる.

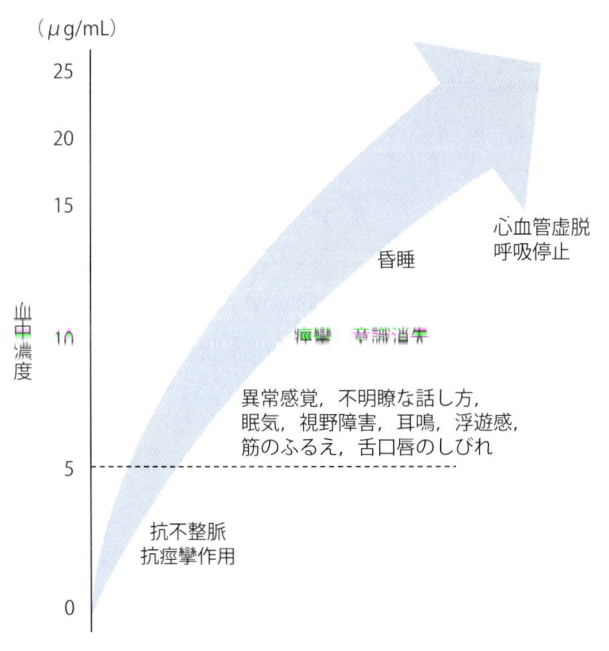

図1 ● リドカイン血中濃度と全身症状[5, 6]

表3 ● ロピバカイン投与後のLAST発現時期の報告

		発症（分）	投与量（mg）	年齢（歳）	性別	体重（kg）	文献
即時型	坐骨神経ブロック	～1	135	15	女	59	7
	坐骨神経ブロック	～1	160	76	女	70	8
	腰神経叢ブロック	2	187.5	66	男	100	9
遅延型	腕神経叢ブロック	12	262.5	70	女	49	10
	腕神経叢ブロック	15	400	84	女	50	11
	腹横筋膜面ブロック	30	150	25	女	51	12

⚠ Pitfall

初期症状を見誤るな

　局所麻酔下の手術中には，過度に緊張している患者も多く，不安から過換気・多弁・頻脈・無反応になったりすることがある．また，アレルギー反応として呼吸苦，体のだるさや違和感，血圧低下など，迷走神経反射による急激な徐脈と低血圧，失神が起こる．これらの症状とLASTの初期症状とを見誤らないようにしなければならない．

　鑑別疾患を念頭に置いた詳細な問診と診察により，緊張やアレルギー反応，迷走神経反射による症状とLASTの初期症状を区別する．緊張の強い患者では，説明や声かけで安心させることにより症状が軽減する．また，鎮静薬の慎重投与も有効である．アレルギーでは，発赤や皮疹などの皮膚症状を伴うことが多い．迷走神経反射では，硫酸アトロピン投与に反応して症状が回復する．

Ⓔ 即時型LASTと遅延型LAST（表3）

　局所麻酔薬の血中濃度上昇機転の違いにより，LASTの発症時期が異なる．誤って局所麻酔薬が血管内へ投与された場合，血中濃度は直後に最高値を示し，その後代謝を受けて徐々に減少す

る．これにより生じる即時型LASTの場合，局所麻酔薬投与直後に血中濃度上昇に伴い急速に症状が現れる[7〜9]．

一方，局所麻酔薬が神経ブロックの際に神経周囲に投与されると，まず投与部位に限局した濃度上昇が認められ，周囲組織へ拡散・吸収・分布し，徐々に血管内へ吸収され血中濃度が上昇し，代謝を受けると減少することになる．これにより生じる遅延型LASTの場合，数分から数時間かけて徐々に上昇した血中濃度が閾値に達すると症状を呈する[10〜12]．

3 LASTの予防

Ⓐ リスクを減らす方策

● 最大投与量の遵守と投与量制限

局所麻酔薬の最大耐容量が添付文書などに提示されているが（表1），**患者要因により局所麻酔薬の最大耐容量は変化するため注意が必要**である．アミド型は，肝酵素チトクロームP450により代謝されるので，酵素活性が減弱される状態や肝血流の低下した状態（腎臓・肝臓・心臓疾患など）ではクリアランスが延長し，作用時間延長や血液中濃度の上昇の可能性がある．また，反復投与[13]や持続投与でも**総投与量に注意が必要**である（⚠Pitfall参照）．

⚠Pitfall

レスキューブロックが危険を招く

神経ブロックを中心とした区域麻酔で手術を開始した後，効果が不十分な場合がある．追加のレスキューブロックや局所浸潤麻酔追加を行ったことで，さらに血中濃度が上昇し，LASTを引き起こした症例報告[14]もあるので，事前にレスキューブロックや局所浸潤麻酔に使用する局所麻酔薬まで考えた麻酔投与計画が必要である．

● 薬物（局所麻酔薬）動態の理解

局所麻酔薬の薬理学的性質を規定する因子に蛋白結合率，解離定数（pKa），脂溶性がある（表1）．また，立体異性体も薬理作用や副作用に大きく影響している．

ロピバカイン静脈内単回投与の半減期は1.7時間とされている．しかし，例えばロピバカインを用いた腋窩部腕神経叢ブロック[15]では，血漿中未変化体濃度は投与約1時間以内に最高濃度に達し，半減期約5時間で血漿中から消失しており（表4），チャネル阻害効果すな

表4● 腕神経叢ブロックにおけるロピバカイン血漿中薬物動態パラメータ[15]

ロピバカイン投与量 （症例数）	225 mg （n＝10）	300 mg （n＝9）
最高濃度到達時間 T_{max}（時）	0.71±0.31	0.57±0.26
最高濃度 C_{max}（μg/mL）	1.89±0.50	2.70±1.01
半減期 $t_{1/2}$（時）	4.19±1.07	4.68±1.51
薬物濃度時間曲線下面積 $AUC_{0-\infty}$（μg・時/mL）	9.42±1.37	16.06±7.74

（平均±標準偏差）

わち，LAST症状が長期間続くこと，蘇生時間に長時間を要することも考えられる．

● 緩徐・少量分割投与

局所麻酔薬を投与する際は，少量（3〜5 mL）ずつ**分割して投与**し，投与するたびに**しばらく時間をおいて観察**する．投与速度が速く，高圧をかけて一気に注入すると，**血管内誤投与や神経損傷**を引き起こす可能性もある．投与前の吸引・逆流テストは，**偽陰性**（ハーフ・イン，ハーフ・アウト）のこともあるので安心してはならない．

● エコー診断装置を用いた確認

エコーガイド下末梢神経ブロックは局所麻酔薬中毒の発生頻度を減少させるという報告[16]もある．投与中に，画像のなかで薬液の拡散が確認できない場合は，**薬液が血管内に入っている可能性がある**．

Ⓑ 監視と予見：処置中のモニタリング

患者に心電図モニターおよびパルスオキシメーターを装着し，**血圧測定は原則として5分間隔で定期的に行う**ことが重要である．問題発生時には頻回に血圧測定を行う．

LAST発生の予見のためにもブロック直後から**患者を慎重に観察する**必要がある．またLAST発症時にはすみやかな処置の開始と応援が必要となるので，**複数の医療スタッフがいる環境で施行**し，緊急時に薬液が投与できるように処置に先立ち**静脈路を確保しておく**ことが望ましい．

血管内投与を確認する方法として，$10\,\mu g$のアドレナリンを含有した局所麻酔薬を投与する方法がある（アドレナリン添加）．テスト投与後，脈拍数が10回/分もしくは血圧が15 mmHg以上上昇した場合，血管内投与の可能性が高い．ただし，β遮断薬を内服している患者や高齢者などでは検知できない可能性もあることを覚えておく必要がある．

4 LASTの治療

Ⓐ 治療の流れ

緊急時に必要な対応がすぐにとれるように，**確認用の実践的なパニックカードを手術室内に常置する**とよい．

❶ ただちに局所麻酔薬投与を中止し，酸素を十分投与し呼吸を維持すると同時に，対応可能な人を集める．

❷ 必要に応じて人工呼吸を行う．

❸ 振戦や痙攣が著明であれば，ジアゼパム（静脈注射5〜10 mg/回）を投与する．

❹ 心機能・心伝導系抑制には，早めにアトロピン（静脈注射0.25〜1 mg/回），エフェドリン（静脈注射4〜8 mg/回）などの循環作動薬を投与する．循環が維持できる場合には，脂肪製剤を準備し，投与を考慮する．

❺ 重度低血圧・循環虚脱が続く場合，アドレナリン（静脈注射$1\,\mu g/kg$/回）を投与する．アドレナリンは脱顆粒抑制効果が期待されるため，ショックになる前から適切に使用をすることが勧められる．重度低血圧・不整脈など，循環が安定しない場合には，脂肪製剤の投与を開始する（Ⓑ脂肪製剤の使い方参照）．

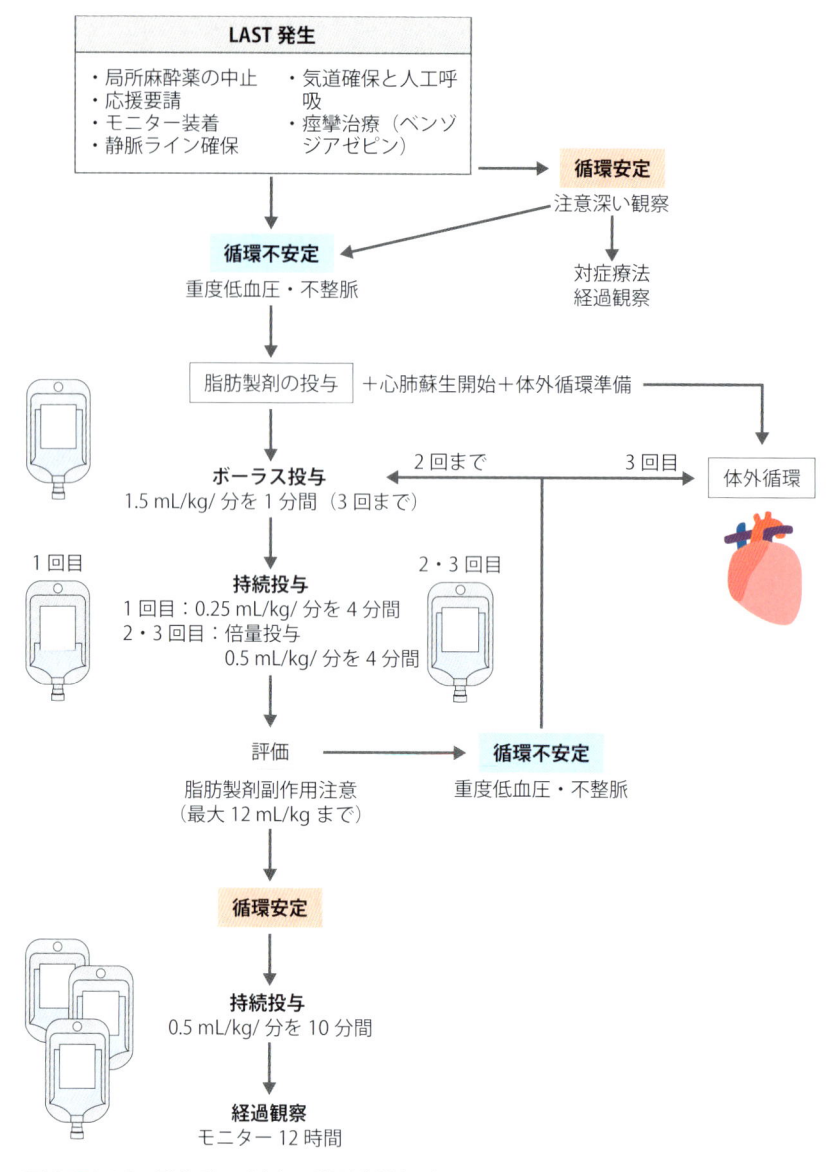

図2●LAST 発生時の対応と脂肪製剤の投与方法

❻心停止をきたした場合には直ちに心マッサージ等の蘇生術を開始し，アドレナリン（静脈注射1 mg ＝ 1A/回）を投与する．原因局所麻酔薬の血中濃度上昇過程から，通常より蘇生に時間を要する可能性も考えられる．

Ⓑ 脂肪製剤の使い方（図2）

❶脂肪製剤1.5 mL/kgを約1分かけてボーラス投与し，その後0.25 mL/kg/分で4分間持続投与する（改善があれば，さらに10分間持続投与しながら経過観察）．

❷5分後，循環の改善がなければ，1.5 mL/kgを約1分かけてボーラス投与し，その後0.5 mL/kg/分で4分間持続投与する（改善があれば，さらに10分間持続投与）．

❸5分後，循環の改善がなければ，❷をくり返す．
ボーラス投与は3回に止め，最大投与量は12 mL/kgまでとする．

Ⓒ 副作用

● 脂肪製剤

- アレルギー反応（ショック，アナフィラキシー反応）のほか，ボーラス投与によって出現したと考えられる脂肪塞栓の発症も報告されている．

● アドレナリン

- 不適切な使用による不整脈や高血圧があるので，少量（静注 $1\,\mu g/kg/$ 回）から反応性を確認しながら投与量を増量・調整する．

> **memo　脂肪製剤は LAST の特異的な治療法ではない**
>
> 　LAST 治療のメカニズムの 1 つとして，脂肪酸を利用した心筋 ATP 産生やアドレナリン受容体活性化による心収縮力増強作用のほか，脂肪製剤にブピバカインを含む中毒起因薬剤が溶け込み，薬剤感受性の高い脳や心臓から薬剤を貯蔵・解毒する筋肉や肝臓へ中毒起因薬剤を再分布させることで血中濃度が低下する効果（lipid sink）が考えられている．そのため，標準的蘇生処置が奏効しない一般中毒治療の現場においても，脂肪製剤を投与することが提案されている[14]．しかし，重篤ではない中毒症状に対して脂肪製剤投与を"行わないほうがよい"と考えられる薬剤が多く認められるので[17]，その効果は蘇生困難な状況においてのみ考慮可能であるが，蘇生以外の場面で使用する際には注意が必要である．
>
> **プロポフォールは脂肪製剤？**
>
> 　プロポフォールは溶剤として大豆油脂肪乳剤を使用しており，10 % Intralipid® にプロポフォールを溶解した組成となっている．したがって，リピッドレスキューとして抗痙攣薬作用をもつプロポフォールは，LAST 治療薬として一石二鳥のようにも考えられる．しかしながら，プロポフォールは循環抑制作用も強力なので，不整脈や低血圧がある状況ではリピッドレスキューの脂肪製剤としては不適切である．

5　まとめ

　局所麻酔薬使用にかかわる LAST の予防と治療について概説した．局所麻酔薬を用いた処置の際には，LAST 予防に加え，臨床症状を念頭に LAST を疑い，早期発見・対処を開始することが重要である．また，蘇生に反応しない最悪の事態に備え，脂肪製剤を処置室・ブロックカートの中へ早急に準備すべきである．

文献

1）Brull R, et al：Neurological complications after regional anesthesia：contemporary estimates of risk. Anesth Analg, 104：965-974, 2007

2）Auroy Y, et al：Major complications of regional anesthesia in France：The SOS Regional Anesthesia Hotline Service. Anesthesiology, 97：1274-1280, 2002

3）den Hartigh J, et al：Tinnitus suppression by intravenous lidocaine in relation to its plasma concentration.Clin Pharmacol Ther, 54：415-420, 1993

4）Chan VW, et al：Comparison of ropivacaine and lidocaine for intravenous regional anesthesia in volunteers: a preliminary study on anesthetic efficacy and blood level.Anesthesiology, 90：1602-1608, 1999

5）Becker DE & Reed KL：Local anesthetics: review of pharmacological considerations. Anesth Prog, 59：90-101；quiz 102, 2012

6）Scott DB：Toxic effects of local anaesthetic agents on the central nervous system. Br J Anaesth, 58：732-735, 1986

7）Gielen M, et al：Successful defibrillation immediately after the intravascular injection of ropivacaine. Can J Anaesth, 52：490-492, 2005

8）Klein SM, et al：Successful resuscitation after ropivacaine-induced ventricular fibrillation.Anesth Analg, 97：901-903, 2003

9）Huet O, et. al：Cardiac arrest after injection of ropivacaine for posterior lumbar plexus blockade. Anesthesiology, 99:1451-3, 2003

10）Eledjam JJ, et al：Ropivacaine overdose and systemic toxicity.Anaesth Intensive Care, 28：705-707, 2000

11）Litz RJ, et al：Successful resuscitation of a patient with ropivacaine-induced asystole after axillary plexus block using lipid infusion.Anaesthesia, 61：800-801, 2006

12）Naidu RK & Richebe P：Probable local anesthetic systemic toxicity in a postpartum patient with acute Fatty liver of pregnancy after a transversus abdominis plane block. AA Case Rep, 1：72-74, 2013

13）Chazalon P, et al：Ropivacaine-induced cardiac arrest after peripheral nerve block: successful resuscitation. Anesthesiology, 99：1449-1451, 2003

14）Lavonas EJ, et al：Part 10：Special Circumstances of Resuscitation：2015 American Heart Association Guidelines Update for Cardiopulmonary Resuscitation and Emergency Cardiovascular Care. Circulation, 132：S501-S518, 2015

15）山本 健，他：長時間作用性局所麻酔薬 塩酸ロピバカイン（NA-001）による腕神経叢ブロックの至適投与量の検討 - 第Ⅱ相試験 -．臨床医薬, 15：1137-1154, 1999

16）Barrington MJ & Kluger R：Ultrasound guidance reduces the risk of local anesthetic systemic toxicity following peripheral nerve blockade. Reg Anesth Pain Med, 38：289-299, 2013

17）大西光雄：急性中毒治療における脂肪乳剤の適応．外科と代謝・栄養, 51：111-119, 2017

4　エコーガイド下注射のポイント

後藤英之

1　穿刺法

　エコーガイド下注射における穿刺法には**平行法**と**交差法**の2種類の方法がある．平行法は，プローブの外側から針をプローブに対して平行に刺入する方法である．エコー画面上で針全体が見えるので，針の方向や先端を確認しやすく，安全でかつ確実であるが皮膚に浅い角度で刺入していくので深部組織や骨などで覆われた部位への注射は困難である（**図1**）．

　一方，交差法は，プローブ中央の上下から針を垂直に刺入する方法である．画面では針先の一点しか描出できないため，深さと角度に注意して刺入する必要があるが，標的組織の短軸像を描出しながら深い部分へ刺入するときに便利である（**図2**）．

　一般に滑液包や腱，腱鞘のようにターゲットがある一定の幅をもったものであれば，これら組織の長軸像を描出しながら平行法によって刺入した方が有利である．また，関節裂隙や周囲が骨で覆われた深部の狭い範囲にターゲットがある場合は，組織の短軸像を画面中央に撮像しプローブ中央から刺入する交差法の方が適している．

　いずれの方法においても標的組織を確実に描出しながら，その深さ方向を十分に把握し，プローブに対して平行あるいは直交するように確実に穿刺する必要がある．そのため，プローブ側および針先を微調整して**常に針先を描出する技術の習得が不可欠**である[1]（**memo** 参照）．

ⓐ 体表

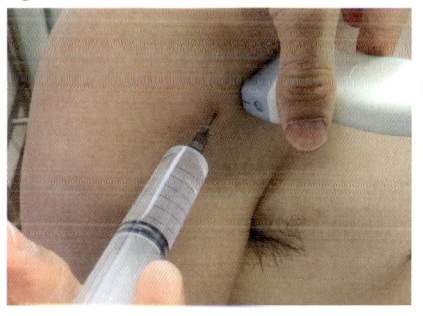

ⓑ エコー画像

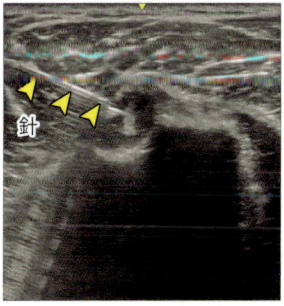

針

ⓒ エコー画像のシェーマ

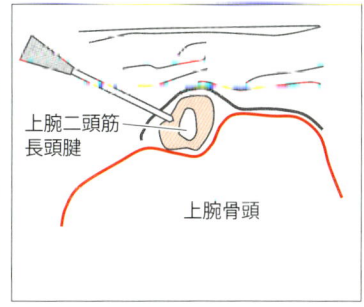

上腕二頭筋
長頭腱

上腕骨頭

図1 ● 平行法によるエコーガイド下注射（上腕二頭筋長頭腱腱鞘内注射）

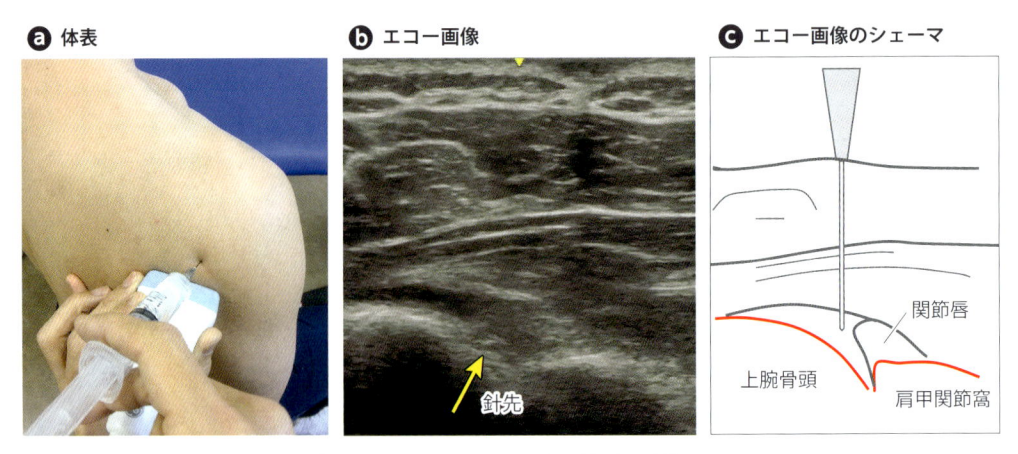

ⓐ 体表　　**ⓑ エコー画像**　　**ⓒ エコー画像のシェーマ**

針先

関節唇
上腕骨頭
肩甲関節窩

図2 ●交差法によるエコーガイド下注射（肩甲上腕関節腔注射）
文献1より転載

---

memo 交差法における針描出のコツ

①プローブの端から1 cm離れた部位から，45度の角度で針へ刺入すると1 cmの深さに針先が描出される．

②次に針の刺入角度を60度にすれば1.7 cmの深さに針先が描出される．

③75度では3.7 cmの深さで針が描出される．何回か角度を変えて，標的部位に針先を進める．

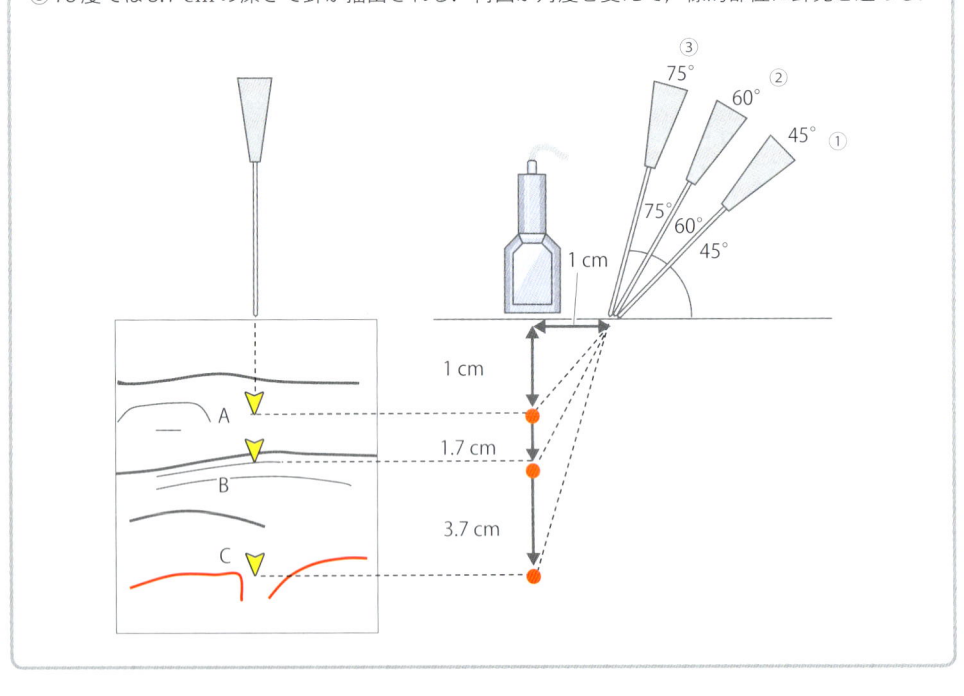

---

2 モニターの位置と体位

　　エコーガイド下注射を行う場合，どの部位に行うかによるが，座位よりも臥位にさせたほうが安定した注射ができる．プローブの固定がしやすくなるため安定した画像を維持でき，注射に時間がかかる場合などでは有効である．また，注射による迷走神経反射などが起こった場合の対処

ⓐ 座位での注射

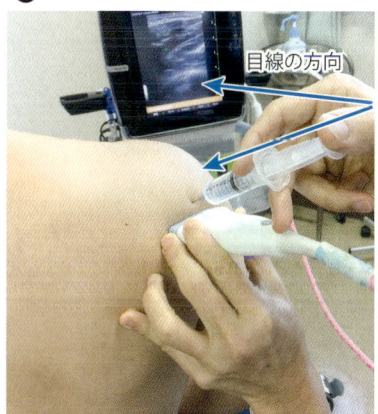

目線の方向

ⓑ 臥位での注射

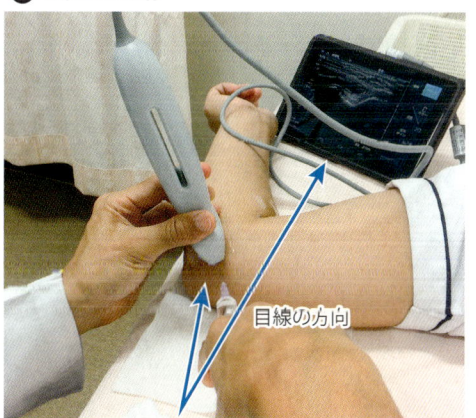

目線の方向

図3 ● エコーガイド下注射でのエコーの配置と体位

がしやすいことも臥位での注射の利点としてあげられる.

　注射を成功させるコツは，エコーのモニターを注射する方向の目線と同じ方向に移動させておくことで，**注射部位とエコーモニターとの視線の移動を最小限にすること**である（図3）．そのためには内臓バッテリーを持ち自由に移動できるコンパクトなエコーや，ワイヤレスエコーなどが使いやすい.

> **memo エコーガイド下注射での感染予防**
>
> 　エコーガイド下で行う場合，注射部位の近傍にプローブやエコーゼリーを塗布することから感染予防には十分に注意する必要がある．注射部位の消毒を確実に行う（第1章-1参照）とともに，注射前にきちんとプレスキャンを行って，プローブの位置を確実に固定し，注射針刺入後にプローブを動かさないようにすることが大切である．手技が安定するまでは，プローブカバーおよび清潔なエコーゼリーを用いて清潔操作での注射を行うことを勧める.

■ 文献

　1）後藤英之：凍結肩に対する超音波を用いたブロック療法. 関節外科, 36：65-72, 2017

第2章
関節および
関節周囲への注射

1 基礎編 肩関節および肩周囲への注射療法

森原　徹

1 肩甲上腕関節

適応疾患		肩関節周囲炎，肩関節拘縮，肩関節内インピンジメント症候群（肩関節唇損傷，関節包面腱板断裂）
主に使用する薬剤	炎症が軽度な場合	ヒアルロン酸
	炎症が重度な場合	ヒアルロン酸または水溶性・懸濁性ステロイドに局所麻酔薬を加える
	肩甲上腕関節内容量が縮小した（肩関節拘縮，肩関節周囲炎の拘縮期）場合	局所麻酔薬 10 mL，水溶性・懸濁性ステロイド＋局所麻酔薬 10 mL
	肩関節周囲炎　炎症期	ヒアルロン酸または水溶性・懸濁性ステロイドに局所麻酔薬を加える
	拘縮期	水溶性・懸濁性ステロイドに局所麻酔薬を加える．局所麻酔薬 10 mL（関節容量を拡大するため）
	回復期	ヒアルロン酸
使用するエコープローブ		リニア（以降 4 までプローブは同様）

Ⓐ エコーガイド下注射（交差法）

● 肩甲上腕関節後方から

❶ 患者に背面を向かせる．

❷ 後方から肩甲棘外側の肩峰後方角を触知する．

❸ 肩峰後方角から，2〜3 cm 下方内側が刺入ポイントとなる．

❹ エコープローブを肩甲棘に平行に設置し，棘下筋の長軸と後方関節唇直下の肩甲上腕関節裂隙を描出する（図1）．

❺ プローブ直上をアルコール綿消毒し，直上中央に 2〜3 cm の円状にポビドンヨード消毒を追加する．

❻ モニターに表示された深度を確認し，注射針を刺入する（図2a，b）．

❼ 関節唇より外側に注射針の先端が点状高エコー像として描出されたら薬液を注入する（図2c，d）．

❽ 関節内の薬液の流れと，周囲が低エコー像として広がるのを確認する．

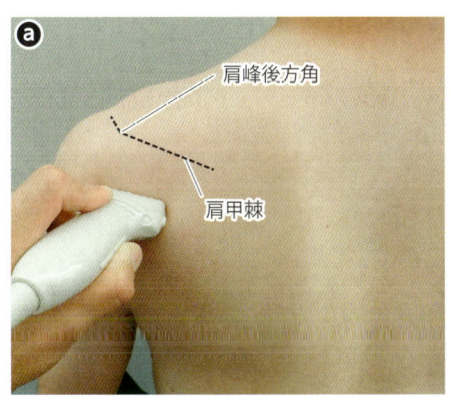 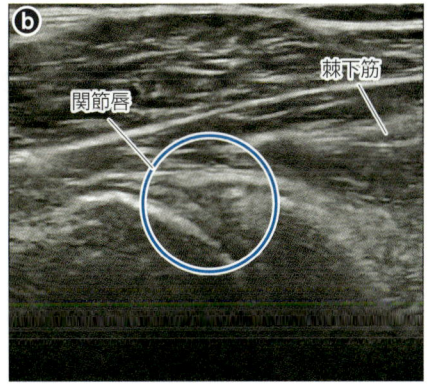

図1 ● エコーによる肩甲上腕関節の描出（交差法）

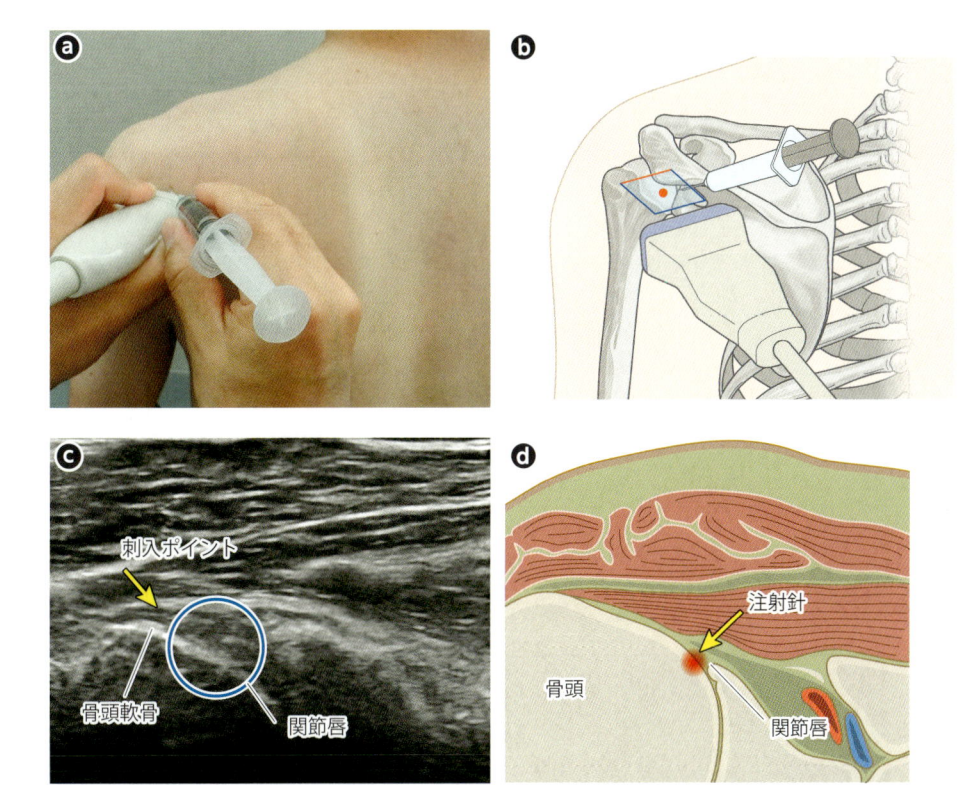

図2 ● 後方からの肩甲上腕関節内へのエコーガイド下注射（交差法） movie ❷-1-01

Ⓑ ランドマーク法

● 後方から

❶ 患者に背面を向かせる.

❷ 後方から肩甲棘外側の肩峰後方角を触知する.

❸ 肩峰後方角から，2〜3 cm下方内側が刺入ポイントとなる（図3）.

❹ アルコール綿消毒し，直上中央に2〜3 cmの円状にポビドンヨード消毒を追加する.

❺ 前方の烏口突起を触知し，その外側をめざして後方から針を刺入する.

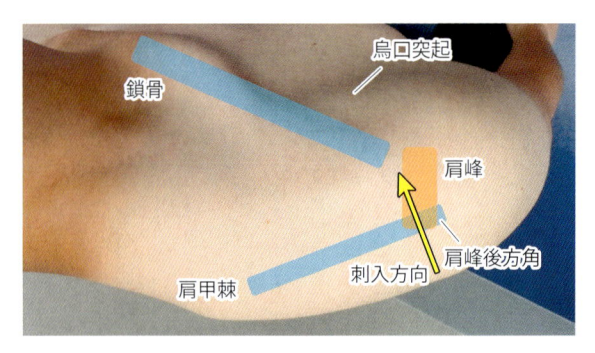

図3 ● 後方から肩甲上腕関節内へのランドマーク法に
よる注射

❻骨頭に針先が到達したことを確認し，薬液を注入する．肩関節外旋を行うと針先がすべって肩
甲上腕関節内に挿入しやすい．

● 前方から

❶患者に前面を向かせる．

❷前方から烏口突起外側の上腕二頭筋長頭腱が走行している結節間溝を触知する．

❸烏口突起と結節間溝の間が刺入ポイントとなる．

❹アルコール綿消毒し，刺入ポイントを2〜3 cmの円状にポビドンヨード消毒を追加する．

❺肩甲上腕関節裂隙にそって前方から針を刺入する．

2 上腕二頭筋長頭腱腱鞘

適応疾患	腱鞘内：肩関節周囲炎に伴う上腕二頭筋長頭腱腱鞘炎 腱鞘外：肩関節周囲炎に伴う上腕二頭筋長頭腱腱鞘炎と前方の肩峰下滑液包炎
主に使用する薬剤	ヒアルロン酸または水溶性・懸濁性ステロイドに局所麻酔薬を加える．

Ⓐ エコーガイド下注射（交差法）

❶患者に前面を向かせる．

❷前方から烏口突起外側の上腕二頭筋長頭腱が走行している結節間溝を触知する．

❸エコープローブを上腕二頭筋長頭腱に垂直に設置し，エコー画像を描出する．

❹アルコール綿消毒し，プローブ直上中央に2〜3 cmの円状にポビドンヨード消毒を追加する．

❺深度を考慮し，注射針を刺入し，針先端が点状高エコー像として描出されたら薬液を注入する
（図4）．

❻低エコー像が上腕二頭筋長頭腱腱鞘内に広がることを確認する．

針を上方に引き，前方の肩峰下滑液包内に続けて注入することも可能である．

> **memo** ランドマーク法では，上腕二頭筋長頭腱脱臼を認めた場合，結節間溝内に上腕二頭筋長頭腱が
> 存在しないため正確に注射することができないことがある．

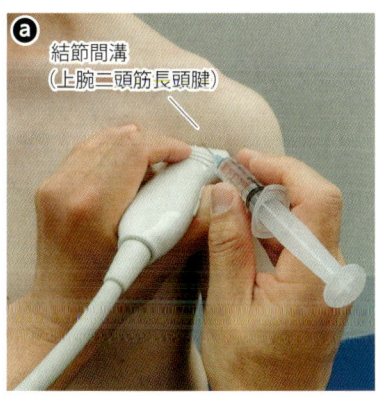

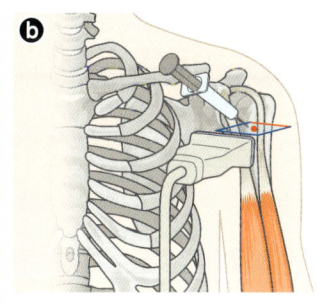

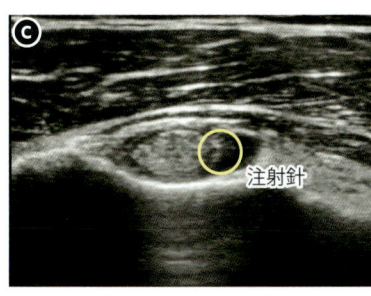

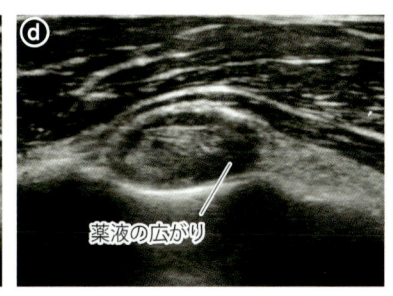

図4 ● 上腕二頭筋長頭腱腱鞘内へのエコーガイド下注射（交差法）[movie ❷-1-02]

3 肩峰下滑液包

適応疾患	肩峰下インピンジメント症候群，腱板断裂，石灰性腱炎
主に使用する薬剤	夜間痛や運動時痛が強い炎症期：水溶性・懸濁性ステロイドに局所麻酔薬を加える インピンジメント症状のみの場合：ヒアルロン酸＋局所麻酔薬，ヒアルロン酸

Ⓐ エコーガイド下注射（平行法）

❶ 患者に前面を向かせる．

❷ 肩峰前外側を触知し，エコープローブを肩甲棘方向に設置する（図5a）．

❸ 棘上筋腱の長軸像を描出する（図5b）．プローブ直下が刺入ポイントとなる．

❹ アルコール綿消毒し，プローブ直下に2〜3 cmの円状にポビドンヨード消毒を追加する．

❺ 針を刺入し，プローブに平行に針を進める（図6a，b）．棘上筋直上のperibursal fat下に針先を描出する（図6c，d）．

❻ 薬液を注入し，低エコー像が棘上筋直上のperibursal fatに広がることを確認する．

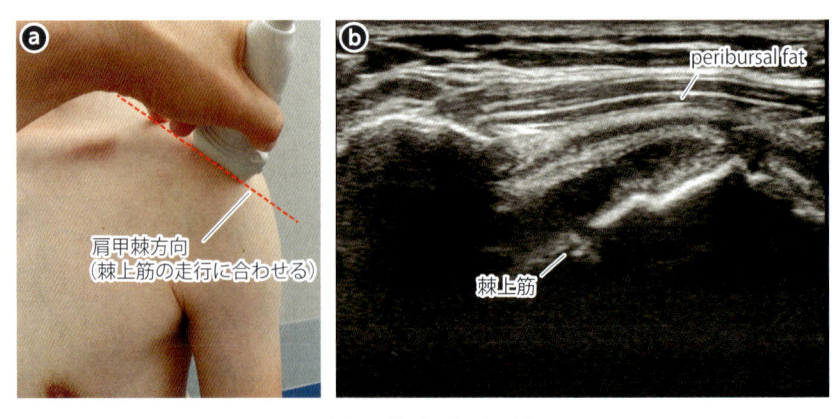

図5 ●エコーによる肩峰下滑液包の描出（平行法）

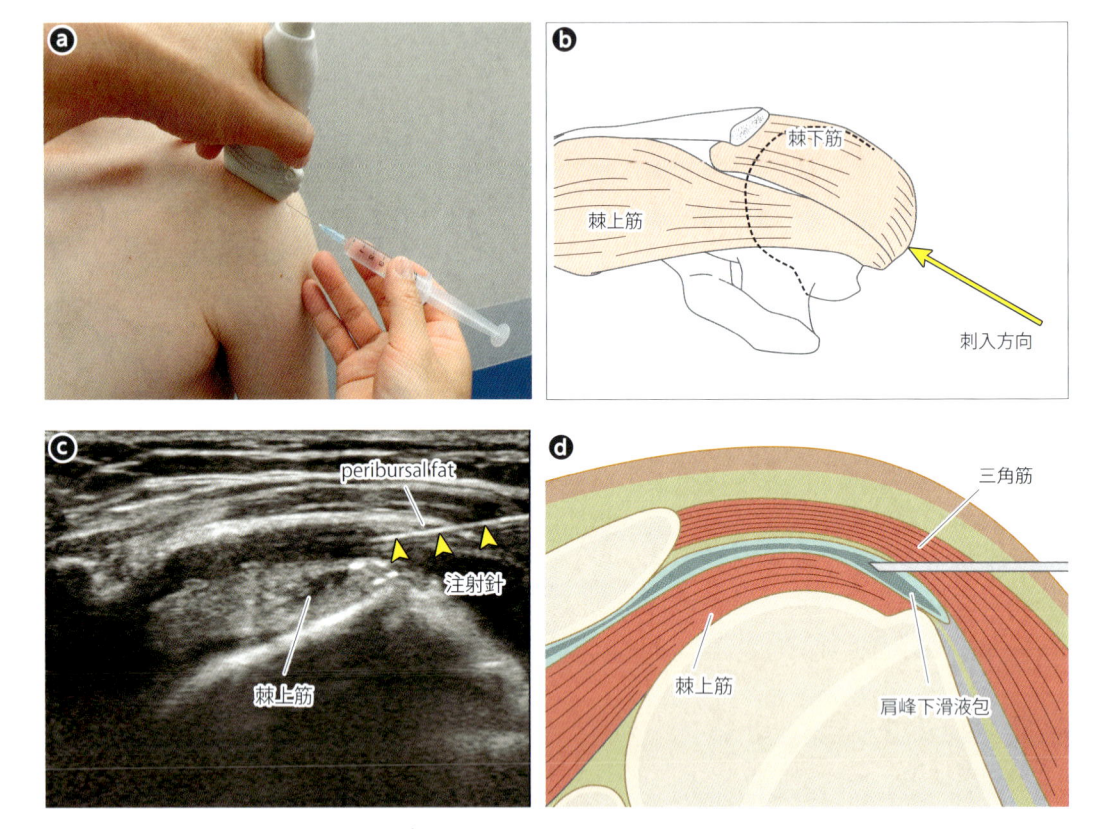

図6 ●肩峰下滑液包内へのエコーガイド下注射（平行法） movie ❷-1-03

Ⓑ ランドマーク法

● 側方から

❶ 患者に背面を向かせる.

❷ 後方から肩峰後方角を触知する.

❸ 肩峰後方角直下が刺入ポイントとなる.

❹ 肩峰下面に沿って針を刺入し，薬液を注入する.

4 肩鎖関節

適応疾患	肩鎖関節炎，肩鎖関節脱臼（Ⅰ度）
主に使用する薬剤	運動時痛が強い場合：水溶性ステロイド＋局所麻酔薬 運動時痛が強くかつ長時間疼痛で軽減する必要がある場合：懸濁性ステロイド＋局所麻酔薬

Ⓐ エコーガイド下注射（交差法）

❶ 患者に前面を向かせる．

❷ 肩峰と鎖骨遠位に位置する肩鎖関節を触知する．エコープローブを鎖骨遠位直上に設置する（図7a，b）．

❸ エコー画像を描出する（図7c）．肩鎖関節裂隙が刺入ポイントとなる．

❹ 深度をエコー画像で確認しながら注射針を刺入し，薬液を注入すると，低エコー像を認める（図7d，e）．

Ⓑ ランドマーク法

❶ 患者を前面に向かせる．

❷ 肩鎖関節を触知し，肩鎖関節裂隙を刺入ポイントとする．

❸ 注射針を上方から垂直に刺入し，薬液を注入する．

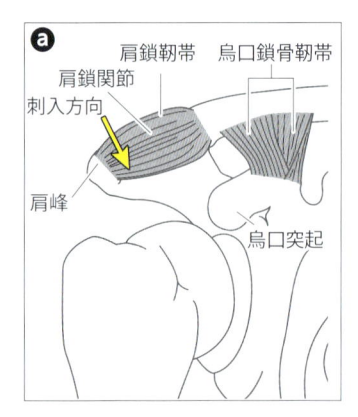

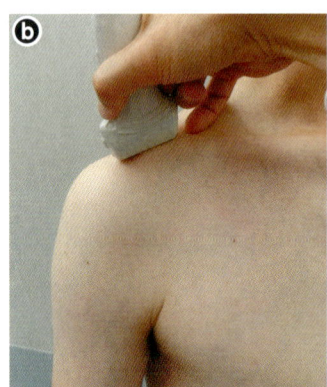

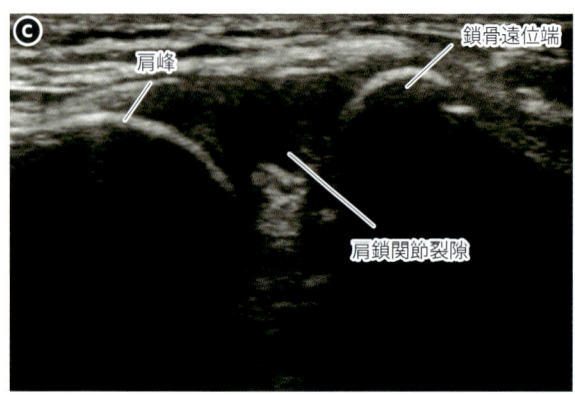

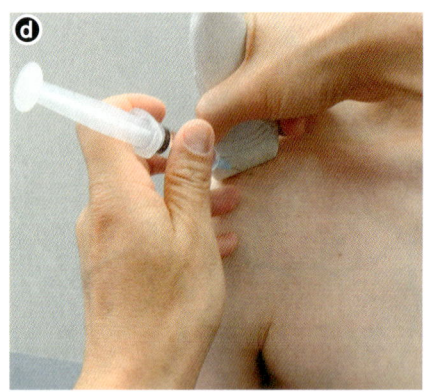

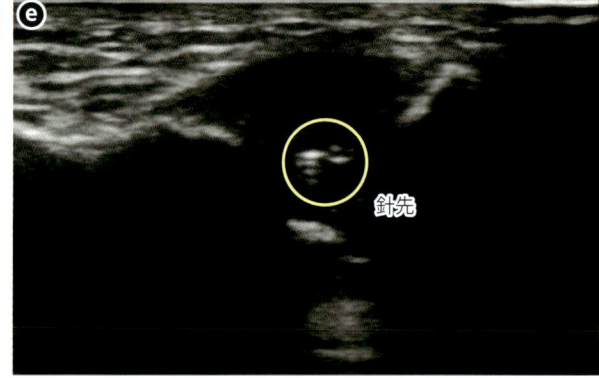

図7 ● 肩鎖関節へのエコーガイド下注射（交差法） movie ❷-1-04

■ 文献

1 ）「超音波でわかる運動器疾患 ―診断のテクニック」（皆川洋至／著），pp151-183，メジカルビュー社，2010

2 ）「スベニールの肩関節への注射手技－エコーガイド下インターベンション－肩峰下滑液包への注射」（後藤英之／監），pp1-5，中外製薬，2015

2 [基礎編] 膝関節および膝関節周囲への注射療法

中瀬順介

1 膝関節

適応疾患	膝関節炎，関節リウマチ，変形性膝関節症，半月板損傷
主に使用する薬剤	ヒアルロン酸，局所麻酔薬，ステロイド
使用するエコープローブ	リニア（以降 **7** までプローブは同様）

Ⓐ エコーガイド下注射（平行法）

❶ 仰臥位で膝窩に枕を挿入し，リラックスした状態で膝関節を軽度屈曲位で保持させる（図1a）.

❷ 膝蓋骨上縁やや近位でプローブを下肢長軸に直交するように当て，大腿四頭筋腱と大腿骨を描出する（図1b）. 膝関節水腫がある場合，低エコー域として描出される（図1c）.

❸ プローブの直下の大腿外側を消毒する.

❹ プローブの約15 mm屈側からプローブに対して平行に，膝関節上嚢に向かって注射針を刺入する（図1d）.

❺ 画面上で刺入した針の先端が膝関節上嚢にあることを確認したら，薬液を注入する.

❻ 関節内に薬液が入るときに，薬液の流れや膝関節上嚢の膨らみを確認する（図1e）.

Ⓑ ランドマーク法

❶ 仰臥位で膝窩に枕を挿入し，リラックスした状態で膝関節を軽度屈曲位で保持させる（図1a）.

❷ 膝蓋骨と大腿骨外側上顆を触診し，膝蓋骨近位外側屈側から膝関節上嚢に向けて刺入する（図2）. 対側の手で膝蓋骨を外側に傾けるとスペースをつくりやすい.

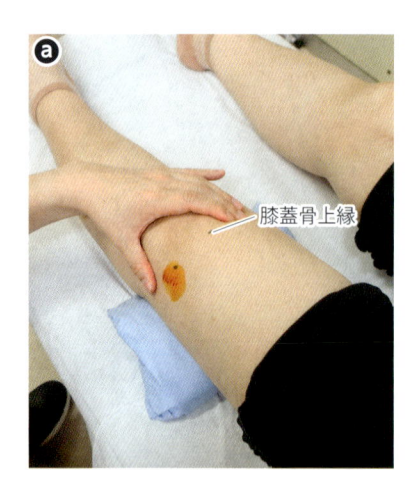

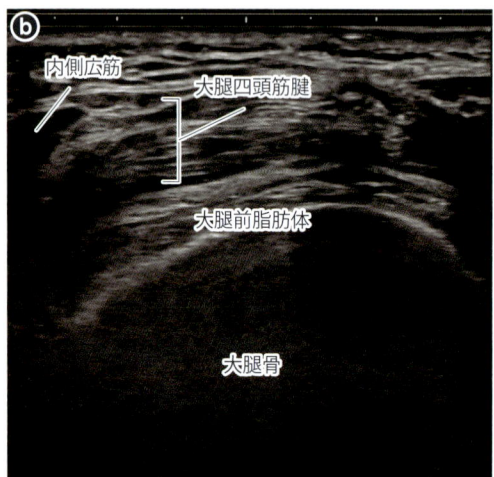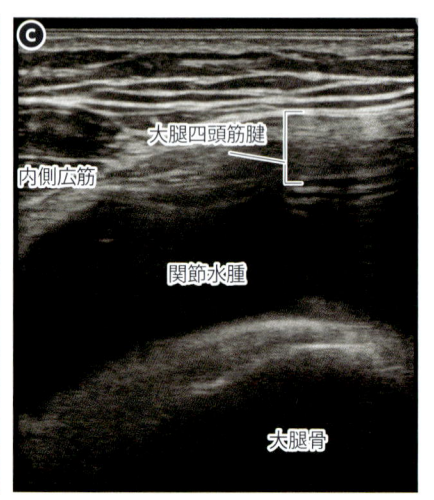

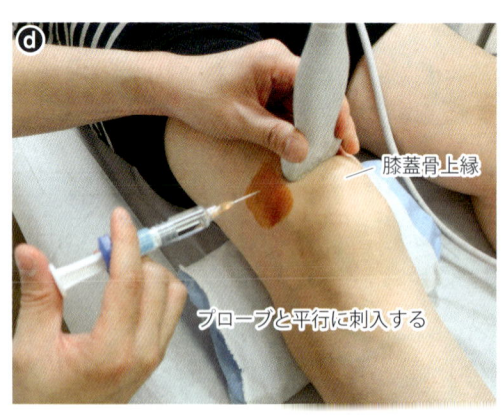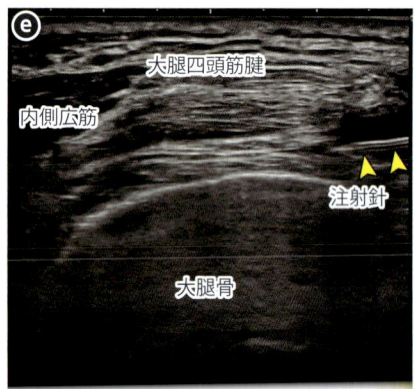

図1 ●膝関節内へのエコーガイド下注射（交差法）

2 膝蓋腱周囲（膝蓋骨前包, 浅膝蓋下包, 深膝蓋下包）

適応疾患	膝蓋腱症, Osgood-Schlatter病, 膝前方部痛
主に使用する薬剤	ヒアルロン酸*, 局所麻酔薬, ステロイド

＊保険適応外薬剤

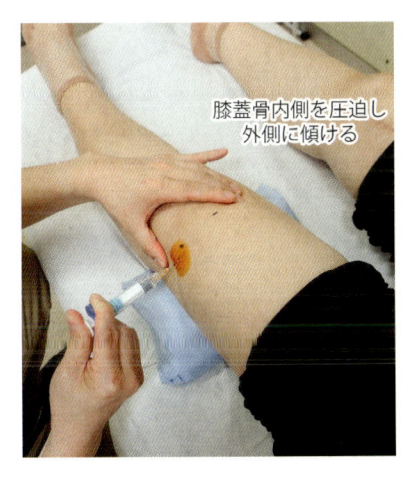

膝蓋骨内側を圧迫し
外側に傾ける

図2 ● 膝関節内へのランドマーク法による注射

Ⓐ エコーガイド下注射（交差法）

❶ 仰臥位で膝関節を屈曲位とする（図3a）. エコーゼリーを多めに塗布することで, 骨性隆起による影響を最小限にすることができる.

❷ 目的とする滑液包の直上にプローブを当てる. 目的とする滑液包が膝蓋骨前包の場合は膝蓋骨下極, 浅膝蓋下包と深膝蓋下包の場合は脛骨粗面近位となる（図3b）.

❸ プローブの外側を消毒する. 内側には伏在神経膝蓋下枝が走行しているので留意する.

❹ 滑液包の深さをイメージして, 刺入部位を決定し, 薬液を注入する（図3c, d）. 針は, 小児の場合には30G, 成人の場合には27Gを使用している.

⚠Pitfall

深膝蓋下包と浅膝蓋下包を両方注射する場合には, 浅膝蓋下包から薬液を注入してしまうと, 薬液により深膝蓋下包までの距離が長くなるため, 深膝蓋下包から注入する（図3e）.

> **memo** 手技に慣れると交差法で行うことが可能であるが, 慣れるまでは平行法でしっかりと針全長と針先を確認しながら行うとよい（図3d）.

> **memo** この手技をランドマーク法で正確に行うことは不可能であり, 筆者はかならずエコーガイド下で注射している.

3 膝蓋下脂肪体

適応疾患	膝蓋下脂肪体炎（Hoffa病）, 変形性膝関節症, 関節鏡手術後膝前方部痛
主に使用する薬剤	ヒアルロン酸*, 局所麻酔薬, ステロイド

＊保険適応外薬剤

Ⓐ エコーガイド下注射（交差法）

❶ 仰臥位で膝関節を屈曲位とする. 膝窩部に枕を挿入し, 安定した肢位を確保する.

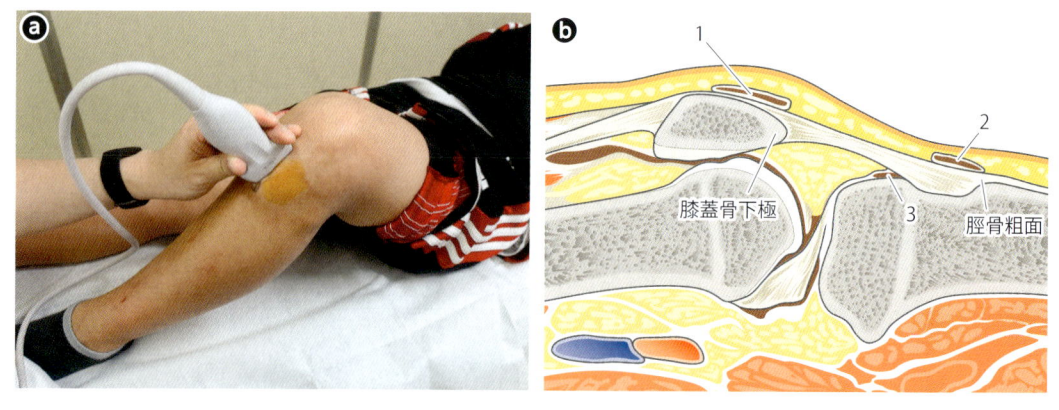

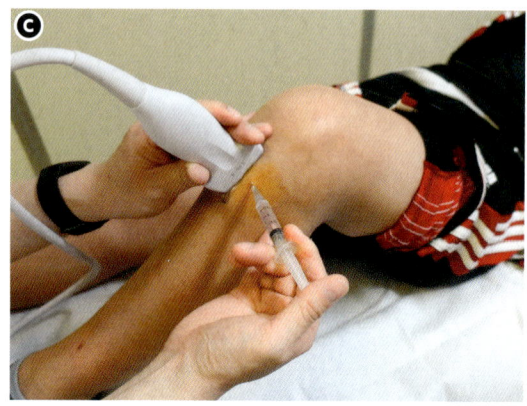
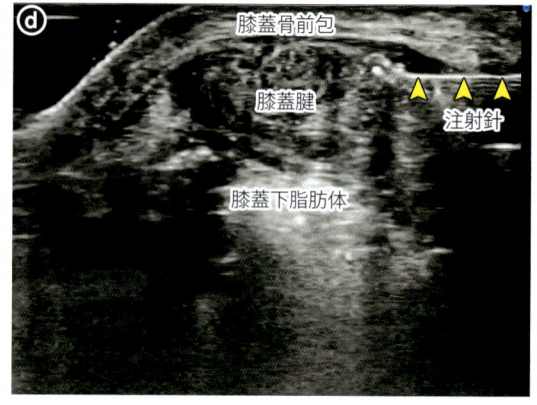

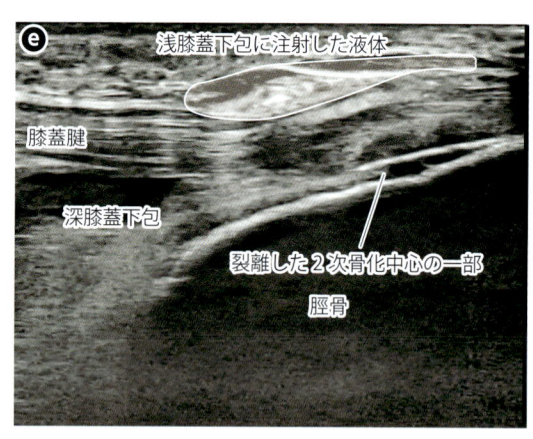

図3 ● 膝蓋腱周囲へのエコーガイド下注射
b) 1：膝蓋骨前包，2：浅膝蓋下包，3：深膝蓋下包

❷膝蓋腱の長軸に沿ってプローブを当て，膝蓋下脂肪体の位置を確認する（図4a）.

❸膝蓋下脂肪体の深さをモニターで確認してから交差法で刺入する（図4b，c）. 的確に針先を誘導することができれば，注入する薬液は1 mLで十分である.

> **memo**　この手技をランドマーク法で正確に行うことは不可能であり，筆者はかならずエコーガイド下で注射している.

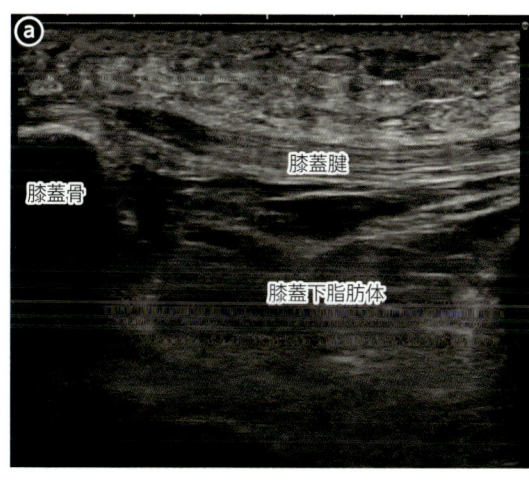

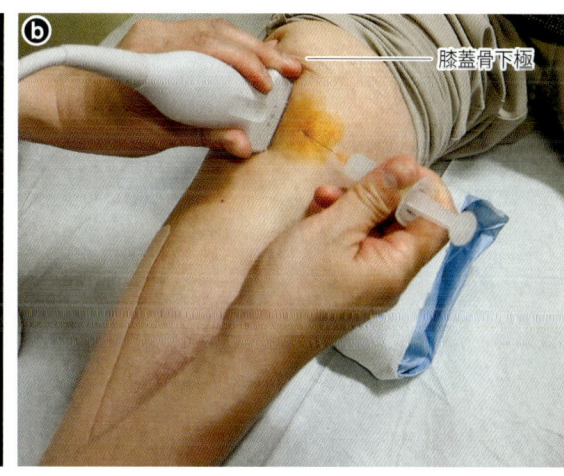

膝蓋骨下極

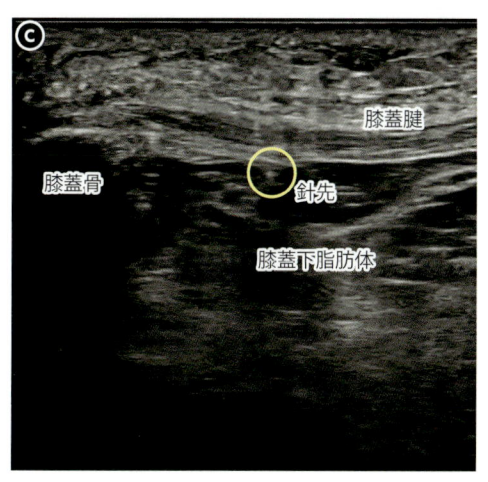

図4 ● 膝蓋下脂肪体へのエコーガイド下注射（交差法） movie ❷-2-01 movie ❷-2-02

4 鵞足包

適応疾患	鵞足炎，変形性膝関節症
主に使用する薬剤	ヒアルロン酸*，局所麻酔薬，ステロイド

＊保険適応外薬剤

Ⓐ エコーガイド下注射 (交差法)

❶ 仰臥位で股関節を軽度外転外旋位，膝関節を軽度屈曲位とし，安定した肢位を確保する．
❷ 内側側副靱帯浅層の前縁と鵞足近位端の交点にプローブを当てる（図5a）．
❸ 内側側副靱帯浅層と鵞足を同定する．
❹ プローブの約1.5 cm前方を消毒する．
❺ 内側側副靱帯浅層の表面に針先を誘導したら，薬液を注入する（図5b，c）．

Ⓑ ランドマーク法

❶ 鵞足近位端を触診する．大腿骨内側上顆後方から下腿にまっすぐ線を引く（図6）．

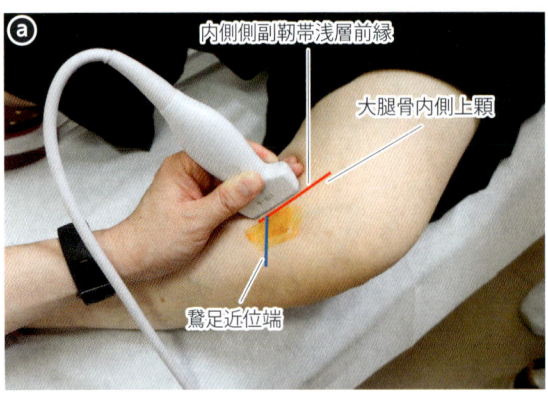
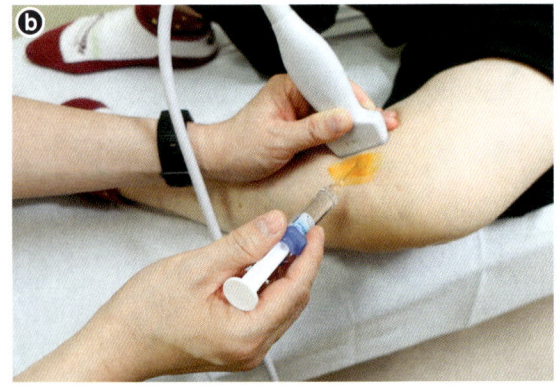
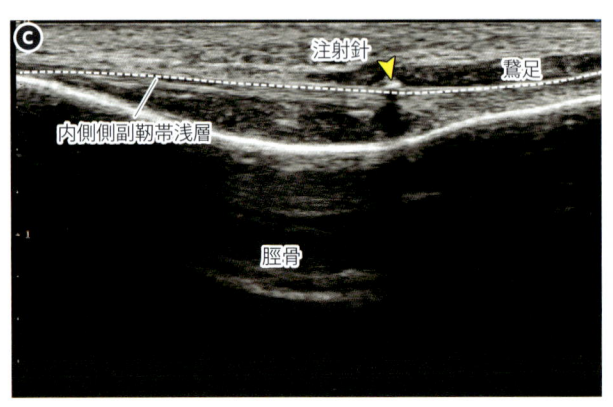

図5 ● 鵞足包へのエコーガイド下注射（交差法）movie ❷-2-03 movie ❷-2-04

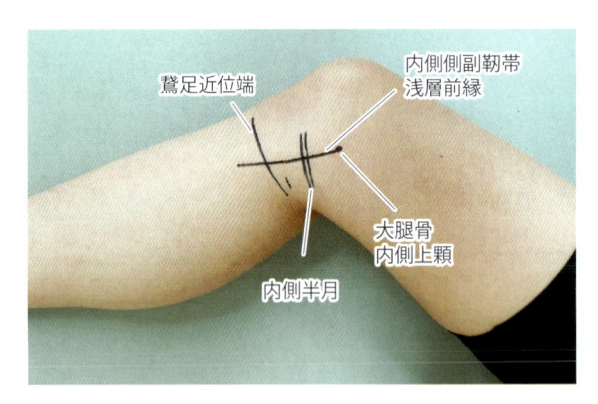

図6 ● 鵞足包へのランドマーク法による注射

❷交点から約1 cm前方から垂直に針先が脛骨に当たるまで刺入し，数mm針先を戻したところで薬液を注入する．

> **memo** 鵞足包を狙って注射を行うが，ランドマーク法では特に深さの決定が困難で，再現性が乏しいため，筆者はほとんどの症例でエコーを使用し注射している．

5 内側側副靭帯包

適応疾患	変形性膝関節症，内側半月板損傷
主に使用する薬剤	ヒアルロン酸*，局所麻酔薬，ステロイド

＊保険適応外薬剤

Ⓐ エコーガイド下注射（交差法）

❶ 鵞足包注射と同様の体位で行う（4参照）．仰臥位で股関節を軽度外転外旋位，膝関節を軽度屈曲位とし，安定した肢位を確保する．

❷ 内側半月板直上に長軸でプローブを当てる（図7a）．

❸ 内側半月板と内側側副靭帯浅層の間にある脂肪組織（滑液包）を同定する（図7b，▶）．滑膜炎が強い場合，同部位に血流シグナルが増加していることがある（図7c）．

❹ プローブから約1 cm前方を消毒する．

❺ 交差法で前述の脂肪組織のやや近位に針先を誘導したら，薬液を注入する（図7d, e）．この際注入できる薬液は1 mL程度である．

> **memo** この手技をランドマーク法で正確に行うことは不可能であり，筆者は必ずエコーガイド下で注射している．

6 総腓骨神経周囲

適応疾患	変形性膝関節症，膝関節術後などによる膝窩部外側部痛
主に使用する薬剤	ヒアルロン酸*，局所麻酔薬

＊保険適応外薬剤

Ⓐ エコーガイド下注射（平行法）

総腓骨神経に限らず神経周囲をターゲットとする場合には，基本的には平行法で注射している．

❶ 腹臥位で膝窩部外側を触診し，腓骨頭と大腿二頭筋腱を同定する（図8a）．

❷ 大腿二頭筋腱に直交するようにプローブを当てる．

❸ 大腿二頭筋直下にある総腓骨神経を同定する（図8b，○）．総腓骨神経を近位にスキャンしていくと坐骨神経となり，坐骨神経から脛骨神経が分枝している様子も観察できる．総腓骨神経を遠位にスキャンしていくと腓骨頭の遠位を通り前方へ向かう．

❹ 総腓骨神経のどのレベルで注射をするかは圧痛点を参考にし，最も圧痛が強い箇所に平行法で注射を行う．

> **memo** 使用する薬剤と下垂足
> 総腓骨神経周囲へ注射を行う際に，局所麻酔薬を用いると下垂足となるため筆者はヒアルロン酸を注射することが多いが，生理食塩水などを使用している施設もある（ヒアルロン酸と生理食塩水は保険適応外薬剤である）．

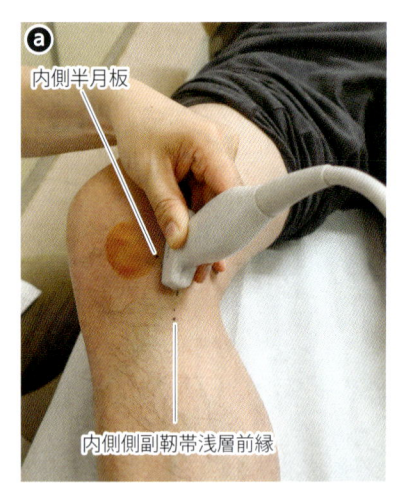

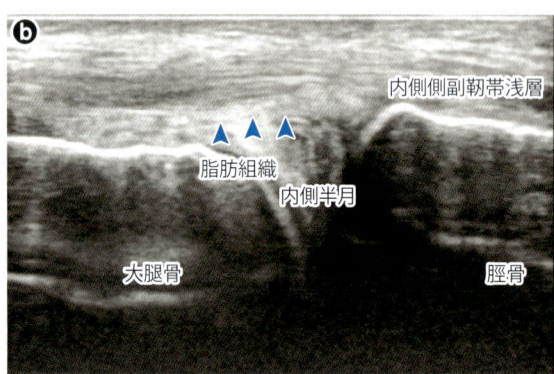

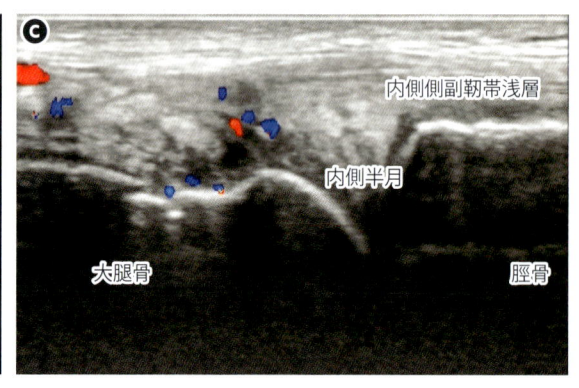

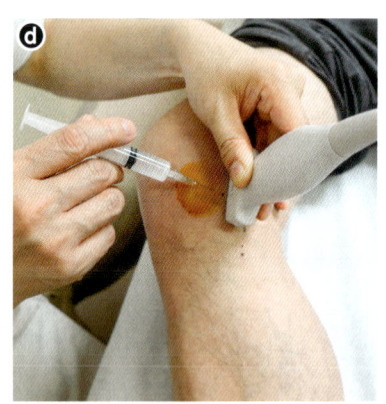

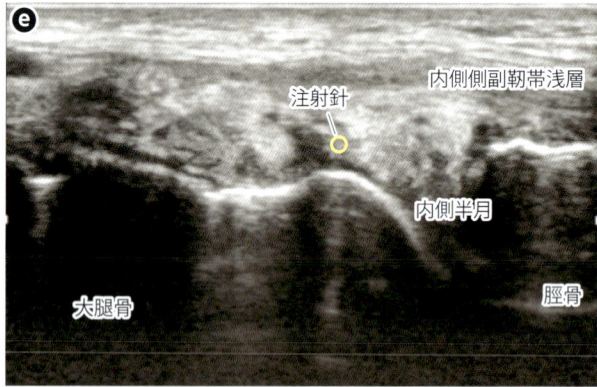

図7 ● 内側側副靱帯へのエコーガイド下注射（交差法）

> **memo** ランドマーク法を行わない理由
>
> 　総腓骨神経周囲への注射は神経への誤刺入を防ぐため，必ずエコーガイド下で平行法で行っている．

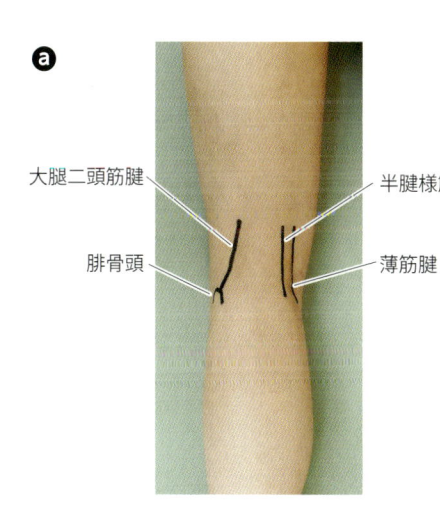
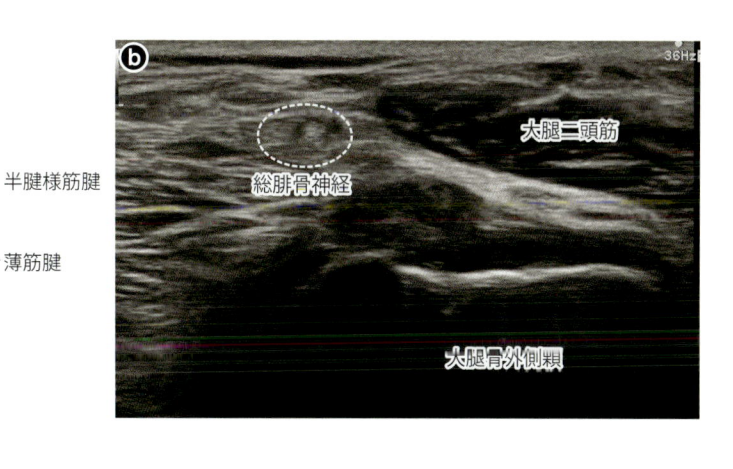

図8 ●総腓骨神経周囲へのエコーガイド下注射（平行法）**movie②-2-05**

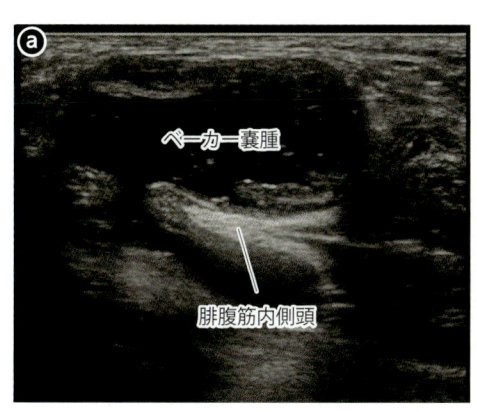
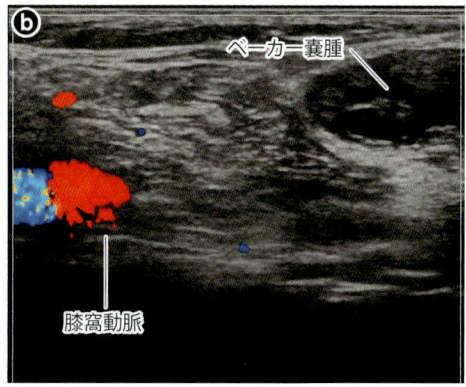

図9 ●ベーカー嚢腫へのエコーガイド下穿刺（交差法）**movie②-2-06 movie②-2-07**

7 ベーカー嚢腫

適応疾患	ベーカー嚢腫

Ⓐ エコーガイド下穿刺（交差法，平行法でも可能）

❶ 腹臥位で，嚢腫の局在を確認するため，短軸像で近位から遠位へプローブを動かす．ベーカー嚢腫に対して穿刺を行う際には，このプレスキャンが最も重要である．ベーカー嚢腫は，腓腹筋内側頭と半膜様筋の間から発生するため，脛骨神経と膝窩動静脈からは離れているが，膝窩筋包や腓腹筋外側頭滑液包炎とは隣接しているため，注意が必要である（図9）．

❷ 十分にプレスキャンを行った後，深さをイメージして穿刺を行う．穿刺はベーカー嚢腫の頸部で行うと最後まで吸引しやすい．

Ⓑ ランドマーク法

❶ 腹臥位で，膝窩部中央やや外側で膝窩動脈の拍動を触診する．

❷ 膝窩部やや内側の腫瘤を触診し，腫瘤の頂点から針先を内側へ傾けて穿刺する．

❸血液の逆流や放散痛がないことを確認してから貯留液の吸引を開始する．

> **memo** **膝窩部の腫瘤とベーカー嚢腫について**
>
> 　膝窩部に腫瘤を触知した場合，まずその腫瘤が液体成分か充実性の腫瘍かを鑑別する必要がある．多くの場合触診の弾性で判断可能であるが，嚢腫でも硬い場合や深層の滑液包の場合には触診だけでは判断が難しいこともある．
>
> 　膝窩部内側の腱成分は内側から薄筋腱と半腱様筋腱であり，半腱様筋腱の深層にあるのが半膜様筋であり，ベーカー嚢腫は，腓腹筋内側頭と半膜様筋の間の滑液包に液体が貯留し腫大したものである．成人発症の場合には，膝関節腔と交通していることが多く，原疾患を治療しないと穿刺後も再発することがしばしばある．ベーカー嚢腫のほかにも膝窩部嚢腫には，膝窩筋包嚢腫・腓腹筋外側頭滑液包炎などもあり，鑑別が必要となる．
>
> 　大きなベーカー嚢腫や多房性の嚢腫の場合は，オリエンテーションがつきにくいこともあるため，ランドマーク法で穿刺する際には，膝窩動脈の拍動を確認し，マーキングしておくことをお勧めする．

3 [応用編] 頸部，頸椎周囲への注射療法

木村裕明，黒沢理人，小林　只

1 Fascia 異常による疼痛に対する治療

Ⓐ 僧帽筋・菱形筋・腸肋筋の間

適応疾患	肩こり症，肩関節周囲炎，肩甲間部の痛み
主に使用する薬剤	生理食塩水*あるいは，低濃度局所麻酔薬
使用するエコープローブ	リニア

* 保険適応外薬剤

● エコーガイド下注射 (交差法)

❶ 患側を上とした側臥位をとらせ，術者は患者の背側から手技を施行する.

❷ 肩甲骨内側の圧痛のある部位を確認し，プローブを当てる (図1a).

❸ 僧帽筋・菱形筋・腸肋筋・肋骨・胸膜を同定する (図1b).

❹ 圧痛があり，かつエコーで重積が確認できる部位へ注射針を刺入する.

❺ 僧帽筋と菱形筋の間 (図1c①)，菱形筋と腸肋筋の間 (図1c①)，腸肋筋と肋骨の間 (図1c②) の Fascia をリリースする.

> memo　注射針を刺入した際に，針先を見失い，胸膜を超えて気胸を起こさないように，針先は肋骨中央に向けておく. 起こり得る合併症には血管穿刺による出血・血腫，穿刺部からの感染，注射後の穿刺部痛，遅発性筋痛，胸腔内への誤穿刺（気胸・血胸）などがある.

> memo　首こり症・肩こり症について
> 　　首こり症・肩こり症の有訴率は，男性では腰痛についで第2位，女性では第1位と非常に高い. これらは，日常生活への影響が多くみられ，頭痛や吐き気などを伴うことも少なくない. 肩こり症の原因は，運動器疾患から内科疾患まで幅広く存在する. 筋膜性疼痛症候群（myofascia pain syndrome：MPS）をはじめとする Fascia（第2章コラム参照）の異常による肩こり症は多く認められるが，それ以外にも膜下出血や虚血性心疾患などによる急性頸部痛があげられるため，慎重に鑑別する必要がある[1].
> 　　肩こり症の治療としては，薬物療法・物理療法・運動療法・神経ブロックなどが主に行われているが，このような内臓疾患の関連痛に対しても局所注射・物理療法などで症状が緩和する場合もある（表1，図2）[2]. そのため，レッドフラッグ（Red flags）に留意して適切な診察をすすめることが求められる（表2）[2].

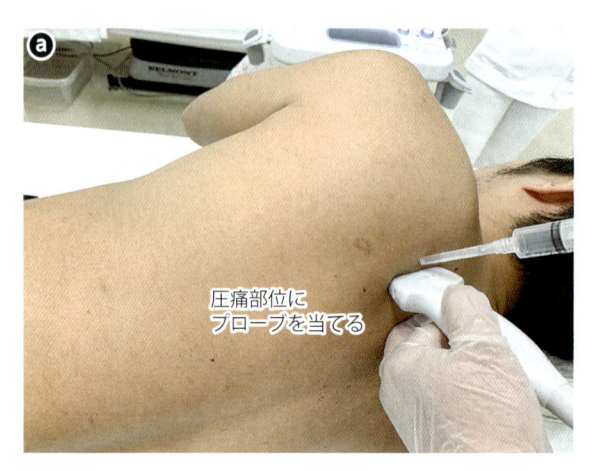

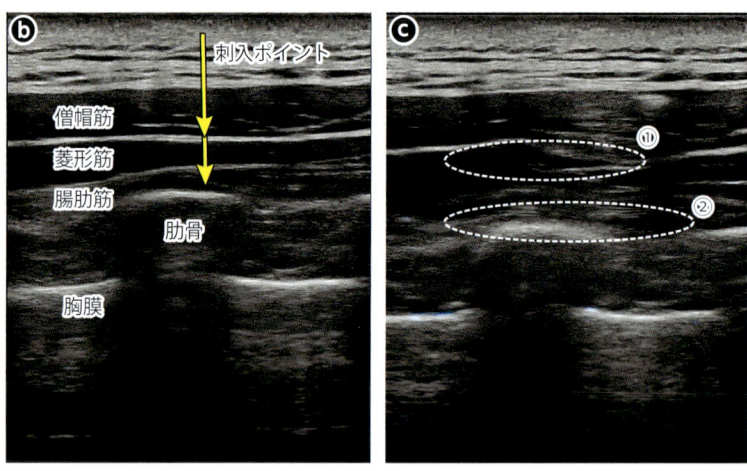

図1●僧帽筋・変形筋・腸肋筋の間へのエコーガイド下注射（交差法）

movie ❷-3-01

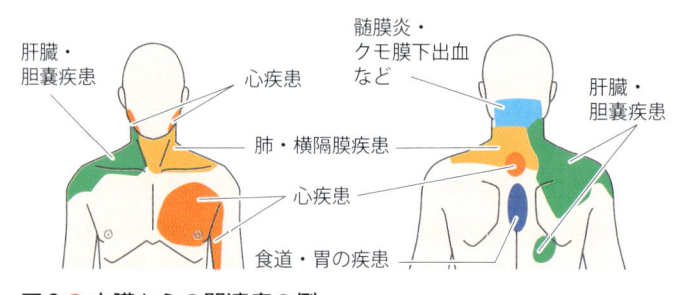

図2●内臓からの関連痛の例

文献2より引用.

表1 ● 急性頸部痛の鑑別疾患とその特徴

疾患	病歴	症状の部位	発熱	可動域制限	神経症状
Fascia異常による疼痛	いろいろ	部位による	なし	部位による	病状による
クモ膜下出血	突然発症	後頸部中央	なし	屈曲制限	髄膜刺激症状
椎骨動脈解離	突然発症	左右差あり	なし	側屈制限	小脳失調・半身感覚障害
脳静脈洞血栓症	突然発症	左右差が多い	なし	なし	病状による
髄膜炎	急性〜亜急性発症	頭部全体	あり	屈曲制限	髄膜刺激症状
心筋梗塞	急性発症	前頸部〜側頸部	なし	なし	なし
胆石発作	急性発症	頸肩部	なし	なし	なし
肺炎	急性発症	頸肩部	あり	なし	なし
肺がん	緩徐増悪	頸肩部	なし	なし	病状による
骨腫瘍	緩徐増悪	部位による	なし	部位による	病状による
化膿性椎間板炎硬膜外膿瘍	緩徐増悪	後頸部中央	あり	あり	病状による
椎間板ヘルニア	急性発症	左右差あり	なし	あり	あり
帯状疱疹	急性発症	左右差あり	なし	なし	あり
Crown dense syndrome	急性発症	頭頸部全体	あり	全方向性（特に回旋制限）	なし
石灰化性頸長筋腱炎	急性発症	左右差あり	あり	全方向性（特に屈曲伸展制限）	なし

Fascia異常による疼痛と帯状疱疹とCDSはFHRの治療対象となる．
文献2より改変して転載．

表2 ● 急性頸部痛のRed flags

- 発症年齢：50歳以上
- 人生初めての症状（first episode）
- 突然発症（sudden onset）："何時から発症した" "テレビを見ているときに突然に" といったように明らかに発症の時間が特定できるような痛み
- 尋常でない痛み（worst pain）
- 頸部の可動域制限がない
- 胸部痛がある
- 下肢痛が先行している
- 歩行障害がある
- 膀胱直腸障害がある
- がん，ステロイド治療中，HIV感染の既往
- 栄養不良，体重減少がある
- 発熱がある
- 複数の神経学的異常所見がある（末梢神経；麻痺・知覚鈍麻・異常感覚・腱反射低下，中枢神経；意識障害・髄膜刺激症状・視野欠損・眼球運動異常・小脳失調）

文献2より引用．

Ⓑ 僧帽筋，肩甲挙筋，第1・第2肋骨の間

適応疾患	肩こり症，寝違え，肩甲間部の痛み
主に使用する薬剤	生理食塩水*あるいは，低濃度局所麻酔薬
使用するエコープローブ	リニア

＊保険適応外薬剤

● エコーガイド下注射（交差法）

❶ 患側を上とした側臥位をとらせ，術者は患者の頭側から手技を施行する．

❷ 肩甲骨上部の圧痛のある部位を確認し，プローブを当てる（図3a）．

❸ 僧帽筋・肩甲挙筋・肋骨・胸膜を同定する（図3b）．

❹ 圧痛があり，かつエコーで重積が確認できる部位へ注射針を刺入する．

❺ 僧帽筋と肩甲挙筋の間（図3c①），肩甲挙筋と第1・第2肋骨の間（図3c②）のFasciaをリリースする．

> **memo** 寝違えの症例に有効な手技である．Ⓐの手技と同様に気胸を起こさないように，針先は肋骨中央に向けておく．起こり得る合併症には血管穿刺による出血・血腫，穿刺部からの感染，注射後の穿刺部痛，遅発性筋痛，胸腔内への誤穿刺（気胸・血胸）などがある．

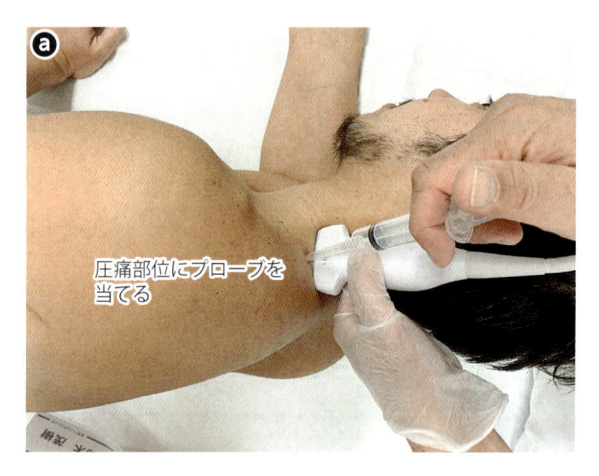

圧痛部位にプローブを当てる

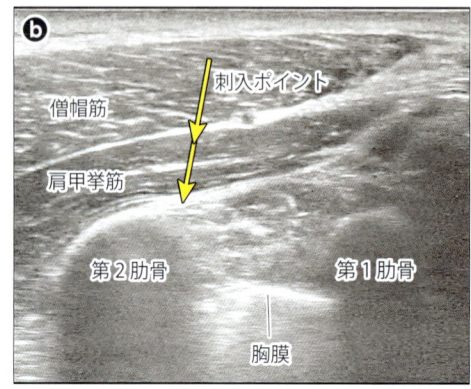

僧帽筋
刺入ポイント
肩甲挙筋
第2肋骨　第1肋骨
胸膜

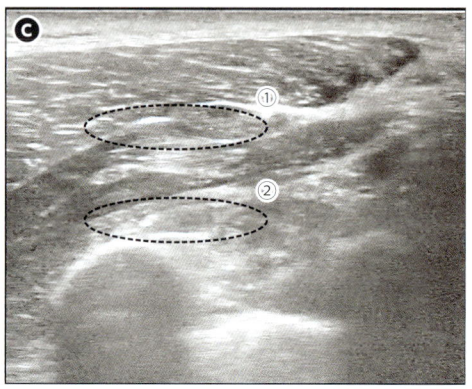

① ②

図3 ● 僧帽筋，肩甲挙筋，第1・第2肋骨の間へのエコーガイド下注射（交差法）
movie❷-3-02

Ⓒ 僧帽筋・前鋸筋（上部線維）の間

適応疾患	肩こり症，肩関節周囲炎
主に使用する薬剤	生理食塩水*あるいは，低濃度局所麻酔薬
使用するエコープローブ	リニア

＊保険適応外薬剤

● エコーガイド下注射（交差法）

❶ 患側を上とした側臥位をとらせ，術者は患者の頭側から手技を施行する．

❷ 僧帽筋の前縁内側部周囲の圧痛のある部位を確認し，プローブを当てる（図4a）．

❸ 肩甲骨上角付近に図4aのようにプローブを当てると前鋸筋が確認できる（図4b）．

❹ 圧痛があり，かつエコーで重積が確認できる部位へ注射針を刺入する．

❺ 僧帽筋と前鋸筋の間（図4c ①），前鋸筋と肋骨の間（図4c ②）のFasciaをリリースする．

> **memo** 肩甲胸郭関節の可動域制限がある場合や，深呼吸をして肩甲骨の運動に左右差がある場合などに有効な手技である．穿刺時に気胸を起こさないように，必ず胸膜の位置を確認する．起こり得る合併症には血管穿刺による出血・血腫，穿刺部からの感染，注射後の穿刺部痛，遅発性筋痛，胸腔内への誤穿刺（気胸・血胸），迷走神経反射などがある．

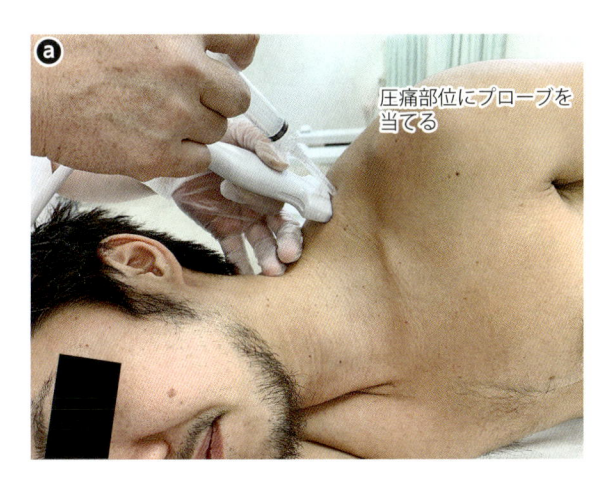

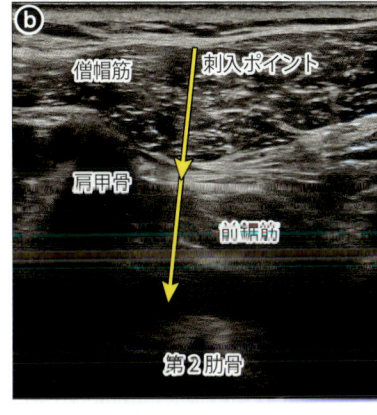
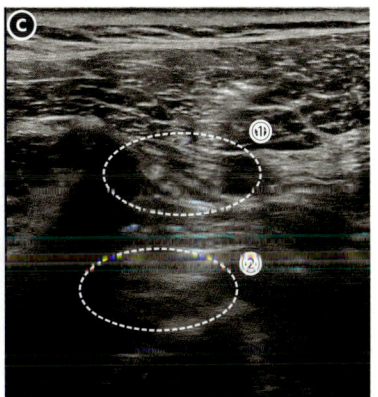

図4 ● 僧帽筋・前鋸筋（上部線維）の間へのエコーガイド下注射（交差法） movie❷-3-03

適応疾患	後頭部を中心とする頭痛
主に使用する薬剤	生理食塩水＊あるいは，低濃度局所麻酔薬
使用するエコープローブ	リニア

＊保険適応外薬剤

● エコーガイド下注射 (交差法)

❶ 患側を上とした側臥位をとらせ，術者は患者の背側から手技を施行する．

❷ C2棘突起外側付近の圧痛のある部位を確認し，プローブを当てる（図5a）．

❸ C2棘突起とC1横突起を結んだ線上にプローブを当てると頭半棘筋と下頭斜筋が観察できる（図5b）．

❹ 圧痛があり，かつエコーで重積が確認できる部位へ注射針を刺入する．

❺ 頭半棘筋と下頭斜筋の間にある大後頭神経周囲のFasciaをリリースする（図5c⟳）．

> **memo**　大後頭神経を直接穿刺しないように，棘突起の外側から針を進めていく．僧帽筋と頭半棘筋の間，頭半棘筋と下頭斜筋の間，下頭斜筋と椎体の間などにもFasciaの重積がある場合は同時にリリースする．この部位で治療反応が不十分なときは，C2神経根のFasciaハイドロリリース（Fascia hydro-relese：FHR）も検討する．
>
> 　起こり得る合併症には血管穿刺による出血・血腫，穿刺部からの感染，注射後の穿刺部痛，遅発性筋痛，迷走神経反射，神経損傷（大後頭神経）などがある．

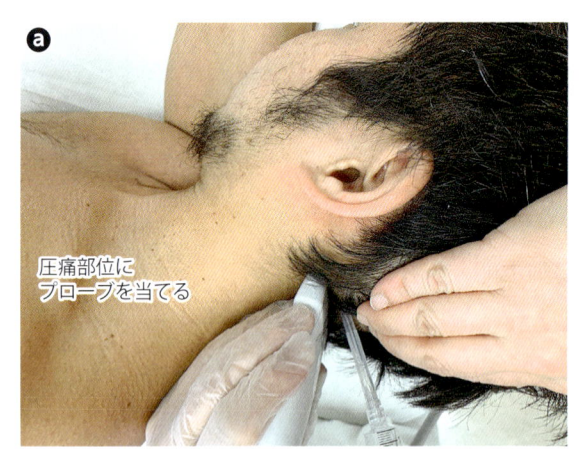

圧痛部位にプローブを当てる

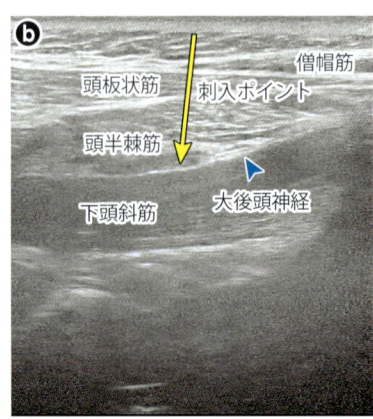

頭板状筋　僧帽筋　刺入ポイント　頭半棘筋　下頭斜筋　大後頭神経

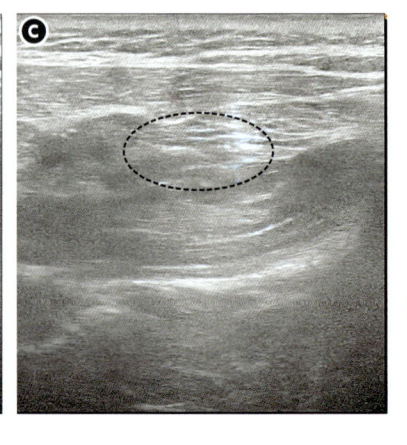

図5 ● 頭半棘筋・大後頭神経・下頭斜筋の間へのエコーガイド下注射（交差法）movie❷-3-04

Ⓔ 頭板状筋・頭最長筋・上頭斜筋の間

適応疾患	頸部痛, 首こり症, 頭痛
主に使用する薬剤	生理食塩水*あるいは, 低濃度局所麻酔薬
使用するエコープローブ	リニア

＊保険適応外薬剤

● エコーガイド下注射 (交差法)

❶思側を上とした側臥位をとらせ，術者は患者の背側から手技を施行する．

❷上頸部で頭半棘筋のすぐ外側にある頭最長筋を触診しながら圧痛のある部位を確認する (図6a).

❸乳様突起のやや下方にプローブを当てると胸鎖乳突筋, 頭板状筋, 頭最長筋が観察できる (図6b).

❹圧痛があり，かつエコーで重積が確認できる部位へ注射針を刺入する．

❺頭板状筋と頭最長筋の間，頭最長筋と上頭斜筋の間の Fascia をリリースする (図6c ⬚).

> **memo** 　上頭斜筋の深部には椎骨動脈が存在するので，深く刺入しないように注意する．起こり得る合併症には血管穿刺による出血・血腫，穿刺部からの感染，注射後の穿刺部痛，遅発性筋痛，迷走神経反射などがある．

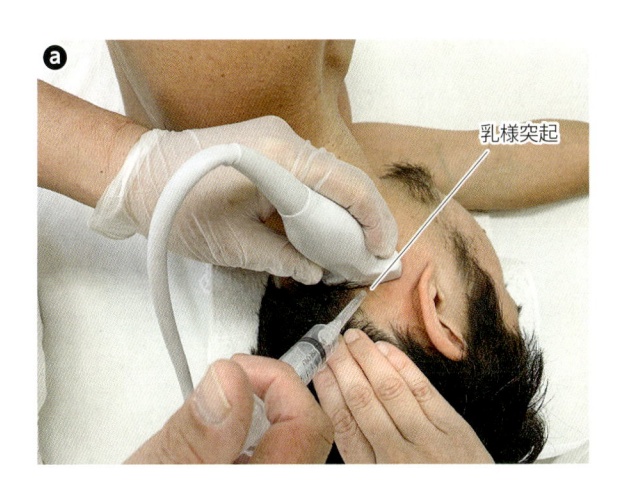

乳様突起

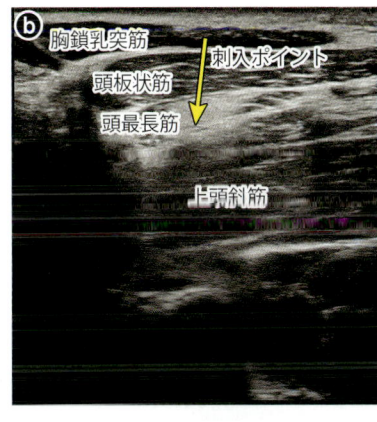

胸鎖乳突筋
頭板状筋
頭最長筋
刺入ポイント
上頭斜筋

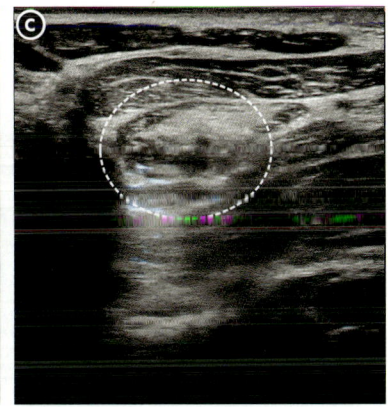

図6● 頭板状筋・頭最長筋・上頭斜筋の間へのエコーガイド下注射 (交差法) movie❷-3-05

Ⓕ 胸鎖乳突筋・肩甲挙筋の間

適応疾患	肩こり症，頸椎捻挫後の頸部痛，頸部交感神経系が関与したさまざまな症状，帯状疱疹
主に使用する薬剤	生理食塩水*あるいは，低濃度局所麻酔薬，局所麻酔薬（交感神経の緊張が特に強い場合）
使用するエコープローブ	リニア

*保険適応外薬剤

● エコーガイド下注射（交差法）

❶ 患側を上とした側臥位をとらせ，術者は患者の背側から手技を施行する．

❷ C2-4レベルの胸鎖乳突筋で最も圧痛の強い部位を確認し，プローブを当てる（図7a）．

❸ 胸鎖乳突筋，肩甲挙筋，内頸動静脈を描出する（図7b）．

❹ 圧痛があり，かつエコーで重積が確認できる部位へ注射針を刺入する．

❺ 胸鎖乳突筋と肩甲挙筋の間のFasciaに薬液を注入して，内頸動脈近傍まで到達させる（図7c○）．

> **memo** 　内頸動脈周囲には交感神経が絡みついているため，本手技を行うことで交感神経（上頸・中頸部神経節など）への異常入力の改善を期待できる．血管穿刺・神経損傷のリスクがあるため，針先のコントロールが十分できるようになってから施行するべきであるが，比較的浅層にある胸鎖乳突筋の後方と肩甲挙筋との間から薬液を注入し，内頸動脈近傍に拡げるようにすれば合併症のリスクはほとんどない．
> 　頸部への注射で血圧が下がる場合がある（特に若い男性に多い）ので，座位での施行はしない．

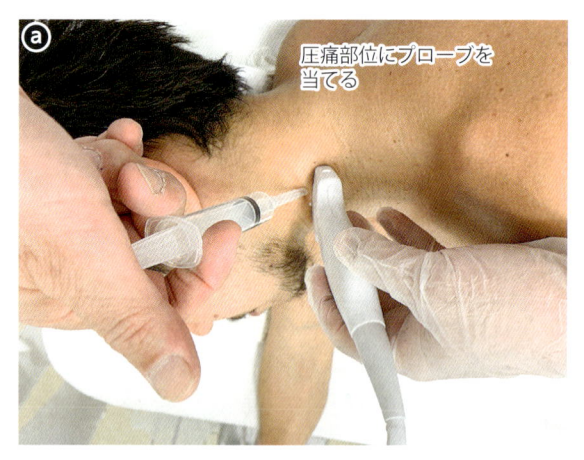

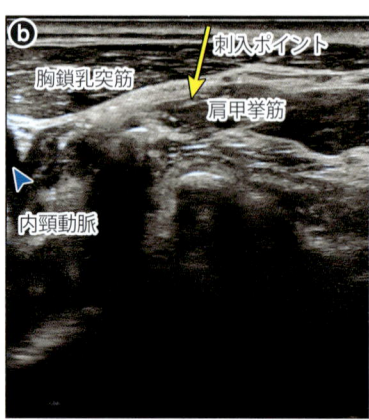
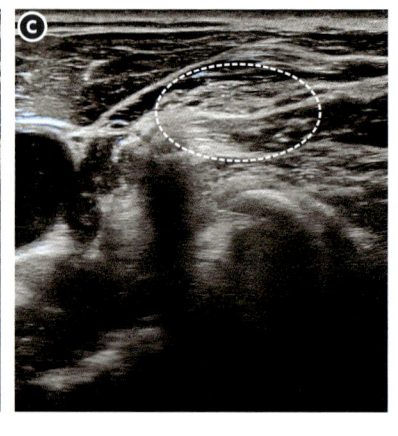

図7 ● 胸鎖乳突筋・肩甲挙筋の間へのエコーガイド下注射（交差法）
movie❷-3-06

起こり得る合併症には血管穿刺による出血・血腫，穿刺部からの感染，注射後の穿刺部痛，遅発性筋痛，迷走神経反射，神経損傷（頸神経叢）などがある.

Ⓖ 腕神経叢（鎖骨上）表層

適応疾患	頸部痛，肩こり症，胸郭出口症候群，凍結肩
主に使用する薬剤	生理食塩水*あるいは, 低濃度局所麻酔薬
使用するエコープローブ	リニア

＊保険適応外薬剤

● エコーガイド下注射（交差法）

❶患側を上とした側臥位をとらせ，術者は患者の背側から手技を施行する.

❷鎖骨上窩にプローブを当て，第1肋骨上にある鎖骨下動脈と腕神経叢を確認する（図8a, b）.

❸圧痛があり，かつエコーで重積が確認できる部位へ注射針を刺入する.

❹腕神経叢，鎖骨下動脈の表層の重積したFasciaをリリースする（図8c ⬭）.

memo　腕神経叢や血管を誤穿刺しないように，ゆっくりと刺入する. 起こり得る合併症には血管穿刺による出血・血腫，穿刺部からの感染，注射後の穿刺部痛，遅発性筋痛，迷走神経反射，胸腔内への誤穿刺（気胸・血胸），神経損傷（腕神経叢）などがある.

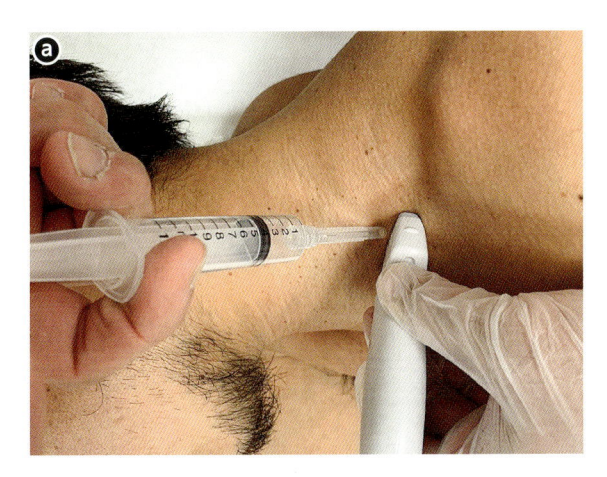

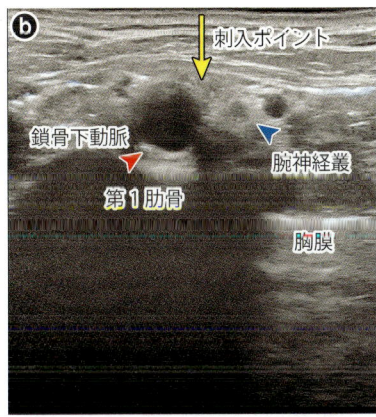
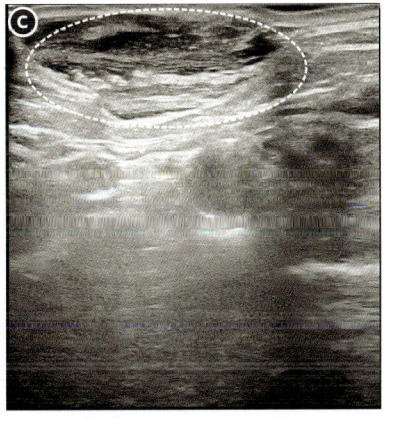

図8 ● 腕神経叢（鎖骨上）表層のFasciaへのエコーガイド下注射（交差法）
movie❷-3-07

Ⓗ 鎖骨下筋・鎖骨下動脈の間

適応疾患	頸部痛, 肩こり症, 胸郭出口症候群
主に使用する薬剤	生理食塩水*あるいは, 低濃度局所麻酔薬
使用するエコープローブ	リニア

＊保険適応外薬剤

● エコーガイド下注射 (交差法)

❶ 患側を上とした側臥位をとらせ, 術者は患者の背側から手技を施行する.

❷ 鎖骨下縁に沿って圧痛のある部位を確認し, 鎖骨の短軸像を描出するようにプローブを当てる（図9a）.

❸ 鎖骨の深層を走行する鎖骨下筋を確認する（図9b）.

❹ 圧痛があり, かつエコーで重積が確認できる部位へ注射針を刺入する.

❺ 鎖骨と鎖骨下筋の間, 鎖骨下筋とその深層を走行する腕神経叢周囲のFasciaをリリースする（図9c ⚬）.

> **memo** この手技は慢性的な肩こり症状に加え, 肩関節の屈曲時や外転時に頸部後方から胸背部にかけて痛みが生じる場合や, wright testが陽性となる場合に考慮する. Ⓖの腕神経叢（鎖骨上）表層の

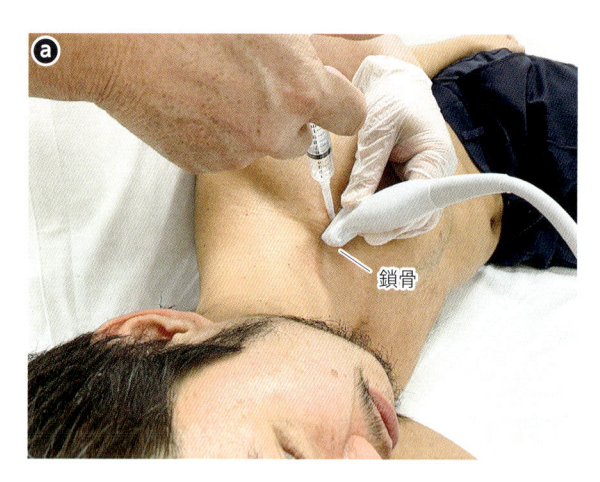

鎖骨

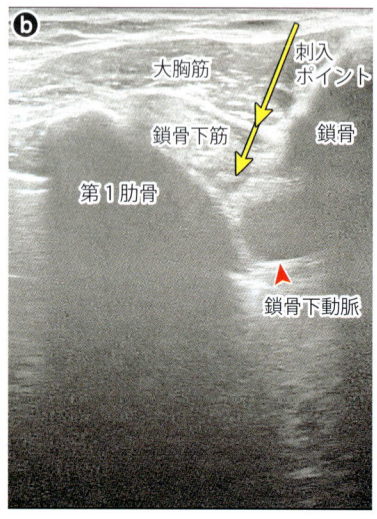

大胸筋　刺入ポイント　鎖骨下筋　鎖骨　第1肋骨　鎖骨下動脈

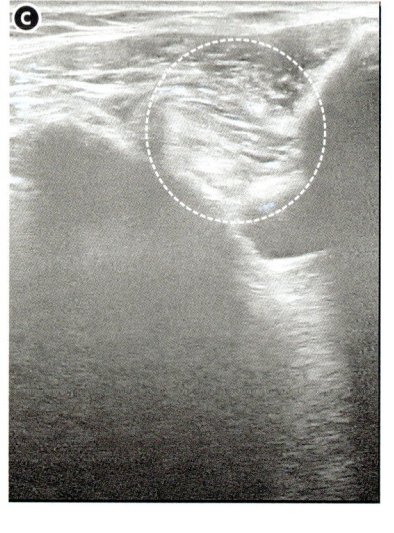

図9●鎖骨下筋・鎖骨下動脈の間へのエコーガイド下注射（交差法）
movie❷-3-08

Fasciaの手技と一緒に施行することが多い．起こり得る合併症には血管穿刺による出血・血腫，穿刺部からの感染，注射後の穿刺部痛，遅発性筋痛，迷走神経反射，胸腔内への誤穿刺（気胸・血胸）などがある．

ⓘ 中斜角筋・後斜角筋・第1肋骨の間

適応疾患	頸部痛，肩こり症，胸郭出口症候群
主に使用する薬剤	生理食塩水*あるいは，低濃度局所麻酔薬
使用するエコープローブ	リニア

＊保険適応外薬剤

● エコーガイド下注射（交差法）

❶ 患側を上とした側臥位をとらせ，術者は患者の背側から手技を施行する．

❷ Ⓖの手技で描出した部位から第1肋骨をプローブの中心にしたまま，頭方へ並行移動させていく（図10a）．中斜角筋の深層にやや高輝度の後斜角筋が見えてくる．この部分で圧痛があることが多い．

❸ 第1肋骨，後斜角筋，中斜角筋，腕神経叢を確認する（図10b）．

❹ 圧痛があり，かつエコーで重積が確認できる部位へ注射針を刺入する．

❺ 中斜角筋と後斜角筋の間，後斜角筋内，後斜角筋と第1肋骨の間のFasciaをリリースする（図10c⟳）．

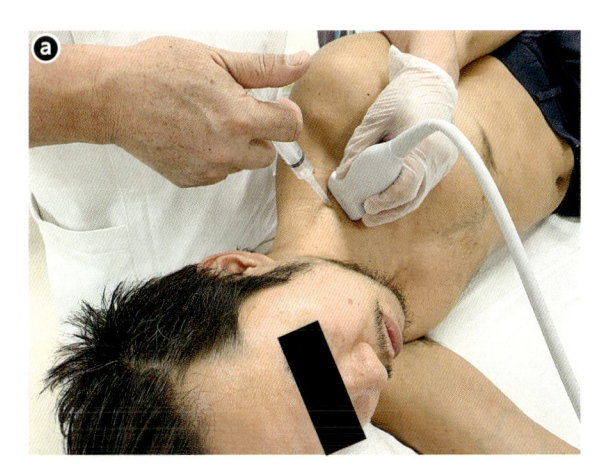

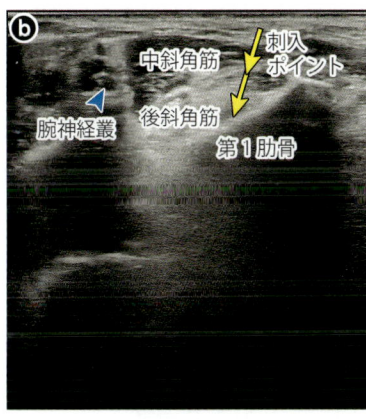

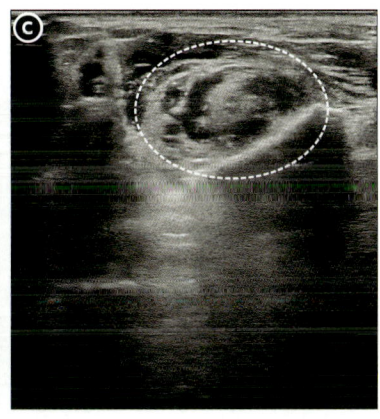

図10 ● 中斜角筋・後斜角筋・第1肋骨の間へのエコーガイド下注射（交差法）

movie❷-3-09

Ⓙ C5-8 の神経根周囲の Fascia（C8 と C6 について）

適応疾患	頸部痛，各感覚支配領域の症状
主に使用する薬剤	生理食塩水*あるいは，低濃度局所麻酔薬
使用するエコープローブ	リニア

＊保険適応外薬剤

● C8 神経根周囲の Fascia へのエコーガイド下注射（交差法）

❶ 患側を上とした側臥位をとらせ，術者は患者の背側から手技を施行する．

❷ Ⓗの手技で描出した部位からさらに頭方へ移動すると，第1肋骨は短軸像から長軸像に変化し直線状に描出される．これが第1肋骨の肋骨頸であり，直線状に描出するようにプローブを調整する（図11a）．

❸ 前斜角筋と中斜角筋に挟まれて走行する腕神経叢を描出し，第1肋骨に接して走行するC8神経を確認する．C8神経も近傍を走行する椎骨動脈も低エコー像で描出されるため，必ずカラードプラで確認する（図11b）．

❹ 圧痛があり，かつエコーで重積が確認できる部位へ注射針を刺入する．

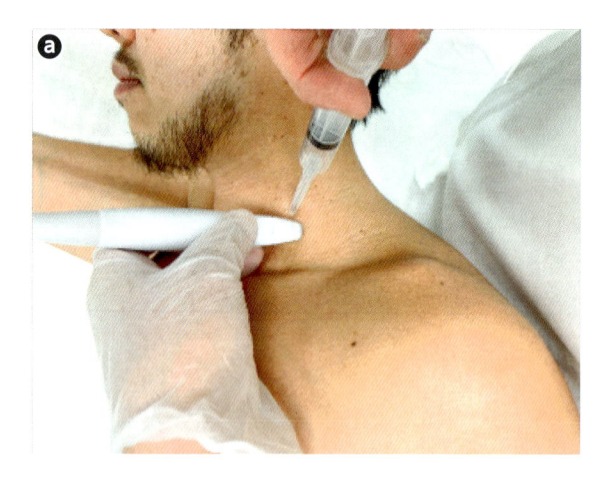

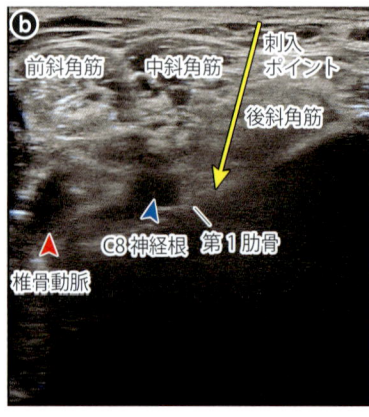
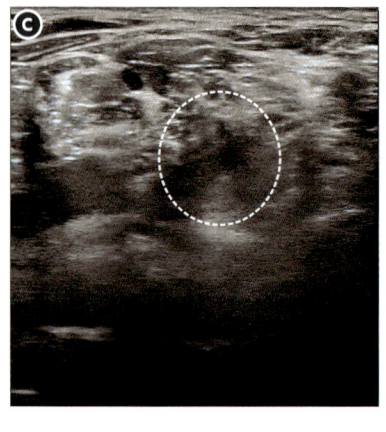

図11 ● C8神経根周囲のFasciaへのエコーガイド下注射（交差法）movie ❷-3-10

❺ C8神経根周囲のFasciaをリリースする（図11c ⃝）.

memo　本手技は，C8神経根の内側にある下頸神経節，第1胸神経節への異常入力を改善する可能性がある．この部位は神経・血管が豊富なため，カラードプラにて血管を確認して安全なルートを設定する．図11aのようにプローブの上外方より斜めに刺入すると，安全なアプローチが可能である．針先を見失ったらもう一度針を抜いてやり直す．
　なお，この部位で局所麻酔薬を使用すると，ホルネル兆候が出現することがある．
　起こり得る合併症には血管穿刺による出血・血腫，穿刺部からの感染，注射後の穿刺部痛，遅発性筋痛，迷走神経反射，胸腔内への誤穿刺（気胸・血胸），神経損傷（腕神経叢）などがある．

● C6神経根周囲のFasciaへのエコーガイド下注射（交差法）

❶ 患側を上とした側臥位をとらせ，術者は患者の背側から手技を施行する．

❷ C8神経根を描出した部位からさらに頭方へ移動すると，後結節のみのC7神経根が描出できる．そこからさらに頭方へプローブを移動させる（図12a）.

❸ C6の前結節は他の頸椎よりも大きいことが多いので見つけやすい．前結節と後結節の間にC6神経根の低エコー像が描出できる（図12b）.

❹ 圧痛があり，かつエコーで重積が確認できる部位へ注射針を刺入する．

❺ C6神経根周囲のFasciaをリリースする（図12c ⃝）.

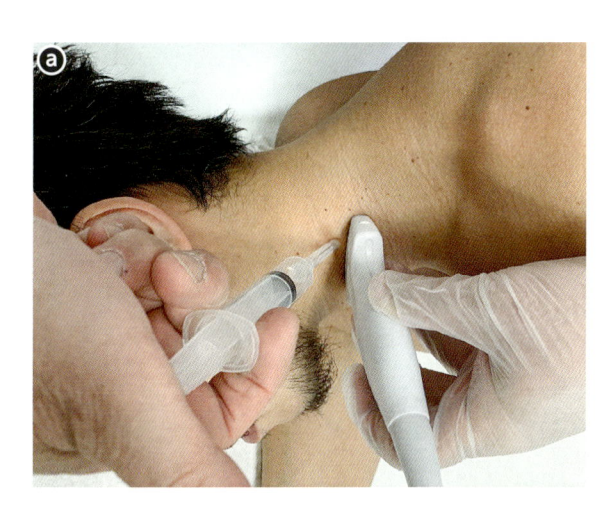

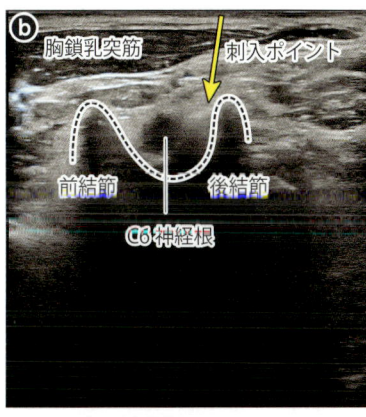
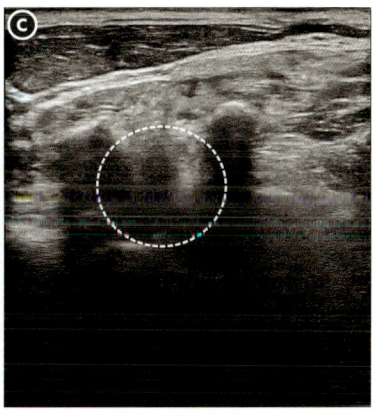

図12 ● C6神経根周囲のFasciaへのエコーガイド下注射（交差法）
movie ❷-3-11

Ⓚ 外側肋横突靭帯

適応疾患	頸部痛，肩こり症，胸郭出口症候群
主に使用する薬剤	生理食塩水*あるいは，低濃度局所麻酔薬
使用するエコープローブ	リニア

＊保険適応外薬剤

● エコーガイド下注射（交差法）

❶ 患側を上とした側臥位をとらせ，術者は患者の背側から手技を施行する．

❷ まず短軸で第1肋骨を前方から後方に追っていくと，関節部分で肋骨の短軸像が変化する．その部分でプローブを長軸に回転させる（第2章コラム③参照）．

❸ 最長筋深部の重積したFasciaと第1肋骨と胸椎横突起の間にある外側肋横突靭帯を確認する．

❹ 圧痛があり，かつエコーで重積が確認できる部位へ注射針を刺入する．

❺ 最長筋深部，外側肋横突靭帯と第1肋骨の間のFasciaをリリースする（第2章コラム③参照）．

Ⓛ 頸長筋（中頸神経節）

適応疾患	頸部痛，肩こり症，嚥下痛，帯状疱疹
主に使用する薬剤	生理食塩水*あるいは，低濃度局所麻酔薬，局所麻酔薬（交感神経の緊張が特に強い場合）
使用するエコープローブ	リニア，マイクロコンベックス

＊保険適応外薬剤

● エコーガイド下注射（交差法）

❶ 仰臥位をとらせ，術者は患者の患側から手技を施行する．

❷ 頸動脈を外側へよけて頸椎横突起前面にある頸長筋を触診する．

❸ マイクロコンベックスを使用する場合はプローブ自体で頸動脈を外側へ圧排し，リニアプローブを使用する場合は第3指を用いて頸動脈を外側へよけ，頸椎横突起前面にある頸長筋を触診する（図13a）．

❹ 圧痛部位にエコーをあててFasciaの重積部位を確認する（図13b）．

❺ 圧痛があり，かつ，エコーで重積が確認できる部位へ注射針を刺入する．

❻ 頸長筋周囲をリリースする（図13c ⟳）．

ⓐ リニアプローブ

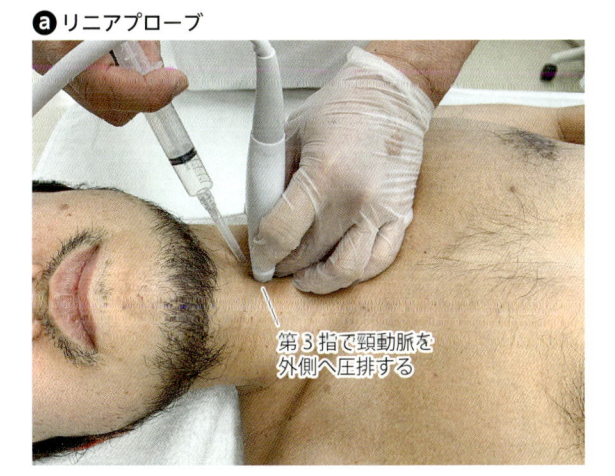

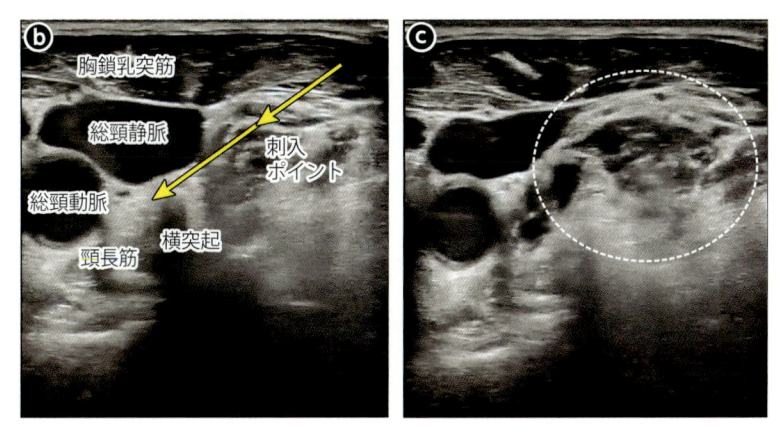

ⓑ 胸鎖乳突筋

総頸静脈

刺入
ポイント

総頸動脈

頸長筋

横突起

図13 ● 頸長筋（中頸神経筋）へのエコーガイド下注射（交差法）

movie ❷-3-12

頸部への注射で血圧が下がる場合がある（特に若い男性に多い）ので注意する．カラードプラにて血管を確認し，必ず頸動脈を外側へよけることで安全なルートを設定する．安全な刺入ルートがない場合は（図14a）総頸動脈を第3指で外側によけて刺入する（図14b，c）．

　起こり得る合併症には血管穿刺による出血・血腫，穿刺部からの感染，注射後の穿刺部痛，遅発性筋痛，迷走神経反射などがある．

ⓐ 圧排なし

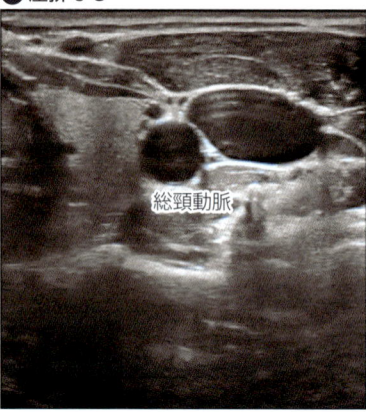

ⓑ 圧排あり

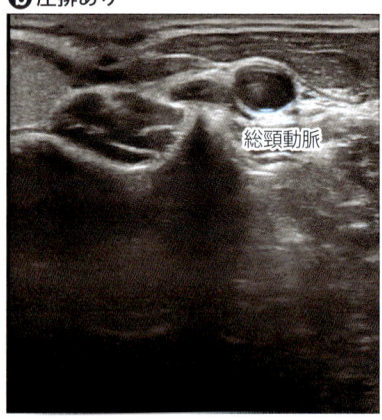

総頸動脈

総頸動脈

ⓒ 圧排の様子（体表）

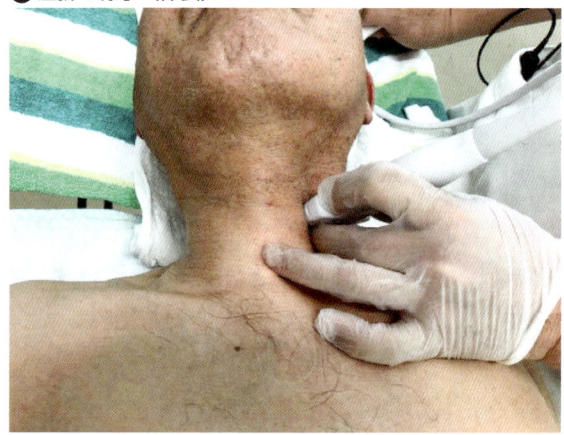

図14 ● 頸動脈の圧排

Ⓜ 項靭帯

適応疾患	頸部痛（特に後屈時痛），肩こり症，後頭部を中心とする頭痛，頸部の可動域制限
主に使用する薬剤	生理食塩水*あるいは，低濃度局所麻酔薬，局所麻酔薬（注入時痛が強い場合）
使用するエコープローブ	リニア

＊保険適応外薬剤

● エコーガイド下注射（交差法）

❶ 患側を上とした側臥位をとらせ，術者は患者の背側から手技を施行する．

❷ 頸椎棘突起間の圧痛のある部位を確認し，項靭帯の長軸像を描出するようにプローブを当てる（図15a）．

❸ 頸椎棘突起間を走行する項靭帯を確認する（図15b）．圧痛があり，かつエコーで重積が確認

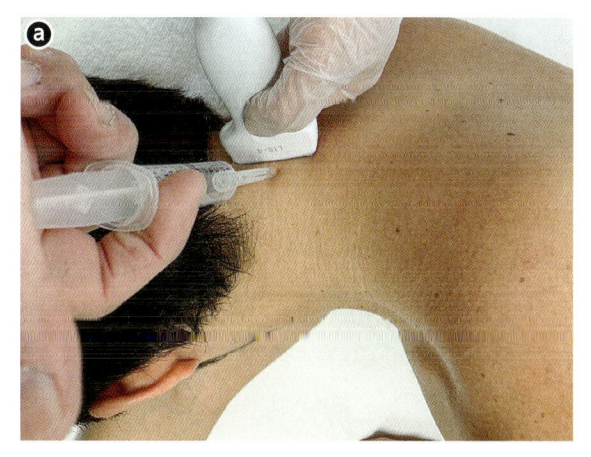

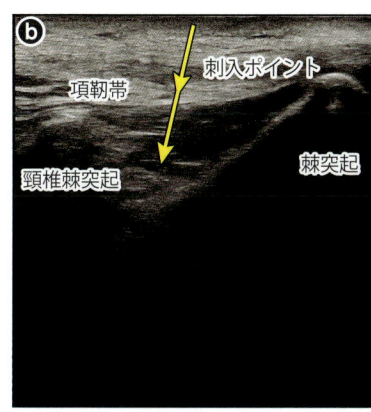 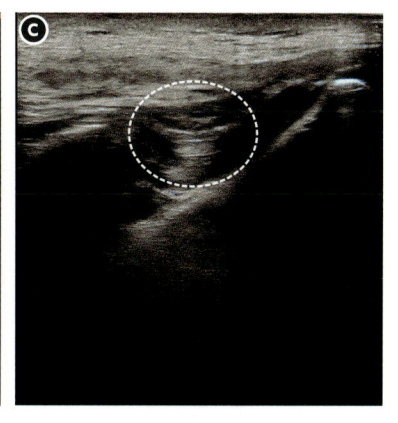

図15 ● 項靭帯へのエコーガイド下注射（交差法） `movie` **❷-3-13**

できる部位へ注射針を刺入する.

❹皮下組織と項靭帯の間，項靭帯の線維内をリリースする（図15c ⊙）.

> **memo** 項靭帯への注射は，棘突起間が離開・圧縮される頸椎屈曲や伸展の動きで疼痛が増大する場合に考慮する. 起こり得る合併症には血管穿刺による出血・血腫，穿刺部からの感染，注射後の穿刺部痛，遅発性筋痛，迷走神経反射などがある.

Ⓝ 硬膜・黄色靭帯複合体 (LFD)

適応疾患	頸部痛，肩こり症，頸部の可動域制限
主に使用する薬剤	生理食塩水*あるいは，低濃度局所麻酔薬
使用するエコープローブ	コンベックス，リニア

＊保険適応外薬剤

● エコーガイド下注射 (交差法)

❶患側を上とした側臥位をとらせ，術者は患者の背側から手技を施行する.

❷最初にコンベックスプローブを使い，全体を俯瞰しておくとわかりやすい（図16a）.

❸リニアプローブを使い後方より観察する（図16b）.

❹脊柱管の後壁に走行するLFD（ligamentaum flavum and dorsal dura comple）を確認する（図16c）.

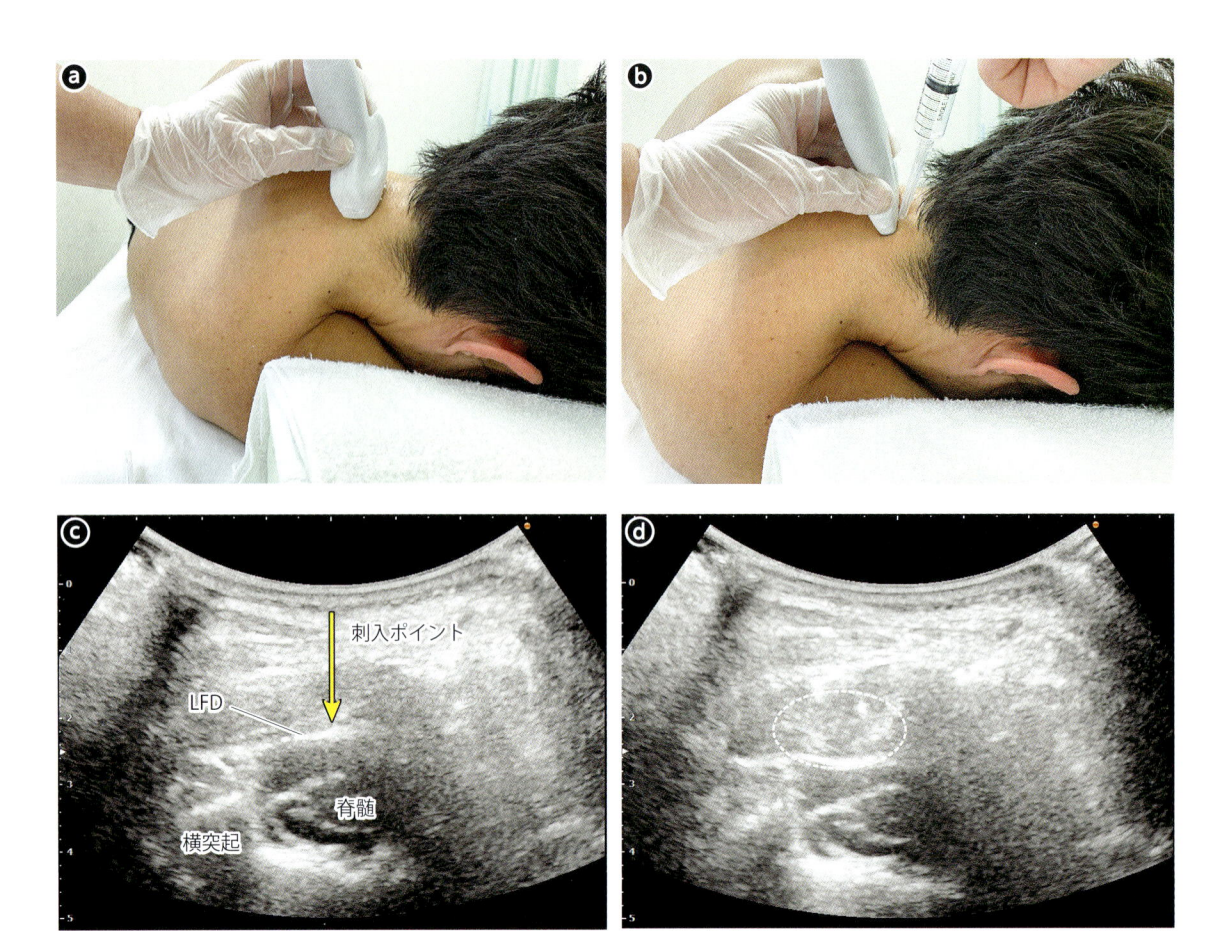

図16 ● LFDへのエコーガイド下注射（交差法）　movie ❷-3-14

⑤ 圧痛があり，かつエコーで重積が確認できる部位へ注射針を刺入する．

⑥ LFDと黄色靭帯の間をリリースする（図16d ⌬）．

> **memo**　LFDへの注射は，黄色靭帯が伸長される頸椎屈曲時に疼痛が増大する場合や，項靭帯への治療で十分に効果が得られなかった場合に考慮する．起こり得る合併症には血管穿刺による出血・血腫，穿刺部からの感染，注射後の穿刺部痛，遅発性筋痛，迷走神経反射などがある．

◎ 大後頭直筋・頭半棘筋の間

適応疾患	頸部痛，後頭部を中心とする頭痛
主に使用する薬剤	生理食塩水*あるいは，低濃度局所麻酔薬
使用するエコープローブ	リニア

＊保険適応外薬剤

● エコーガイド下注射（交差法）

❶ 患側を上とした側臥位をとらせ，術者は患者の背側から手技を施行する．

❷ C2の棘突起を触知する．C2棘突起と後頭骨の下項線外側部を結ぶようにプローブを当てる（図17a）．

❸ C2の棘突起から後頭骨の下項線外側部へ走行する大後頭直筋の長軸像を確認する（図17b）．

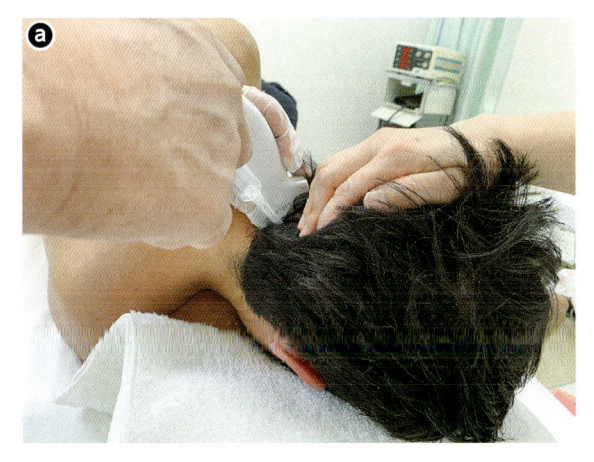

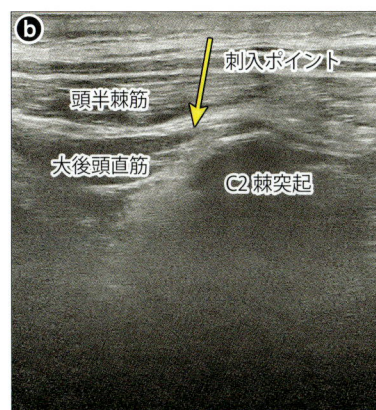

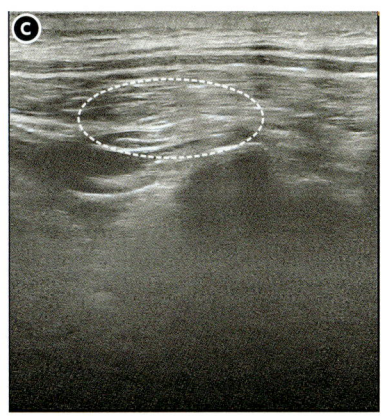

刺入ポイント

頭半棘筋

大後頭直筋

C2 棘突起

図17 ● 大後頭直筋・頭半棘筋の間へのエコーガイド下注射（交差法）　movie ❷-3-15

❹ 圧痛があり，かつエコーで重積が確認できる部位へ注射針を刺入する．

❺ 大後頭直筋と頭半棘筋の間をリリースする（図17c ）．

> memo　本手技はヘッドフォワードポジションが観察される場合や，上位頸椎の回旋可動域が低下している場合に考慮する．起こり得る合併症には血管穿刺による出血・血腫，穿刺部からの感染，注射後の穿刺部痛，遅発性筋痛，迷走神経反射などがある．

Ⓟ Facet 周囲

適応疾患	頸部痛，肩こり症，頸部の可動域制限
主に使用する薬剤	生理食塩水*あるいは，低濃度局所麻酔薬
使用するエコープローブ	リニア

＊保険適応外薬剤

● エコーガイド下注射（交差法）

❶ 患側を上とした側臥位をとらせ，術者は患者の背側から手技を施行する．

❷ 上下の関節突起が長軸となるようプローブを当てる（図18a）．

❸ 頸椎 Facet を確認する（図18b）．

❹ 圧痛があり，かつエコーで重積が確認できる部位へ注射針を刺入する．

❺ Facet 周囲の重積した Fascia をリリースする（図18c ）．

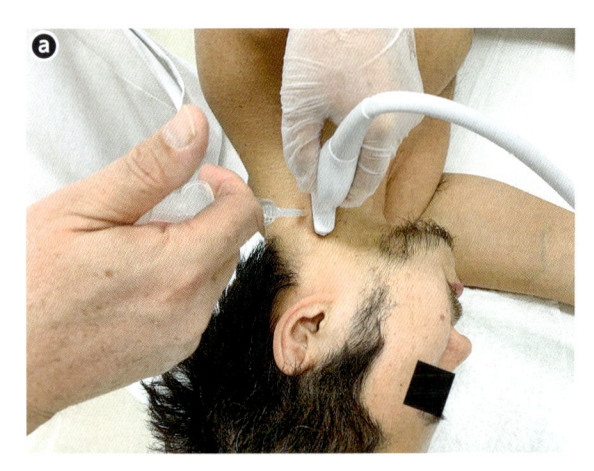

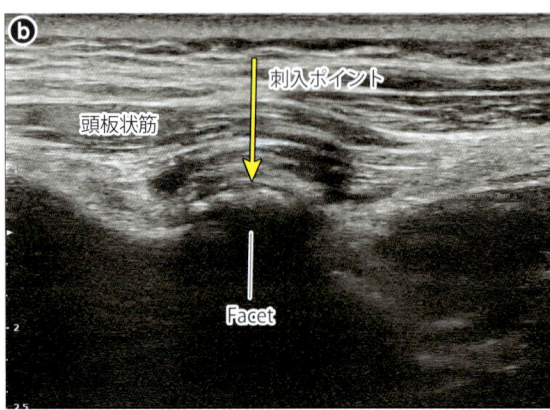
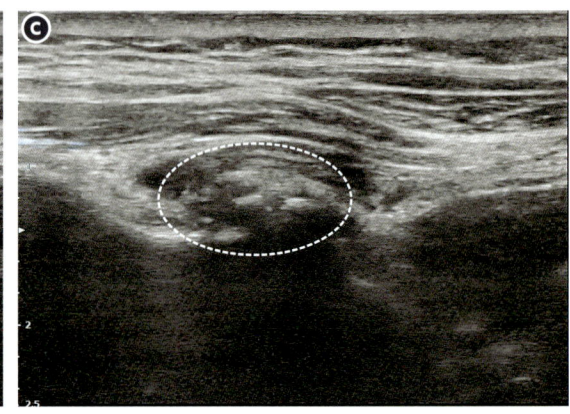

図18 ● Facet 周囲へのエコーガイド下注射（交差法） movie ❷-3-16

（図b内ラベル）刺入ポイント／頭板状筋／Facet

memo 本手技は頸部伸展や側屈にて疼痛が増大する場合に考慮する. 起こり得る合併症には血管穿刺による出血・血腫, 穿刺部からの感染, 注射後の穿刺部痛, 遅発性筋痛, 迷走神経反射, 胸腔内への誤穿刺（気胸・血胸）などがある.

Ⓠ 外側翼突筋・側頭筋・咬筋の間

適応疾患	頸部痛, 肩こり症, 頭痛, 顎関節症, 中枢神経感作が疑われる病態（線維筋痛症など）
主に使用する薬剤	生理食塩水*あるいは, 低濃度局所麻酔薬
使用するエコープローブ	リニア

＊保険適応外薬剤

● エコーガイド下注射（交差法）

❶ 患側を上とした側臥位をとらせ, 術者は患者の背側から手技を施行する.

❷ 側頭筋に対して長軸にプローブを当て, 口を開閉させて側頭筋を同定する（図19a, b）.

❸ 側頭筋の深さを確認し, プローブを側頭筋に対して長軸から短軸へ回転させる（図19c）.

❹ 側頭筋の浅部の咬筋と深部の外側翼突筋を確認する（図19d）.

❺ 側頭筋と咬筋の間（図19e ①）側頭筋と外側翼突筋の間（図19e ②）の重積した Fascia をリリースする.

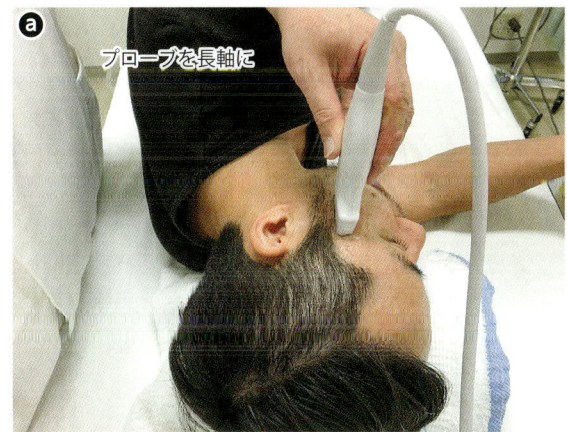

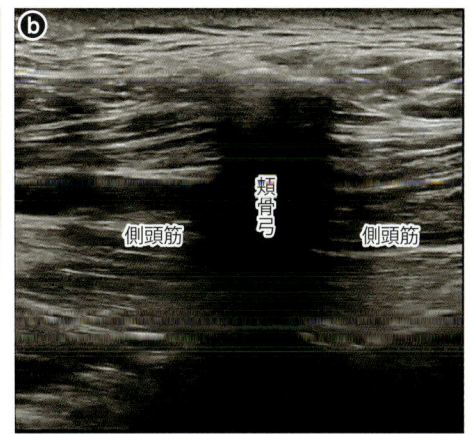

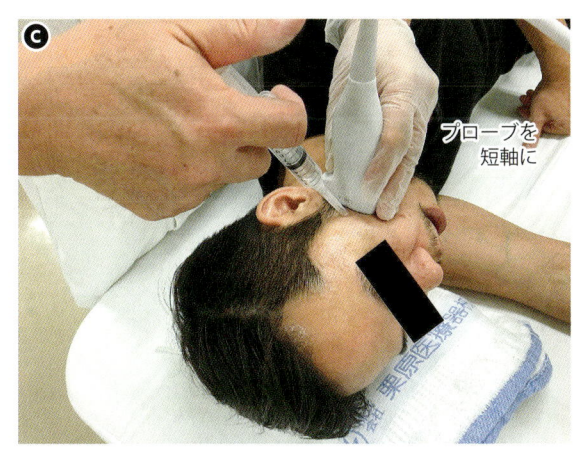

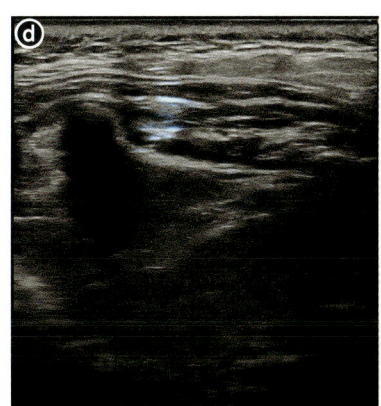
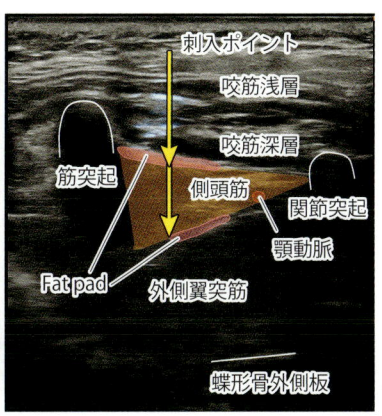
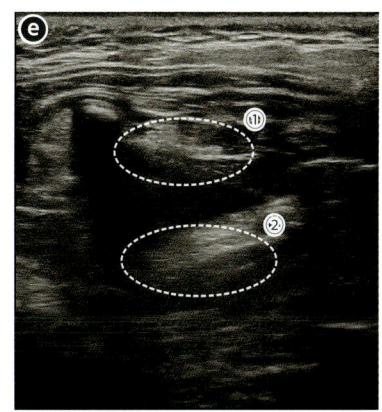

図19 ● 外側翼突筋・側頭筋・咬筋の間へのエコーガイド下注射（交差法） movie ❷-3-17 movie ❷-3-18

> **memo**　側頭筋は，口を開閉させることで同定しやすくなる．外側翼突筋は，全身性の症状にも有効な場合がある．具体的には，外傷性頸部症候群（いわゆる"むち打ち"）でも高頻度で治療する部位である．人は急な外力が加わったとき，噛みしめた状態となるためである．また，線維筋痛症など中枢性過敏症候群あるいは中枢性感作症候群（central sensitivity syndrome）の患者でも，顎関節の評価・治療は重要である．この部位の治療は，機能矯正や筋緊張緩和目的の咬合調整・治療を行う歯科医との連携が重要となる．
>
> 　起こり得る合併症には血管穿刺による出血・血腫，穿刺部からの感染，注射後の穿刺部痛，遅発性筋痛，迷走神経反射などがある．

適応疾患	頸部痛，肩こり症，頸部の著しい可動域制限
主に使用する薬剤	生理食塩水*あるいは，低濃度局所麻酔薬，局所麻酔薬（＋ステロイド）
使用するエコープローブ	コンベックス

＊保険適応外薬剤

Ⓐ CDS (crowned dens syndrome)

● エコーガイド下注射（交差法）

❶ 患側を上とした側臥位で頸部を軽度屈曲させ，術者は患者の背側から手技を施行する．

❷ プローブを第1・第2頸椎間の項靭帯に対して垂直に当てる（図20a）．

❸ エコー画像上で，第2頸椎歯突起周囲の高エコー像を確認する（図20b）．

❹ 後環軸靭帯の手前に向かって，注射針を刺入する．

❺ 後環軸靭帯から歯突起周囲に薬液が広がるのを確認する（図20c ⦂）．

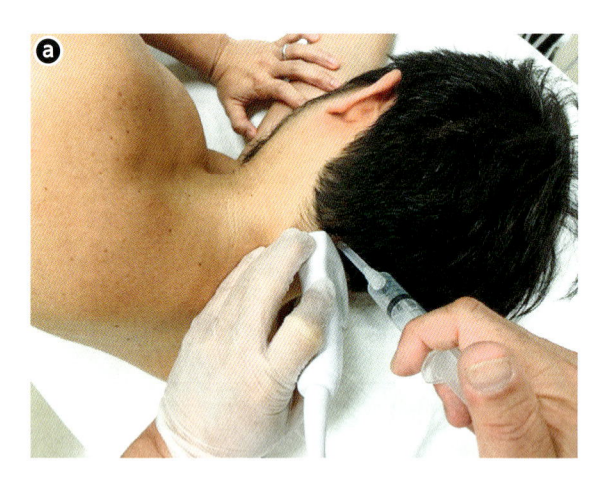

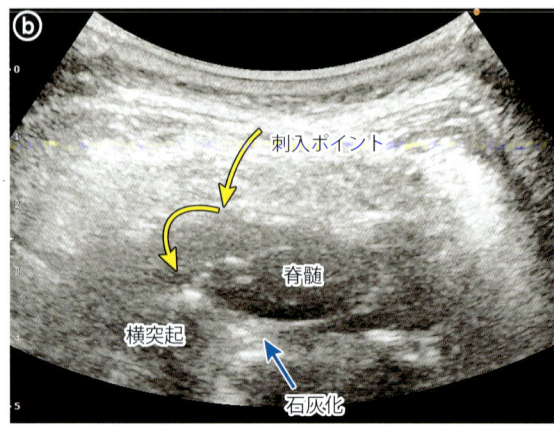

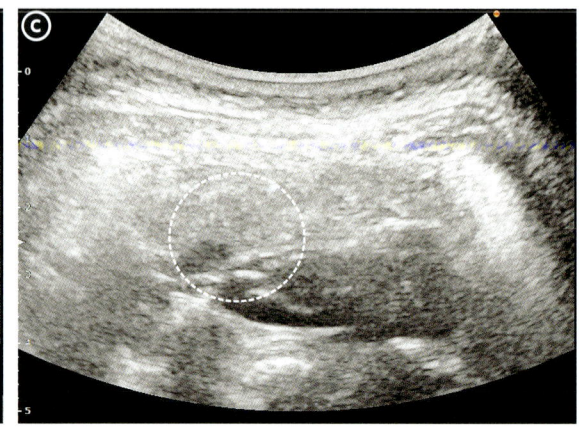

図20 ● CDSへのエコーガイド下注射（交差法） movie ❷-3-19

> **memo** エコーにて歯突起周囲の石灰化を確認し，頸部痛を伴う著しい可動域制限がある場合に考慮する．起こり得る合併症には血管穿刺による出血・血腫，穿刺部からの感染，注射後の穿刺部痛，遅発性筋痛，迷走神経反射などがある．

3 帯状疱疹に対するFHR

従来の星状神経節ブロックや硬膜外ブロックの代わりに，先に記載した「**1**-Ⓕ胸鎖乳突筋・肩甲挙筋の間」，「**1**-Ⓛ頸長筋（中頸神経節）」，「**2**-ⒶCDS」の3つの手技でより安全に治療が可能である．

> **memo** Fasciaの異常による首こり症・肩こり症に対する治療には，局所治療から運動療法によるセルフケアまで幅広い治療方法がある．しかしながら，適切な治療が選択されない場合は，症状の改善は困難である．適切な治療を行うためには，適切な発痛源評価が欠かせない．それはエコーのみでは不可能である．患者が症状を訴える部位は関連痛であることを常に念頭に置き，問診・動作評価・丁寧な触診のうえで，エコーによる動態評価・局所評価を行うことが，きわめて重要なのである．
>
> そして，局所治療とともに，その発痛源の悪化因子（アライメント・動作の癖・齲歯や睡眠時無呼吸症候群など）への対策が再発予防には必要である．精度の高い注射療法は，患者に発痛源を自覚・納得させ，セルフケアに対する意欲を向上させる契機にもなる．

■ 文献
1）「解剖・動作・エコーで導くFasciaリリースの基本と臨床 —筋膜リリースからFasciaリリースへ」（木村裕明，他/編），文光堂，2017
2）小林 只，他：急性頸部痛の鑑別とエコーガイド下注射の適応．整形・災害外科，60：841-51，2017

4 肘関節および肘周囲への注射療法

応用編

土屋篤志

1 肘関節

適応疾患	肘関節炎, 関節リウマチ	変形性肘関節症, 骨軟骨損傷など
主に使用する薬剤	ステロイド, 局所麻酔薬	ヒアルロン酸*, 局所麻酔薬
使用するエコープローブ	リニア (以降 **6** までプローブは同様)	

＊保険適応外薬剤

Ⓐ エコーガイド下注射 (交差法)

❶ 座位で前腕を手台に乗せ，肘が手台から出た状態で行うと安定して行いやすい (図1a).

❷ プローブを肘外側で前腕に平行に当て腕橈関節を描出する (図1b, c).

❸ プローブの下方のソフトスポットから腕橈関節にかけて消毒する.

❹ 腕橈関節裂隙が画面の中央に描出されるようにプローブの位置を調整する.

❺ プローブより5〜10 mmほど後方からやや前方に向け注射針を刺入する (図1d).

❻ 腕橈関節裂隙に注射針の先端が点状の高エコー像として描出されたら，薬液を注入する (図1e).

❼ 関節内に薬液が入るときに，薬液の流れや薬液に含まれるエアーの粒を確認する.

Ⓑ ランドマーク法

❶ 座位で前腕を手台に乗せて行うと安定して行いやすい (図2a).

❷ 橈骨頭，上腕骨外顆，肘頭で囲まれるソフトスポットの中心 (刺入点) を触知する.

❸ 刺入点を中心に消毒をする.

❹ 片手で患者の肘や前腕を保持する. 刺入点から皮膚に対して垂直に刺入し，逆血や注入の抵抗がないことを確認しつつ薬液を注入する (図2b).

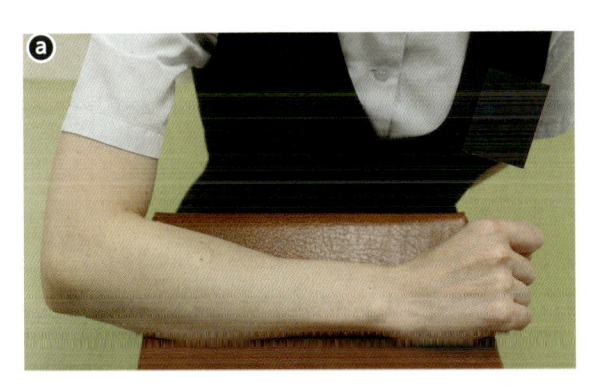

図1 ● 肘関節内へのエコーガイド下注射
（交差法） movie ❷-4-01

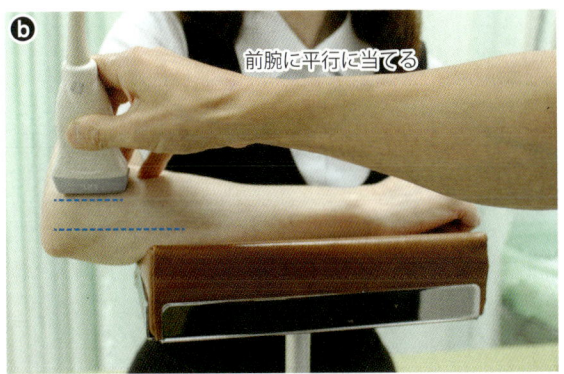

前腕に平行に当てる

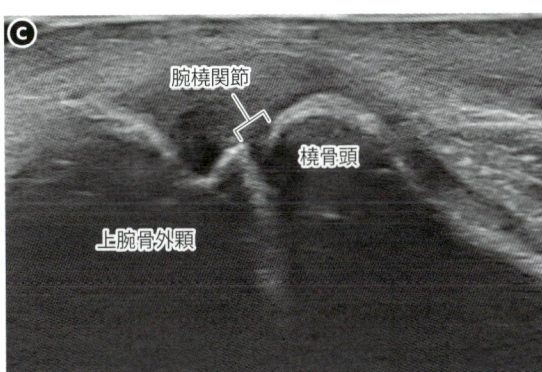

腕橈関節

橈骨頭

上腕骨外顆

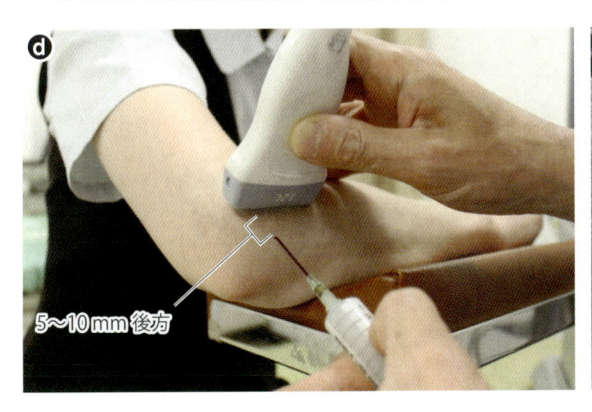

5〜10mm 後方

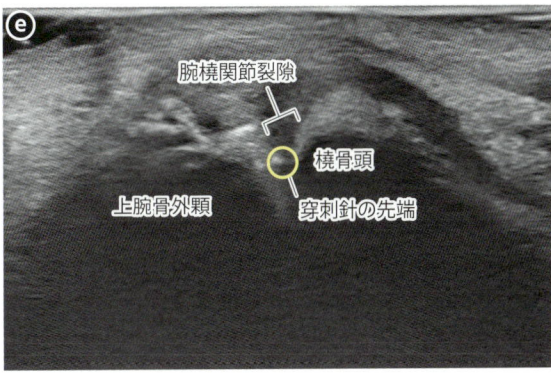

腕橈関節裂隙

橈骨頭

上腕骨外顆

穿刺針の先端

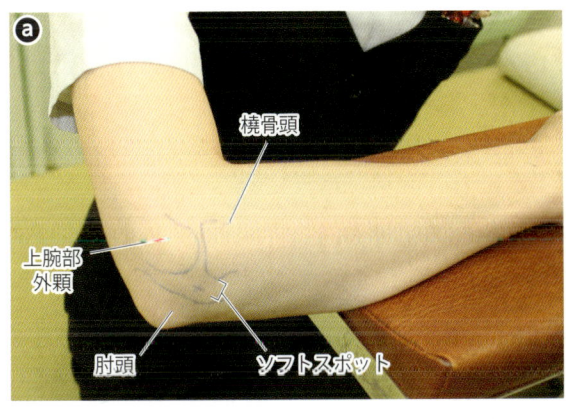

橈骨頭

上腕部
外顆

肘頭

ソフトスポット

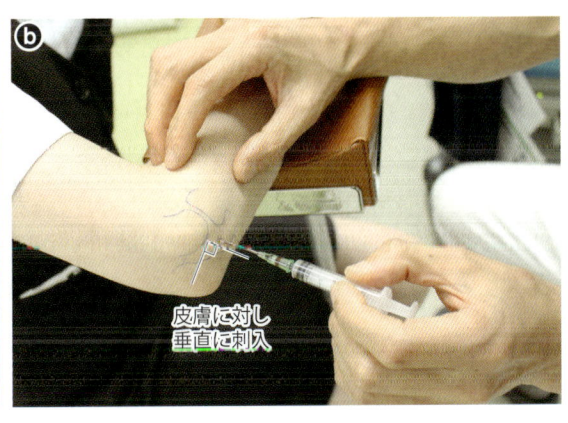

皮膚に対し
垂直に刺入

図2 ● 肘関節内へのランドマーク法による注射

2 尺骨神経

適応疾患	肘部管症候群，症候性の尺骨神経脱臼
主に使用する薬剤	局所麻酔薬，ステロイド，生理食塩水*，ヒアルロン酸*

＊保険適応外薬剤

Ⓐ エコーガイド下注射（平行法）

❶ 仰臥位で肩外転90度外旋位，肘屈曲位とさせる．プローブを肘内側あるいは上腕に垂直に当て尺骨神経の短軸像を描出する（図3a, b）.

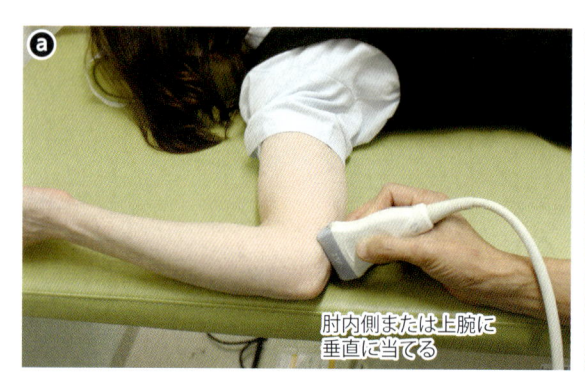
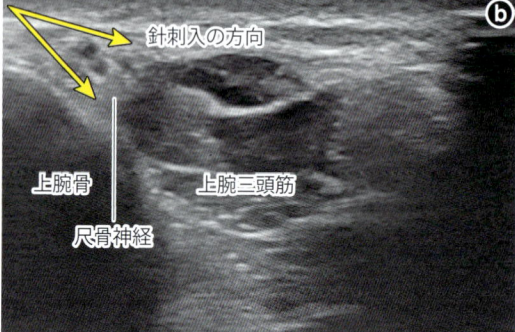
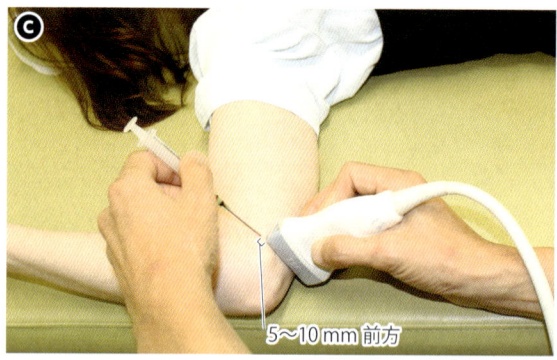
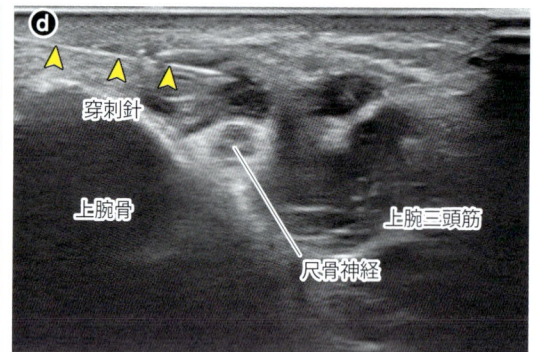
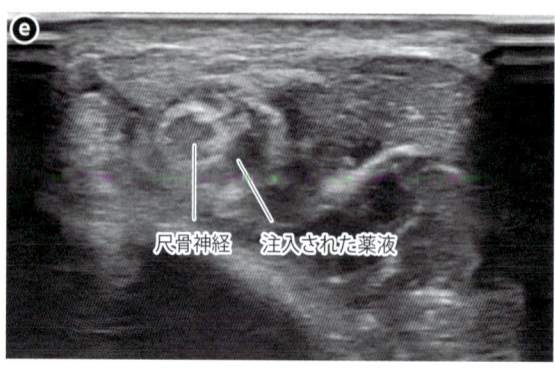
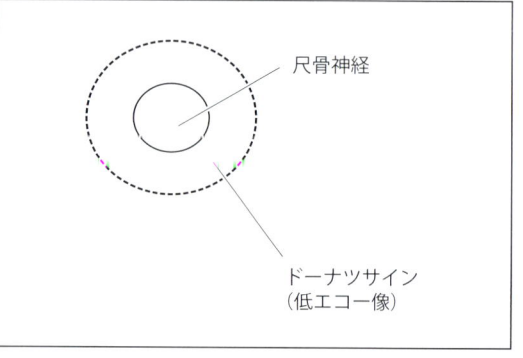

図3 ● 尺骨神経へのエコーガイド下注射（平行法） movie❷-4-02
本症例は肘部管部で施行.

❷ 尺骨神経が画面の刺入部寄りに描出されるようにプローブの位置を調整する.

❸ プローブの前方を消毒する.

❹ プローブより5〜10 mmほど前方から後方に向け注射針を刺入する（図3c）.

❺ 1 cm程注射針が刺入される様子が画面上で描出されたら，尺骨神経の周囲に誘導して薬液を注入し，神経を液性剝離する（図3d）.針が描出されない場合，いったん針は動かさず固定し，プローブを移動して針先を探す.

❻ 尺骨神経が注入された薬液にとり囲まれた，いわゆる「ドーナツサイン」が観察される（図3e）.

Ⓑ エコーガイド下注射 (交差法)

❶ 仰臥位で肩外転90度外旋位，肘屈曲位とさせる.プローブを肘内側から上腕または前腕に垂直に当て，尺骨神経の短軸像を描出する（図4a, b）.尺側手根屈筋（FCU）の尺骨頭と上腕頭の間に尺骨神経が進入する.

❷ 尺骨神経が画面の中央部に描出されるようにプローブの位置を調整する.

❸ プローブの近位部を消毒する.

❹ プローブ中央部の尺骨神経に向け注射針を刺入する（図4c）.

❺ 1 cm程注射針が刺入されたら注射針の先端を探し，尺骨神経の直上に誘導して薬液を注入し，神経を液性剝離する.

❻ プローブを遠位に移動し，注射針も深く刺入して遠位部まで液性剝離を行う.この際に神経に誤穿刺しないように十分に注意する.

❼ ドーナツサインを確認する.

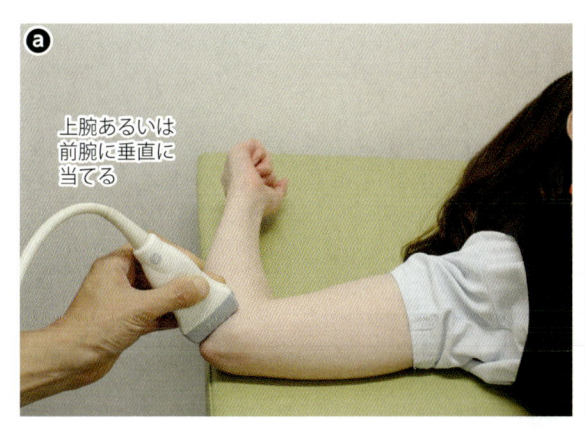
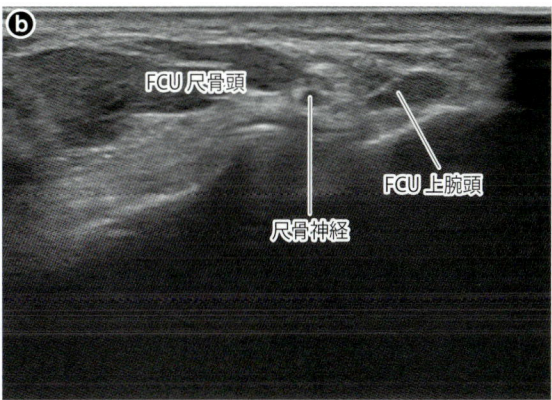
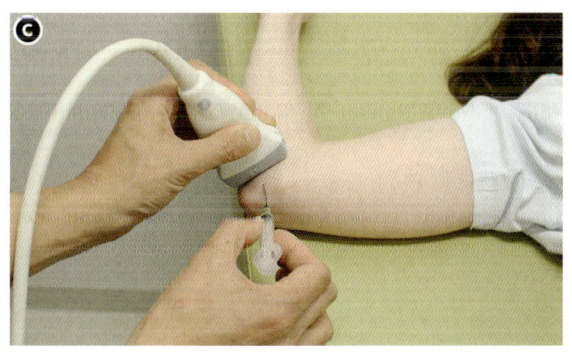

図4 ● 尺骨神経へのエコーガイド下注射 (交差法)
本症例はOsborne靱帯部で施行.

3 上腕骨外側上顆（短橈側手根伸筋腱）

適応疾患	上腕骨外側上顆炎
主に使用する薬剤	局所麻酔薬，ステロイド

Ⓐ エコーガイド下注射（平行法）

❶ 座位で肘屈曲90度とし，手台の上に前腕を乗せる．

❷ 上腕骨外側上顆にプローブを前腕に平行に当て（図5a），短橈側手根伸筋腱の長軸像を描出し

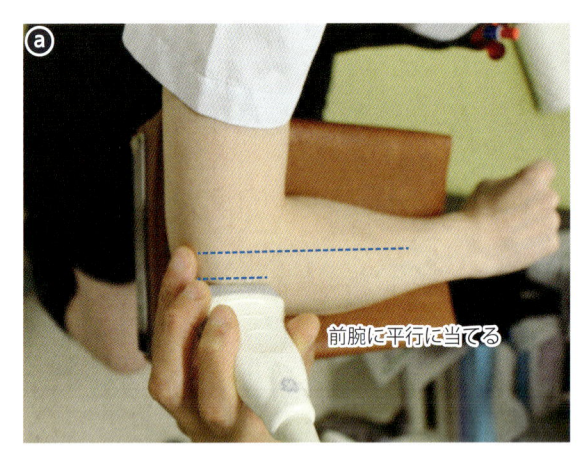
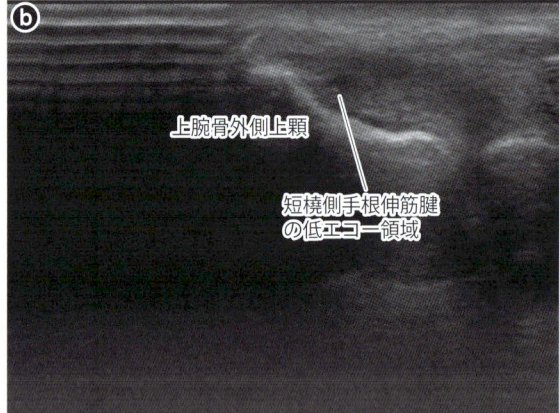
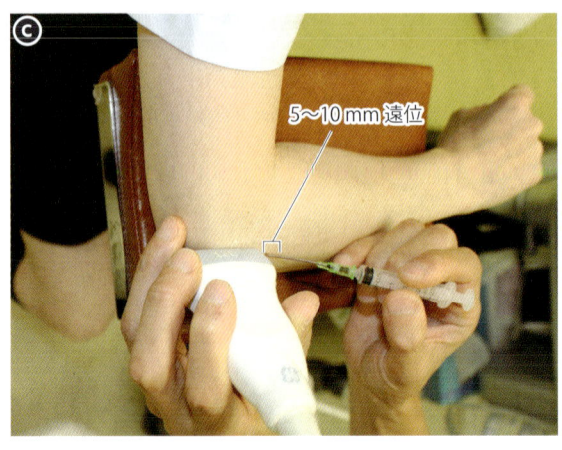
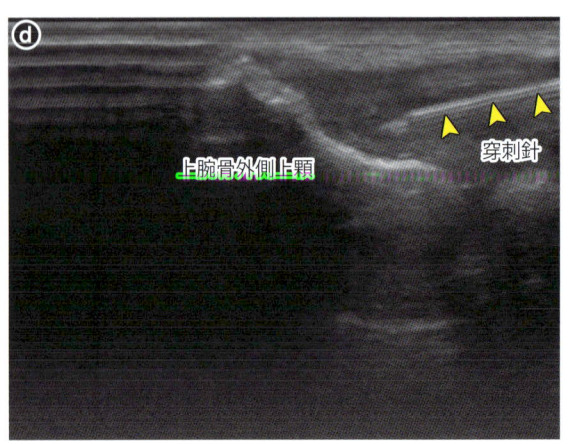

図5 ● 上腕骨外側上顆へのエコーガイド下注射（平行法） movie❷-4-03

低エコー部分やカラードプラで血流が増加した領域を遠位側の穿刺部に寄せて描出する（図5b）.

❸ プローブの遠位側を消毒する.

❹ プローブの5〜10 mmほど遠位から近位に向け注射針を刺入する（図5c）.

1 cm程注射針が刺入されたら注射針の先端を探し，病変部に誘導して薬液を注入する（図5d）.

Ⓑ ランドマーク法

❶ 座位で肘屈曲90度とし，手台の上に前腕を乗せる（図6a）.

❷ 上腕骨外側上顆上の圧痛点を詳細に同定する.

❸ 圧痛点を中心に消毒をする.

❹ 圧痛点上で皮膚に対して垂直に刺入し，逆血や注入の抵抗がないことを確認しつつ薬液を注入する（図6b）.

4 上腕骨内側上顆

適応疾患	上腕骨内側上顆炎
主に使用する薬剤	局所麻酔薬，ステロイド

Ⓐ エコーガイド下注射（平行法）

❶ 座位で肘屈曲90度とし手台の上に肘を乗せ，肩を外旋させる.

❷ 上腕骨内側上顆にプローブを前腕に平行に当て（図7a），回内屈筋群付着部の長軸像で低エコー領域やカラードプラで血流が増加した部分を描出する（図7b）.

❸ プローブの遠位側を消毒する.

❹ プローブの5〜10 mmほど遠位から近位に向け注射針を刺入する（図7c）.

❺ 1 cm程注射針が刺入されたら注射針の先端を探し，病変部に誘導して薬液を注入する（図7d）.

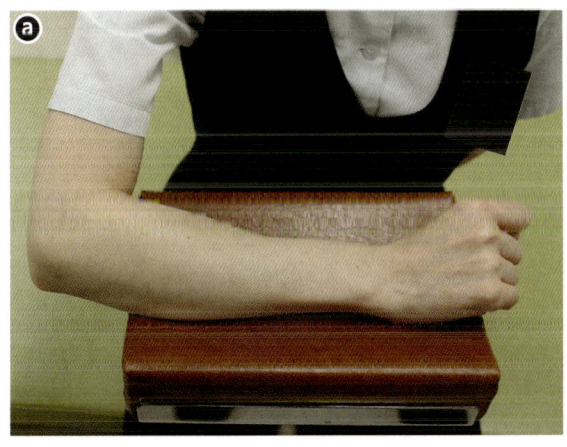 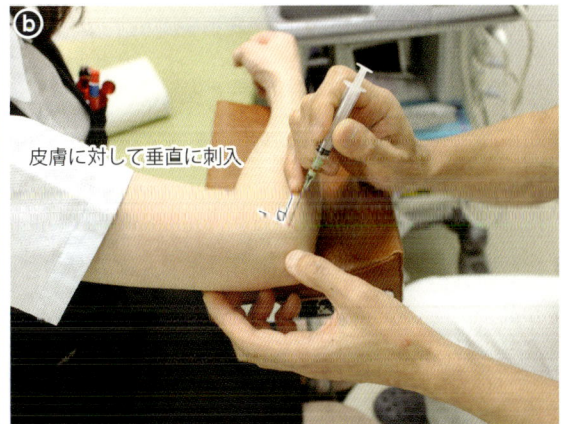

皮膚に対して垂直に刺入

図6 ●ランドマーク法による上腕骨外側上顆への注射

❶ 座位で肘屈曲90度で手台の上に肘を乗せ，肩を外旋させる（図8a）.
❷ 上腕骨内側上顆上の圧痛点を詳細に同定する.
❸ 圧痛点を中心に消毒をする.

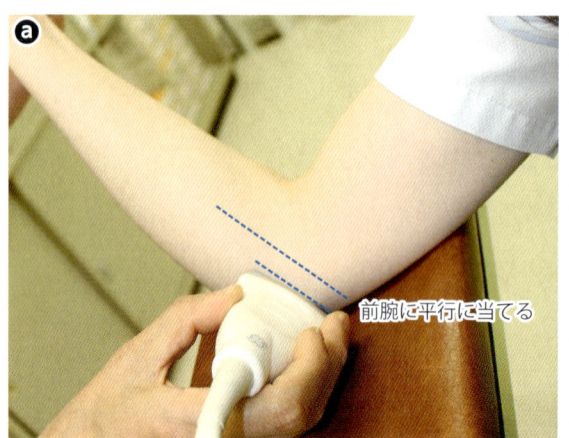

前腕に平行に当てる

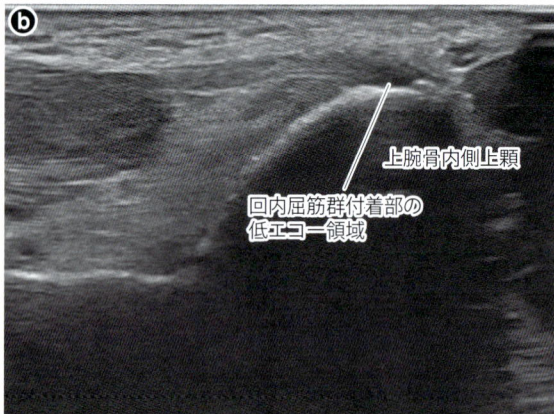

上腕骨内側上顆

回内屈筋群付着部の
低エコー領域

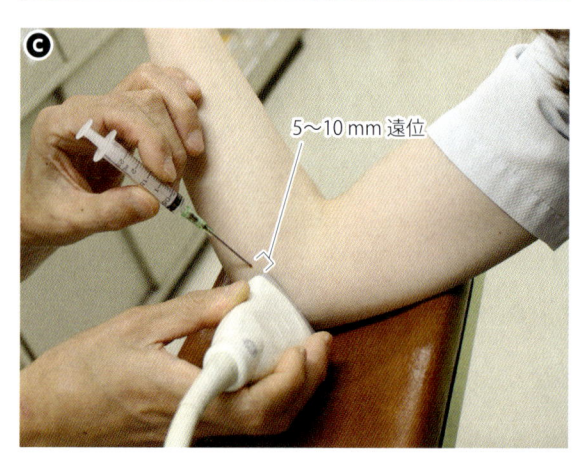

5〜10 mm 遠位

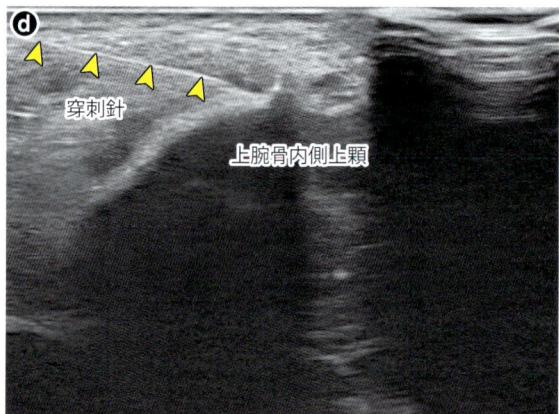

穿刺針

上腕骨内側上顆

図7 ● 上腕骨内側外顆へのエコーガイド下注射（平行法）

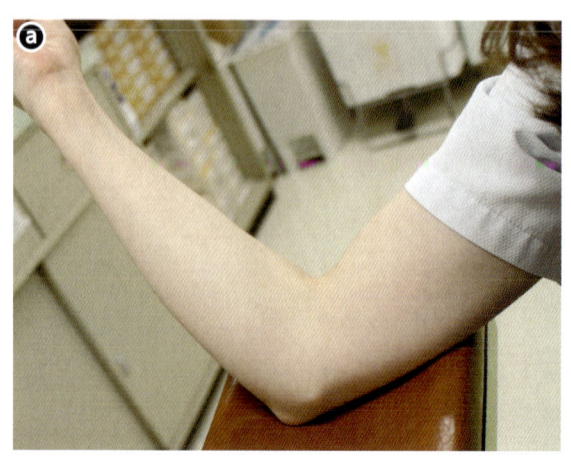

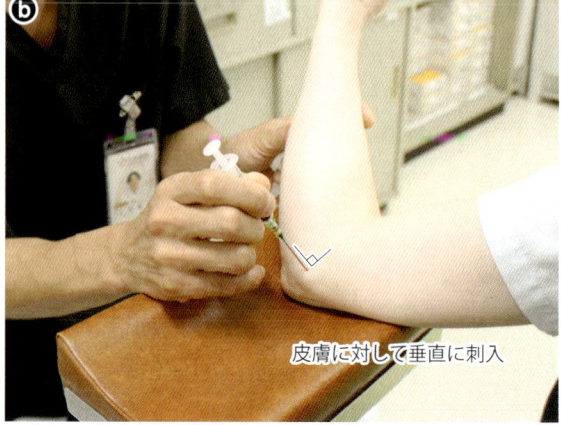

皮膚に対して垂直に刺入

図8 ● ランドマーク法による上腕骨内側上顆への注射

❹圧痛点上で皮膚に対して垂直に刺入し，逆血や注入の抵抗がないことを確認しつつ薬液を注入する（図8b）.

5 回外筋・腕橈骨筋間

適応疾患	肘外側の深い部分の痛み，回外時痛などを訴え回外筋直上に圧痛があるもの
主に使用する薬剤	局所麻酔薬，生理食塩水*など

＊保険適応外薬剤

Ⓐ エコーガイド下注射（平行法）による液性剥離

❶座位で肘軽度屈曲位または伸展位とし，手台の上に前腕を乗せる.

❷前腕近位外側で前腕の短軸方向にプローブを当て（図9a），回外筋の短軸像を描出する（図9b）.

❸プローブの外側を消毒する.

❹プローブの1cmほど外側からプローブに平行に注射針を刺入する（図9c）.

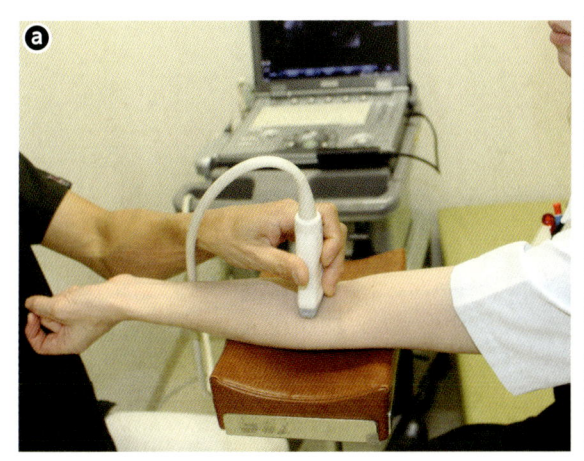
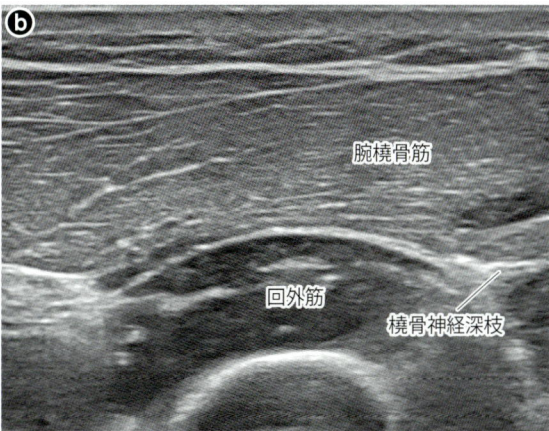
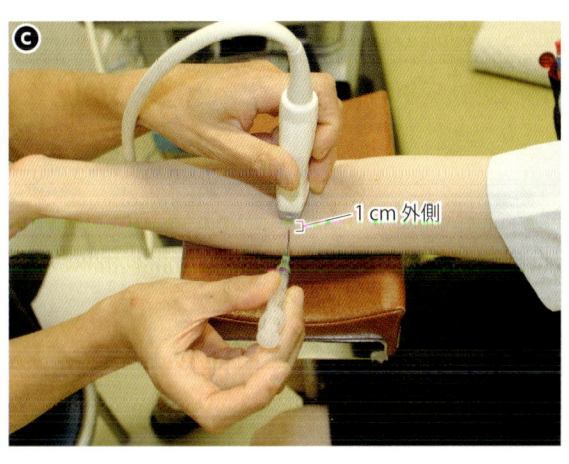
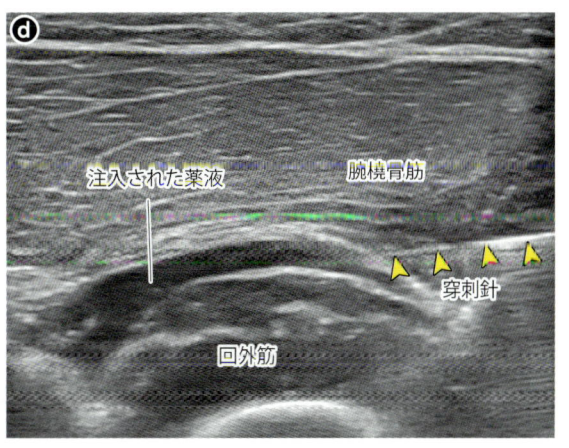

図9 ● 回外筋・腕橈骨筋間のエコーガイド下液性剥離（平行法）　movie❷-4-04

77

❺1 cm程注射針が刺入されたら注射針の先端を探し，回外筋の表面に誘導して薬液を注入し，液性剥離を行う（図9d）．同時に橈骨神経深枝の液性剥離を行うことも可能である．

> **memo** 回外筋の同定はエコーを用いないと困難であり，筆者は必ずエコーガイド下で行っている．

6 橈骨神経

適応疾患	肘外側の深い部分の痛みを訴え，橈骨神経直上に圧痛があるもの
主に使用する薬剤	局所麻酔薬，ステロイド，生理食塩水*

＊保険適応外薬剤

Ⓐ エコーガイド下注射（平行法）による液性剥離

❶座位で肘軽度屈曲位または伸展位とし手台の上に前腕を乗せる．

❷肘前面で前腕の短軸方向にプローブを当て（図10a），橈骨神経の短軸像を描出する（図10b）．

❸プローブの外側を消毒する．

❹プローブの1 cmほど外側からプローブに平行に注射針を刺入する（図10c）．

❺1 cm程注射針が刺入されたら注射針の先端を探し，橈骨神経周囲に誘導して薬液を注入し，液性剥離を行う（図10d）．

❻ドーナツサインを確認する（図10e）

> **memo** 本症例では上腕骨小頭レベルで注射をしているが，遠位部の回外筋レベル（後骨間神経）でも施行可能である．圧痛部位をエコーで詳細に観察し，注射部位を決める．神経の同定はエコーを用いないと難しいことや神経の誤穿刺のリスクがあることから必ずエコーガイド下で行っている．

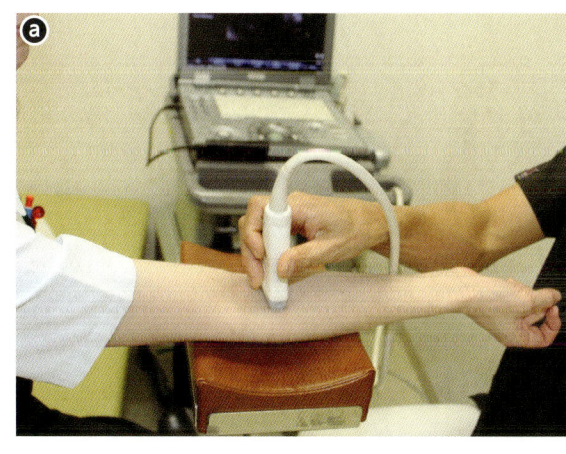

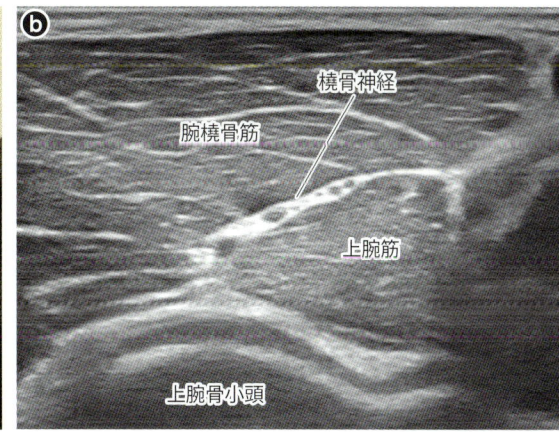

腕橈骨筋

橈骨神経

上腕筋

上腕骨小頭

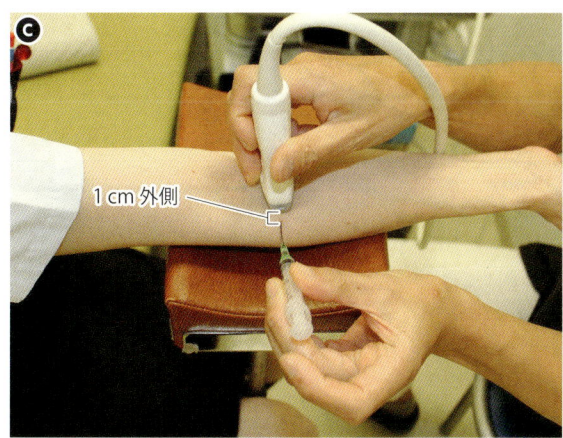

1cm 外側

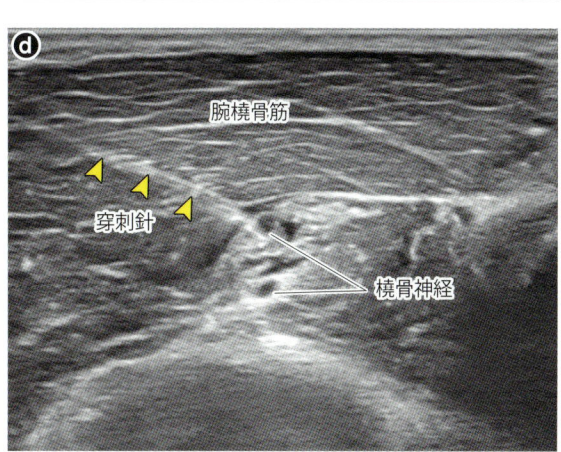

腕橈骨筋

穿刺針

橈骨神経

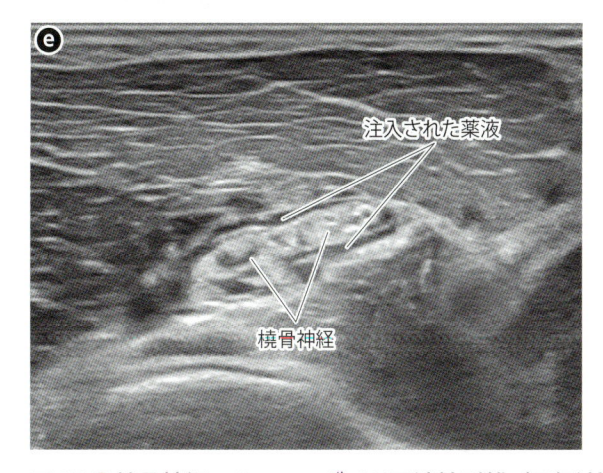

注入された薬液

橈骨神経

図10●橈骨神経へのエコーガイド下液性剥離（平行法） movie❷-4-05

本症例は上腕骨小頭レベルで施行.

5 応用編 手・指関節および手周囲への注射療法

岩倉菜穂子

1 手根管

適応疾患	手根管症候群
主に使用する薬剤	ステロイド（コルチコステロイド4〜5 mg）＋局所麻酔薬（1％キシロカイン®0.5〜1 mL）
使用するエコープローブ	リニア（以降 5 までプローブは同様）

Ⓐ エコーガイド下注射（交差法）

❶ 前腕回外位で手関節を手台に乗せる（図1a）.

❷ プローブを遠位手首皮線の近位に当て，手根管を描出する（図1b，c）.

❸ 正中神経と尺骨動脈の間を刺入点とし，刺入点を中心に消毒する.

❹ 注射針を近位から遠位に向け前腕から20〜25度傾け，前腕と平行に刺入する（図1d）.

❺ 手根管内に注射針の尖端が点状の高エコー像として描出されたら薬液を注入する（図1e）.

Ⓑ ランドマーク法

❶ 前腕回外位で手関節を手台に乗せる.

❷ 母指と小指の指先を合わせて手関節を軽く屈曲させ長掌筋腱を同定する（図2a）.
　なお，長掌筋腱がない症例もあるため注意する（図2b）.

❸ 遠位手首皮線の1横指近位で長掌筋腱の尺側縁を刺入点とする（図2c）.

❹ 刺入点を中心に消毒する.

❺ 注射針を近位から遠位に向けて前腕から20〜25度傾け，前腕と平行に刺入する（図2d，e）.
　抵抗がないことを確認して薬液を注入する.

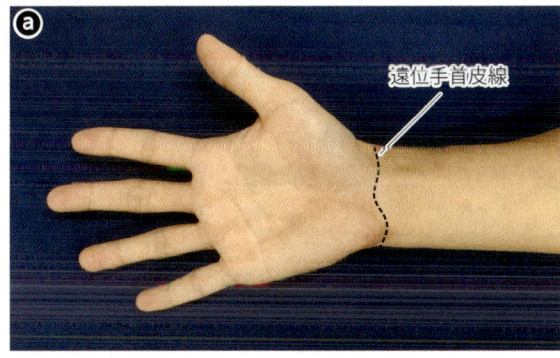
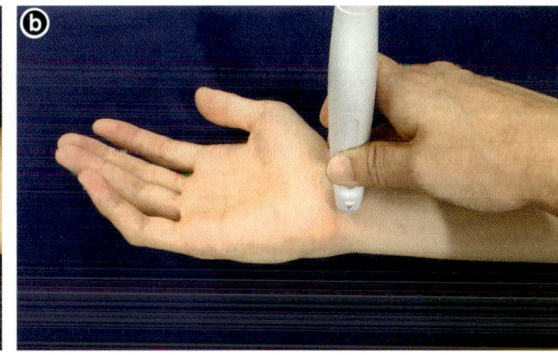

遠位手首皮線

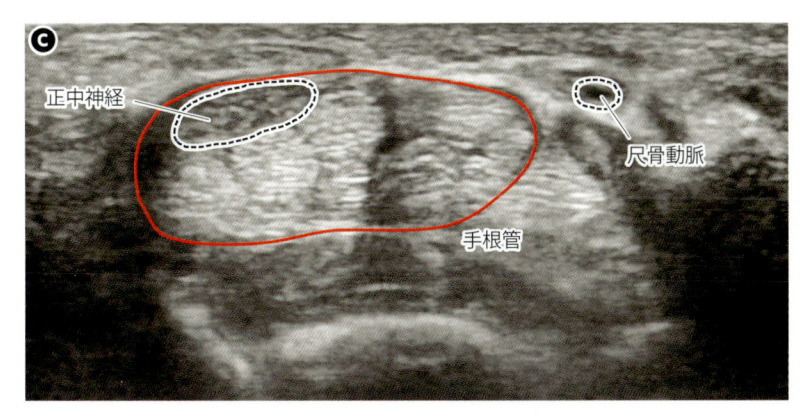

正中神経

尺骨動脈

手根管

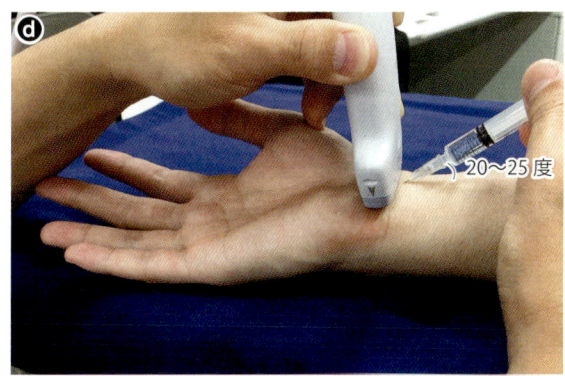

20〜25度

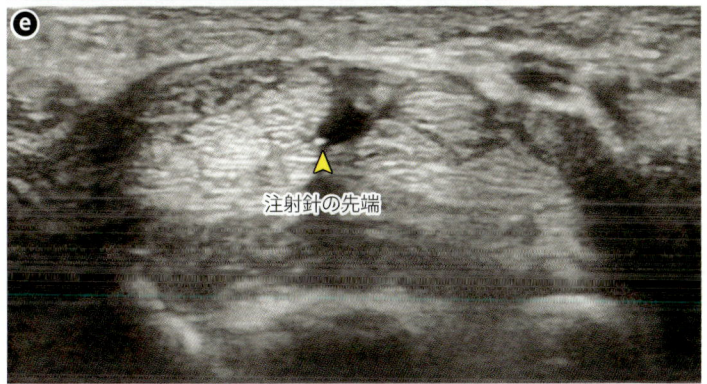

注射針の先端

図1● 手根管内へのエコーガイド下注射（交差法） movie❷-5-01

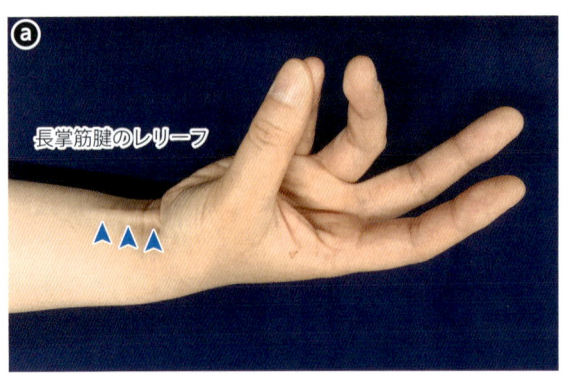
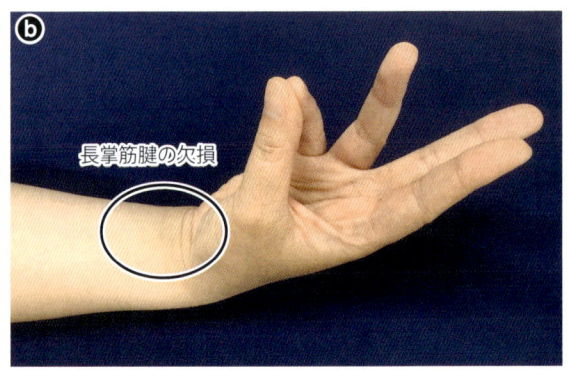

長掌筋腱のレリーフ

長掌筋腱の欠損

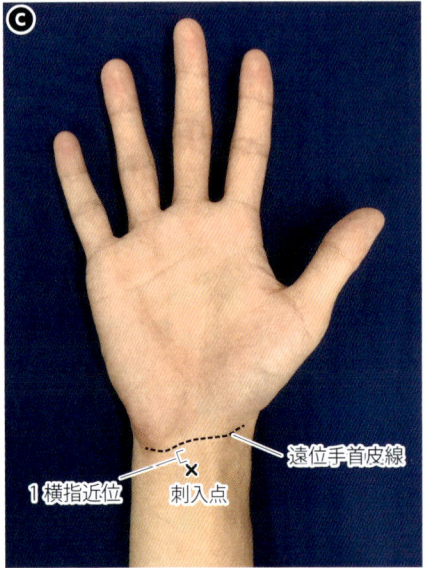
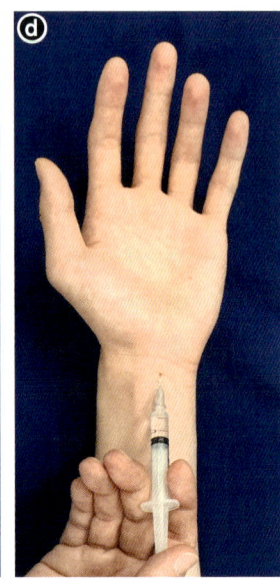
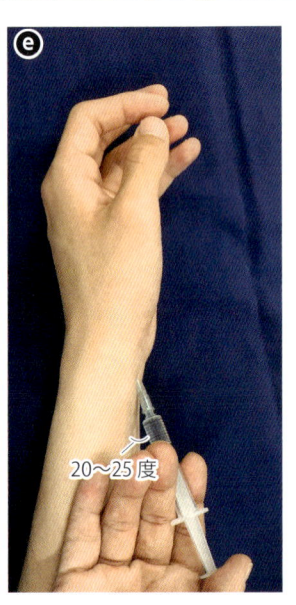

1横指近位　刺入点　遠位手首皮線

20〜25度

図2●手根管内へのランドマーク法による注射

2　第1コンパートメント

適応疾患	ドケルバン腱鞘炎
主に使用する薬剤	ステロイド（コルチコステロイド4〜5 mg）＋局所麻酔薬（1％キシロカイン®0.5〜1 mL）

Ⓐ エコーガイド下注射（交差法）

❶ 前腕中間位で手関節を手台に乗せる（図3a）.

❷ プローブを橈骨茎状突起の遠位レベルに当て，短母指伸筋腱（EPB）と長母指外転筋腱（APL）の短軸像を描出する（図3b）.

❸ 多くの場合は短母指伸筋腱周囲の腱鞘が厚い低エコー像として描出される．患側と健側を比べると違いがよりはっきりする（図3c）.

❹ 短母指伸筋腱が画面の中央に描出されるようにプローブの位置を調整する.

❺ 刺入点を中心に消毒する.

❻ 注射針を近位から遠位に向けて前腕から20〜25度傾け，前腕と平行に刺入する（図3d）.

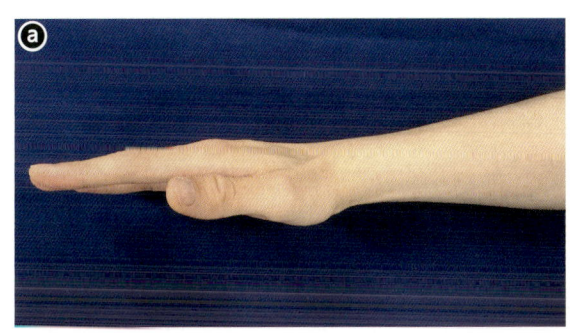
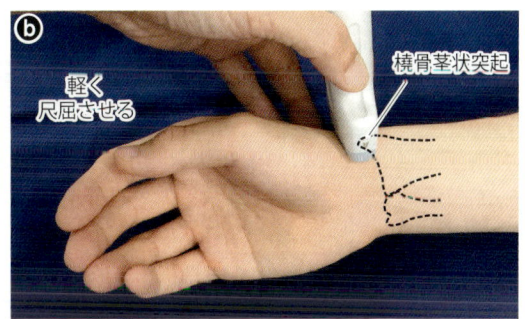

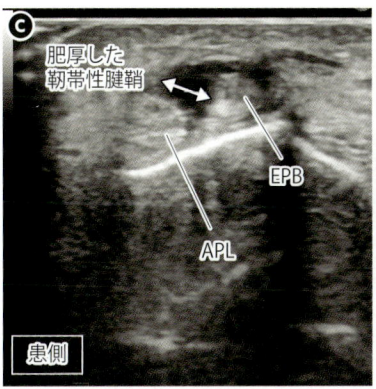
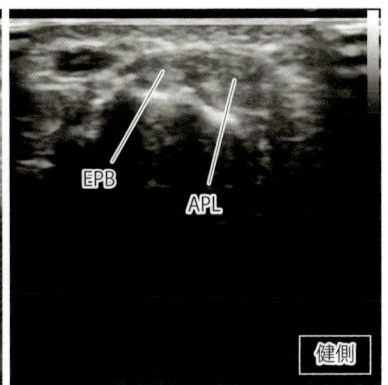

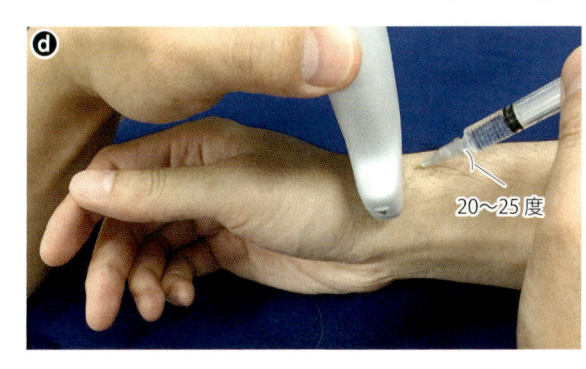
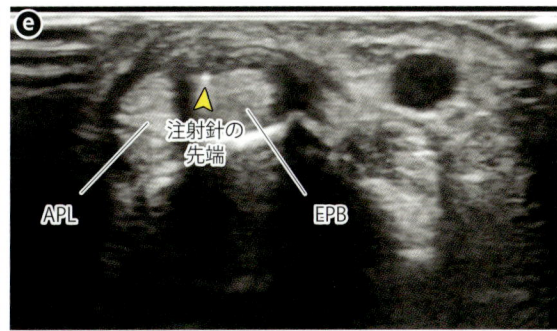

図3 ● 第1コンパートメント内へのエコーガイド下注射（交差法） movie ❷-5-02

ドケルバン腱鞘炎での症例.
EPB：短母指伸筋腱，APL：長母指外転筋腱

❼ 第1コンパートメント内に注射針の尖端が点状の高エコー像として描出されたら薬液を注入する（図3e）.

> **memo** 第一コンパートメント内への注射は遠位から近位に向けて刺すことも可能であるが，疼痛誘発動作である母指内転が必要となるため，あまり行わないことが望ましい.

Ⓑ ランドマーク法

❶ 前腕中間位で手関節を手台に乗せる.
❷ 母指を橈側外転させて短母指伸筋腱のレリーフを確認する（図4a）.
❸ 短母指伸筋腱直上の橈骨茎状突起遠位端レベルが刺入点となる（図4b）.
❹ 刺入点を中心に消毒する.

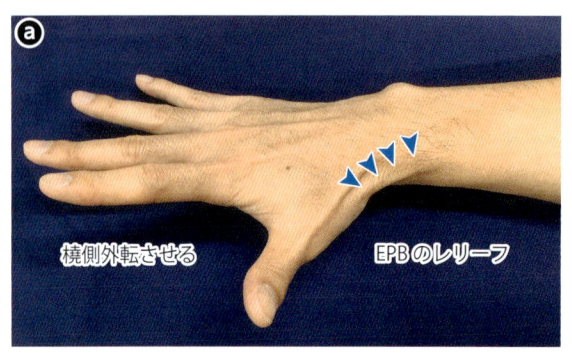
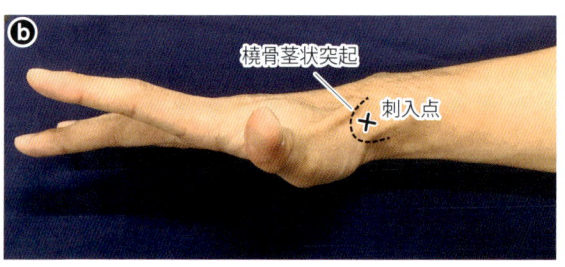
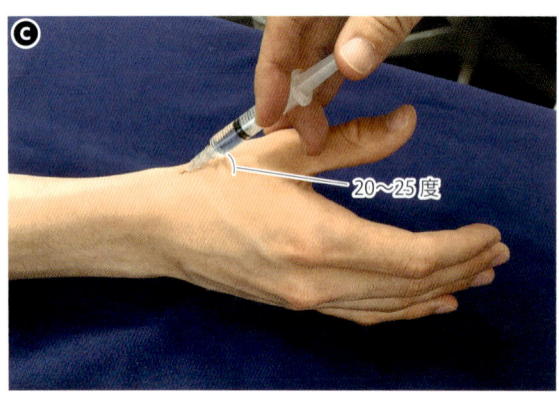

図4 ● 第1コンパートメント内へのランドマーク法による注射

EPB：短母指伸筋腱

❺ 注射針を橈骨茎状突起のレベルで遠位から近位に向け，前腕から20〜25度傾けて短母指伸筋腱を貫いて橈骨にぶつかるまで刺入する（図4c）．

❻ 指でシリンジに圧を加えつつゆっくりと針を引き，抵抗がなくなったところで薬液を注入する．

3　指腱鞘

適応疾患	狭窄性腱鞘炎（ばね指）
主に使用する薬剤	ステロイド（コルチコステロイド4〜5 mg）＋局所麻酔薬（1%キシロカイン® 0.5〜1 mL）

Ⓐ エコーガイド下注射（交差法）

❶ 前腕回外位で手関節を手台に乗せる（図5a）．

❷ プローブを手掌指皮線の近位レベルに当て，靭帯性腱鞘（A1 pulley）を描出する（図5b，c）．屈筋腱周囲のA1 pulleyが厚い低エコー像として描出される．

❸ 屈筋腱が画面の中央に描出されるようにプローブの位置を調整する．

❹ 刺入点を中心に消毒する．

❺ 注射針を近位から遠位に向けて手掌から約20〜25度傾け，前腕と平行に刺入する（図5d）．

❻ A1 pulley内に注射針の尖端が点状の高エコー像として描出されたら薬液を注入する（図5e）．

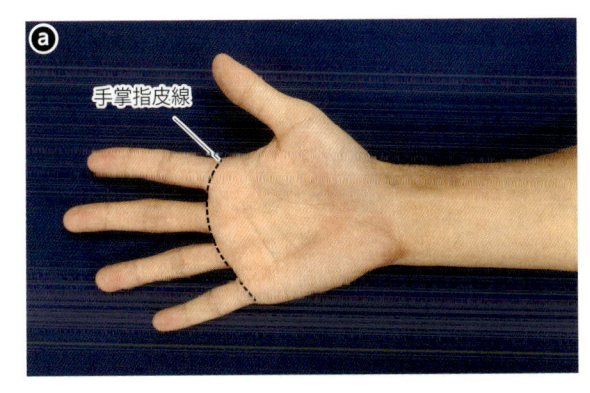

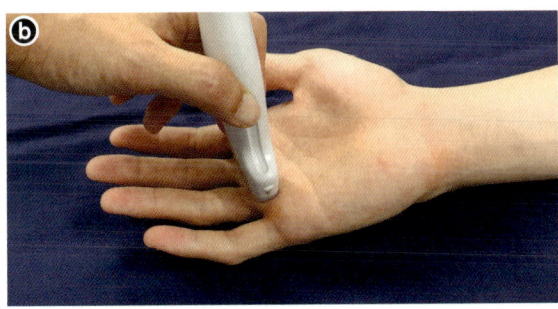

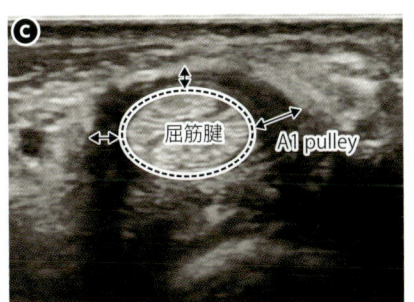

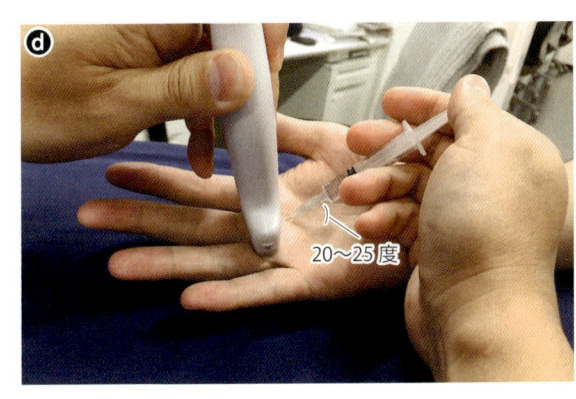

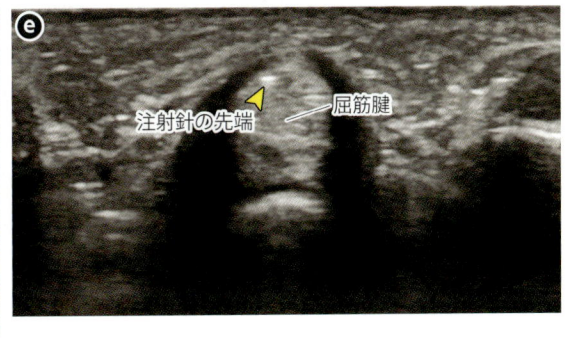

図5 ● 指腱鞘内へのエコーガイド下注射（交差法） movie❷-5-03

ばね指での症例.

Ⓑ ランドマーク法

❶ 前腕回外位で手関節を手台に乗せる.

❷ A1 pulleyは遠位手掌皮線と手掌指皮線の間にあるため，指の中心線上で両皮線の中間を刺入
点とする（図6a）. 母指は指の中心線と母指手掌指皮線の交点を刺入点とする（図6b）. なお，
母指は前腕を過回外としないと正面にならないため注意を要する

❸ 刺入点を中心に消毒する.

❹ 注射針を近位から遠位にむけて手掌から20～25度傾け，指の中心線と平行に刺入する（図
6c, d）.

❺ 指でシリンジに圧を加えつつゆっくりと針を引き，抵抗がなくなったところで薬液を注入する.

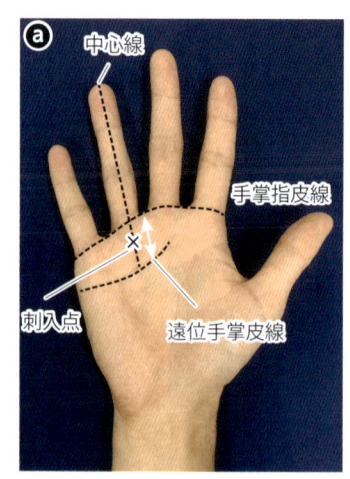
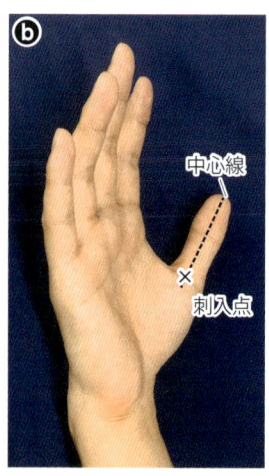
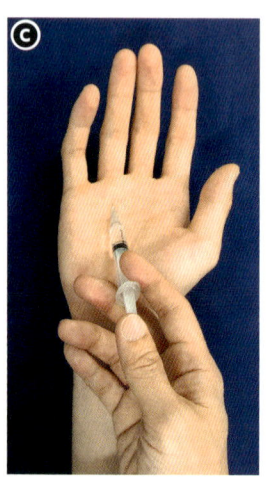
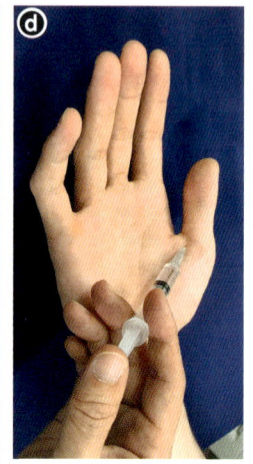

図6●指腱鞘内へのランドマーク法による注射

4 母指CM関節

適応疾患	母指CM関節症
主に使用する薬剤	ステロイド（コルチコステロイド4〜5 mg）＋局所麻酔薬（1％キシロカイン®0.5〜1 mL）

Ⓐ エコーガイド下注射（交差法）

❶ 前腕中間位で手関節を手台に乗せる（図7a）.

❷ プローブを短母指伸筋腱の掌側で腱と平行に当てる（図7b）.

❸ 第1中手骨と大菱形骨を描出し，母指CM関節（第1手根中手骨関節）が画面の中央になるように調整する（図7c）.

❹ 刺入点を中心に消毒する

❺ 橈骨動脈がCM関節の背側を通過するため，刺入は必ず掌側から行う（図7d）.

❻ 母指CM関節裂隙に注射針の尖端が点状の高エコー像として描出されたら薬液を注入する（図7e）.

❼ 関節内に薬液が入ると，関節裂隙が開大するのがわかる.

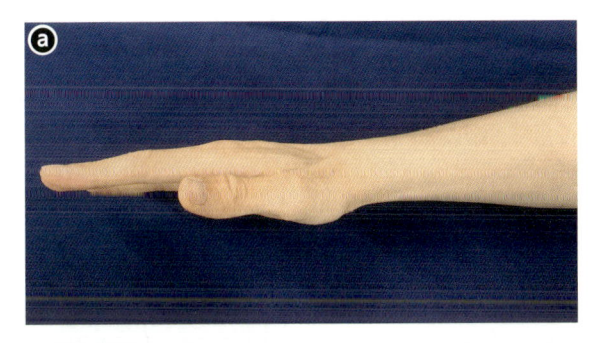

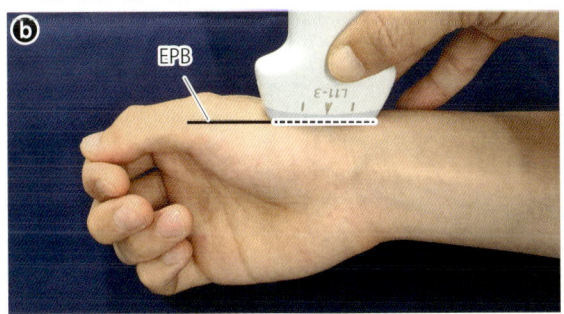

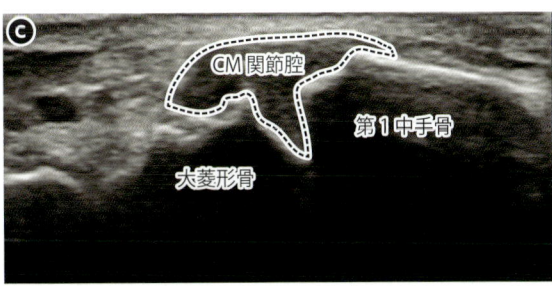

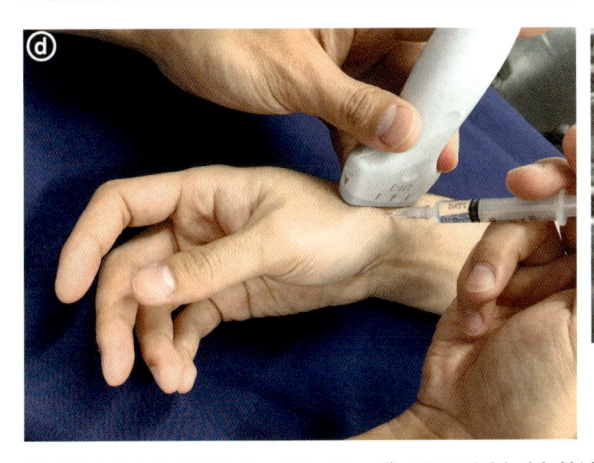

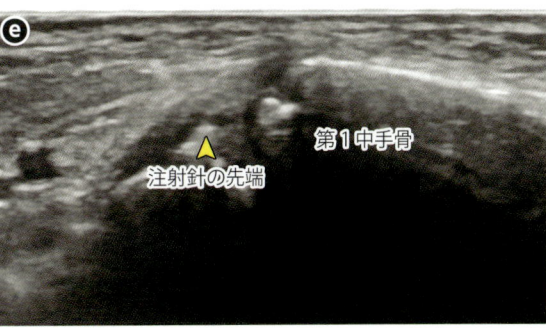

図7 ● 母指CM関節内へのエコーガイド下注射（交差法） movie❷-5-04

EPB：短母指伸筋腱

Ⓑ ランドマーク法

❶ 前腕中間位で手関節を手台に乗せる．

❷ 手関節を軽度尺屈位として第1中手骨基部でCM関節を確認する（図8a）．矢状面でCM関節は第1中手骨表面から15〜20度遠位方向へ傾いている．

❸ 刺入点を中心に消毒する．

❹ 注射針を第1中手骨の骨軸に対する垂線から遠位方向に15〜20度傾けて刺入する（図8b）．

❺ 指でシリンジに圧を加えつつ，抵抗がなくなったところで薬液を注入する．

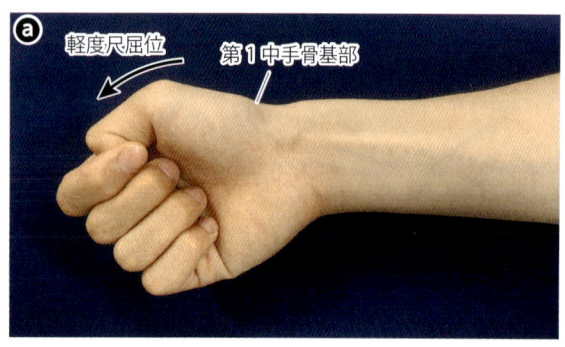
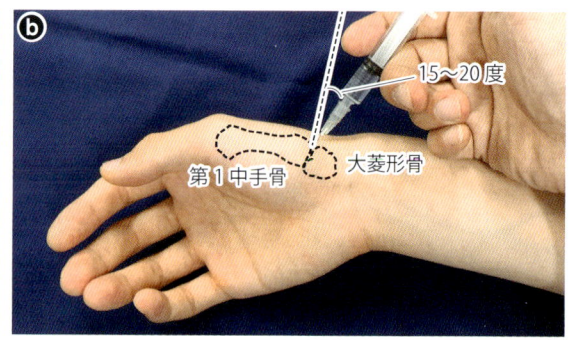

図8●母指CM関節内へのランドマーク法による注射

5 手関節

適応疾患	関節リウマチ，手関節炎（外傷後など），変形性関節症
主に使用する薬剤	ステロイド（コルチコステロイド4〜5 mg）＋局所麻酔薬（1%キシロカイン®0.5〜1 mL）

Ⓐ エコーガイド下注射（交差法）

❶ 前腕回内位で手関節を手台に乗せる（図9a）.

❷ プローブを手関節背側中央の中指列に合わせて当てる（図9b）.

❸ 橈骨と月状骨を描出し，関節が画面の中央になるように調整する（図9c）.

❹ 刺入点を中心に消毒する．刺入点は橈側でも尺側でもよい（図9d）.

❺ 橈骨手根関節裂隙に注射針の尖端が点状の高エコー像として描出されたら薬液を注入する（図9e）.

Ⓑ ランドマーク法

❶ 前腕回内位で手関節を手台に乗せる．手関節は軽度屈曲位とする.

❷ Lister結節の約1cm遠位，長母指伸筋腱（EPL）と総指伸筋腱（EDC）の間（手関節鏡の3〜4ポータル）を刺入点とする（図10a）.

❸ 刺入点を中心に消毒する.

❹ 橈骨掌側傾斜（radial tilt）があるため，橈骨の垂線よりも遠位に約15〜20度傾けて刺入し，抵抗がないことを確認して薬液を注入する（図10b）.

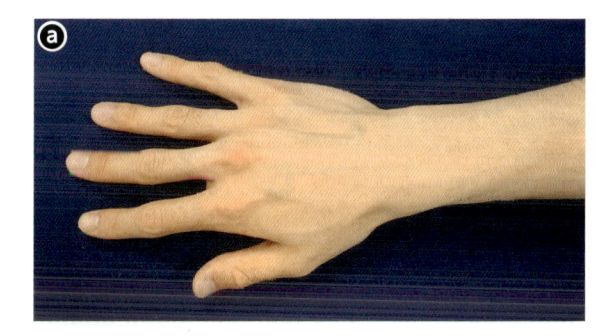

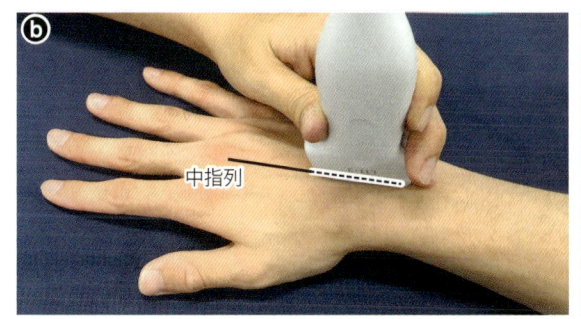

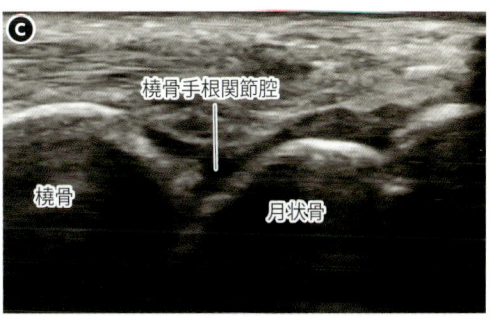

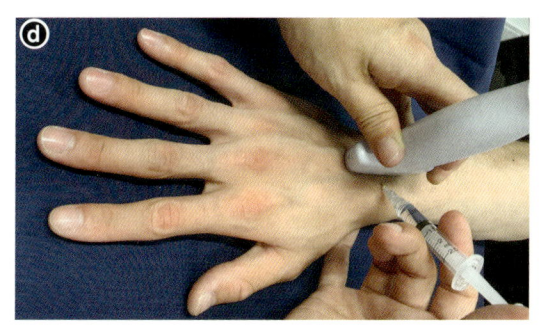

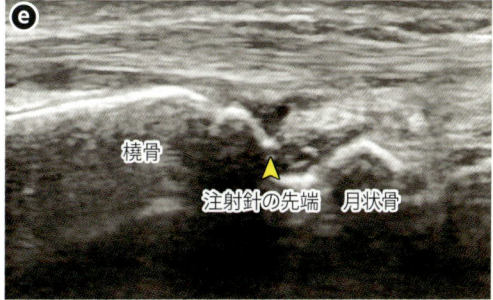

図9●手関節へのエコーガイド下注射（交差法）

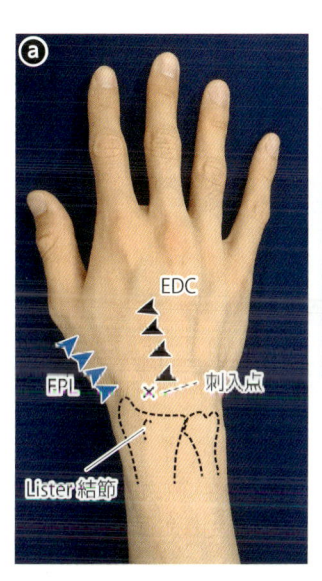

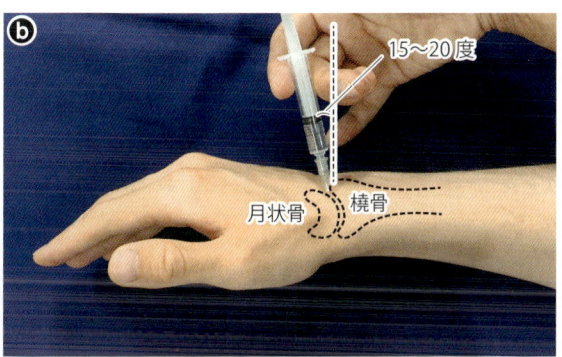

図10●手関節へのランドマーク法による注射
EPL：長母指伸筋腱，EDC：総指伸筋腱

6 応用編 腰部・殿部への注射療法および診察法
～病態に応じた注射部位の選択～

吉田眞一

1 腰椎椎間関節

適応疾患	腰椎椎間関節症
主に使用する薬剤	・局所麻酔薬とステロイド（重症例に使用することがある） ・生理食塩水*または重炭酸リンゲル液*[1]（5〜10 mL，軽〜重症例すべてに適応，必要に応じて1 mL程度局所麻酔薬を混ぜる）
症状	起立動作[2]・仰臥位臥床時の腰痛
診察所見	体幹伸展・回旋時に下位腰椎傍脊柱部の疼痛を認め，エコーガイド下に同部に圧痛を認める
使用するエコープローブ	コンベックス（5 MHz）が使いやすいがリニア（11または18 MHz）でも行える

*保険適応外薬剤

Ⓐ エコーガイド下注射（交差法，平行法でも可能）

❶患者を診察台上に腹臥位で臥床させる．片側ずつなら側臥位でも可能である．

❷ヤコビー線と正中線が交差する部分で，プローブを脊柱に対し短軸となるように当て，L4棘突起を描出する（図1a）．

❸棘突起から外側にプローブを2〜3 cm移動し，椎間関節を描出する．ここでプローブを頭尾側方向にわずかに頭側〜尾側に傾ける（チルト操作）ないしスライドさせると上関節突起，関節裂隙，下関節突起を識別できることが多い（図1b，c）．有症状例では関節包の肥厚，関節突起の変形，関節内水腫，周囲多裂筋の線維化（重積像）を認める．

❹プローブの側方を消毒する．

❺プローブより5〜10 mmほど尾側から頭側に向けて23G カテラン針を刺入する．深さは3〜5 cm程度となることが多い（図1d，e）．

❻椎間関節の関節裂隙に注射針の先端が点状の高エコー像として描出されたら薬液を注入する．

❼関節包内から針先を関節周囲へ移動させ周囲多裂筋間に薬液を注入しながら組織間をリリースする[1]（図1e）．

Ⓑ ランドマーク法

安全性，確実性を考慮するとやむをえない場合に限る方がよい．

❶患者を診察台上に腹臥位で臥床させる（片側ずつなら側臥位でも可能である）．

❷棘突起を触知した後，棘突起から外側2cmの位置で指を頭側から尾側に這わせて，椎間関節を触知する．

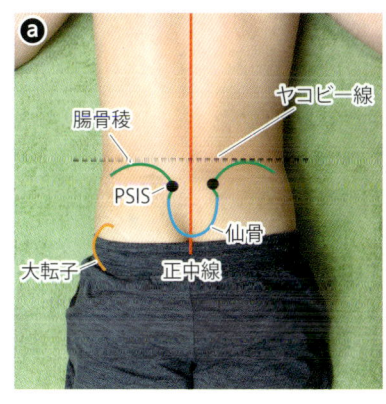

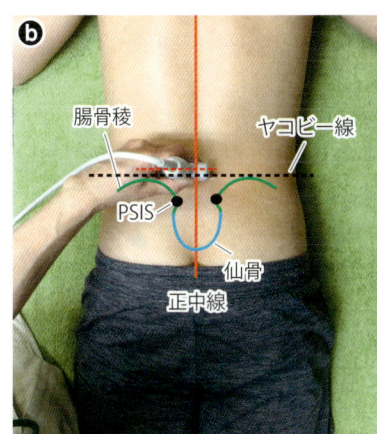

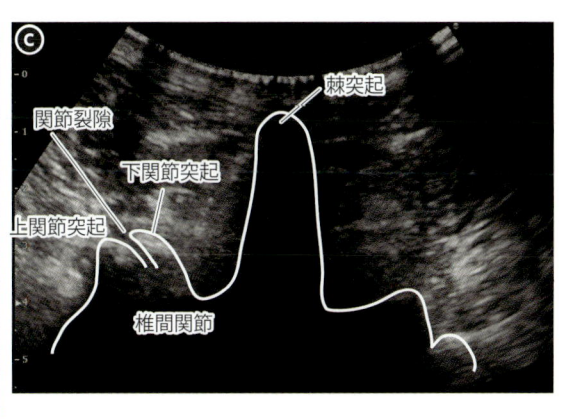

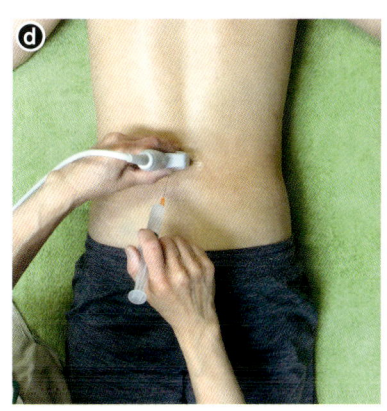

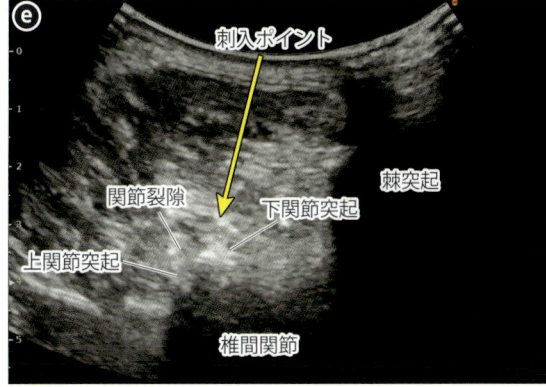

図1 ● 椎間関節へのエコーガイド下注射（交差法） movie❷-6-01

b）L4/5ならヤコビー線上で中央線の外側2cmにプローブの中心を当てる

❸触知した椎間関節に向けて垂直に針を進め，骨性構造物に針先が当たる感触を得たら薬液を注入する．

> memo
> ・X線画像で変形性関節症変化のない症例でも，エコー所見では関節内水腫を認める例は多い（例えば中高生野球選手の非投球側など）．
> ・椎間関節の棘突起外側の多裂筋内を走行する椎間関節の支配神経である後枝内側枝もリリースすると，疼痛緩和や体幹伸展・回旋動作の改善に効果的な場合がある．

Ⓐ 長後仙腸靭帯

適応疾患	仙腸関節性腰殿部痛
主に使用する薬剤	・局所麻酔薬とステロイド（重症例に使用することがある） ・生理食塩水*または重炭酸リンゲル液*（5〜10 mL，軽〜重症例すべてに適応．必要に応じて1 mL程度局所麻酔薬を混ぜる）
症状	起立時・仰臥位臥床時・座位中のPSIS付近の疼痛
診察所見	・体幹の伸展＋回旋動作[3]でPSIS付近に疼痛を誘発し「膝折れ」現象を生じ，骨盤用手固定により疼痛が緩和する[4] movie❷-6-02 movie❷-6-03 ・仰臥位で下肢を伸展するとPSIS付近に腰殿部痛を生じる ・JCHO仙台病院式仙腸関節スコアも参考にする[5,6]

＊保険適応外薬剤

● エコーガイド下注射（平行法，交差法でも可能）

❶ 患者を診察台上に腹臥位で臥床させる．片側ずつなら側臥位でも可能である．

❷ 後上腸骨棘（PSIS）を触知し，PSIS上で，腸骨稜に対して短軸となるようにプローブを当てる．これを基点としてプローブが右側なら反時計回りに，左側なら時計回りに約80度回転し腸骨稜の長軸方向に合わせて当て，腸骨稜下端と仙骨横結節を結んでいる長後仙腸靭帯を描出する（図2a，b）．

❸ プローブの後方を消毒する．

❹ プローブより5〜10 mmほど尾側から頭側に向けて体表面に対して約40度の角度で23Gカテラン針を刺入する．深さは1〜3 cm程度となることが多い（図2c）．

❺ 靭帯領域の最も深層に注射針を刺入したら，薬液を少量ずつ注入しながら針先の位置を徐々に浅層に引き上げる．さらに頭側から尾側に靭帯内を移動させまんべんなく組織間をリリースする（図2d）．

● ランドマーク法

腸骨稜長軸上でPSISの尾側約2 cmの位置から体表面に対して約40度の角度で23Gカテラン針を刺入し，腸骨か仙骨に当てる．そこから針先を頭側から尾側に靭帯内を移動させ組織間をリリースする．

> memo
> ・まずは画面中央に長後仙腸靭帯を描出するが，刺入時にはプローブを頭側に2〜3 cm移動させ，皮膚から靭帯までの刺入距離を短縮することができると正確性が増す．
> ・長後仙腸靭帯中を貫通する中殿皮神経を確認できる[7,8]ことがある．

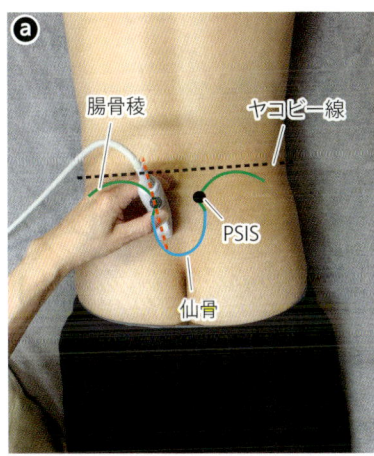
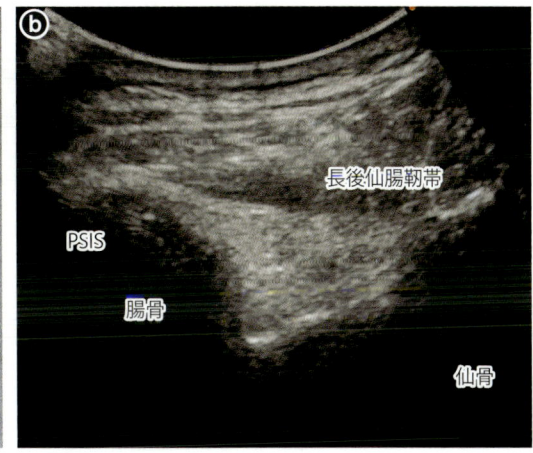
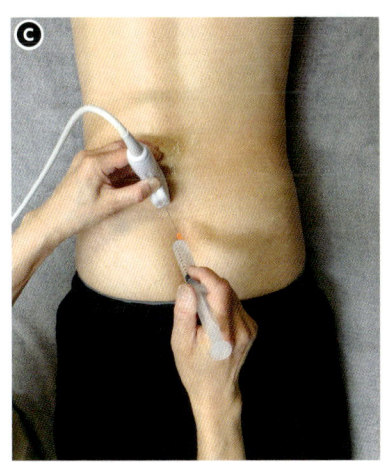
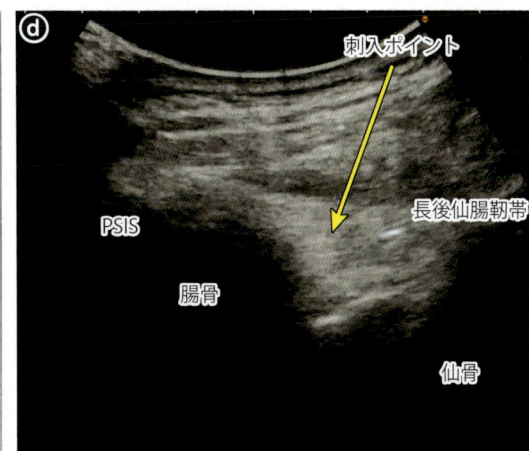

図2 ● 長後仙腸靭帯へのエコーガイド下注射（平行法） movie❷-6-04

Ⓑ 短後仙腸靭帯，骨間仙腸靭帯

適応疾患	仙腸関節性腰殿部痛
主に使用する薬剤	・局所麻酔薬とステロイド（重症例に使用することがある） ・生理食塩水*または重炭酸リンゲル液*（5〜10 mL，軽〜重症例すべてに適応，必要に応じて1 mL程度局所麻酔薬を混ぜる）
症状	起立時・寝返り動作・座位中のPSIS付近の疼痛
診察所見	・体幹の伸展＋回旋動作でPSIS付近に疼痛を誘発し「膝折れ」現象を生じ，骨盤用手固定することでその疼痛が緩和する movie❷-6-02 movie❷-6-03 ・Patrickテスト時に開排動作で後方PSIS付近に疼痛を誘発し，骨盤用手固定することでその疼痛が緩和する ・JCHO仙台病院式仙腸関節スコアも参考にする[5, 6]

*保険適応外薬剤

● エコーガイド下注射（交差法，平行法でも可能）

❶ 患者を診察台上に腹臥位で臥床させる．片側ずつなら側臥位でも可能である．

❷ PSISを触知し，これを基点としてプローブを腸骨稜に対して短軸方向となるように当て，腸骨稜下端から頭側に向かってスキャンしていく（図3a）．

❸ 靭帯内や靭帯と隣接筋間の層状・帯状高輝度エコー像（重積像）を描出する（図3b）．

❹ プローブの側方を消毒する．

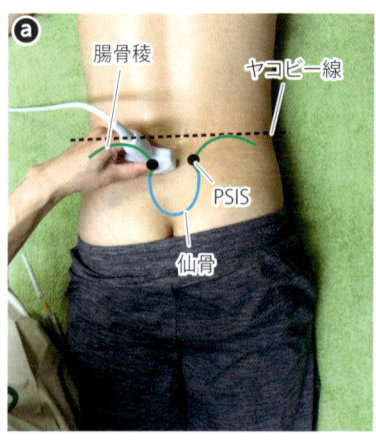
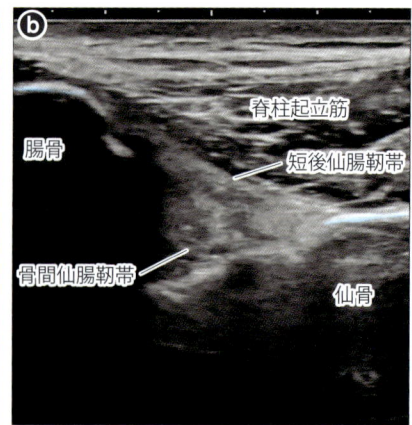
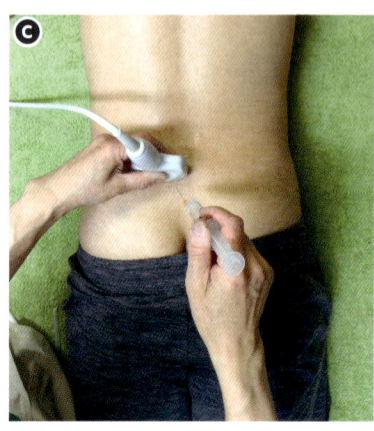
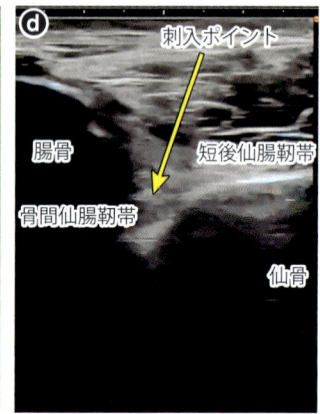

図3 ● 短後仙腸靱帯・骨間仙腸靱帯へのエコーガイド下注射（交差法） movie❷-6-05

❺ プローブより 5～10 mm ほど尾側から頭側に向けて 23G カテラン針を刺入する．深さは 3～4 cm 程度となることが多い（図3c）．

❻ 靱帯領域の最も深層に注射針を刺入したら，薬液を少量ずつ注入しながら針先の位置を浅層に引き上げる（図3d）．

❼ 靱帯内実質の線維間や多裂筋との組織間に薬液が注入され，リリースされるのを観察する．

Ⓒ 仙結節靱帯（仙骨側，坐骨結節側）

適応疾患	仙骨部・坐骨結節部殿部痛
主に使用する薬剤	・局所麻酔薬とステロイド（重症例に使用することがある） ・生理食塩水*または重炭酸リンゲル液*（5～10 mL，軽～重症例すべてに適応．必要に応じて 1 mL 程度局所麻酔薬を混ぜる）
症状	座位中・前屈時の殿部痛
診察所見	仙結節靱帯の起始である仙骨側面か，停止である坐骨結節部にエコーガイド下に圧痛を認める

＊保険適応外薬剤

● 仙骨側：エコーガイド下注射（交差法，平行法でも可能）

❶ 患者を診察台上に腹臥位で臥床させる．片側ずつなら側臥位でも可能である．

❷ 仙骨下角と坐骨結節を結ぶ線上にプローブを当て，仙骨の側面に沿って尾側に移動させる（図4a）．比較的浅いので仙骨側での描出は容易である．

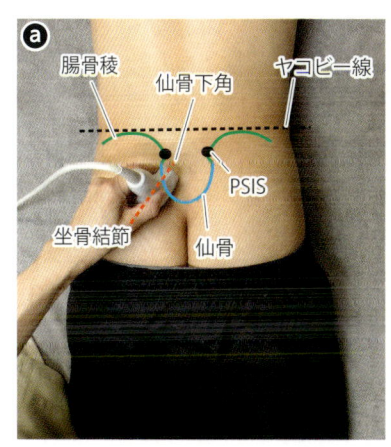
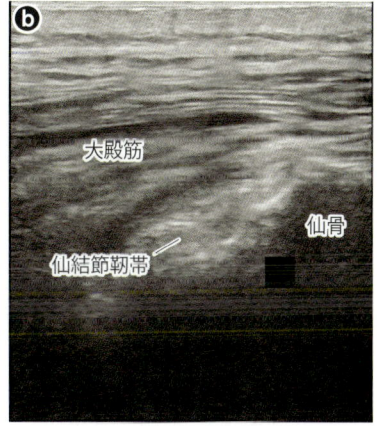
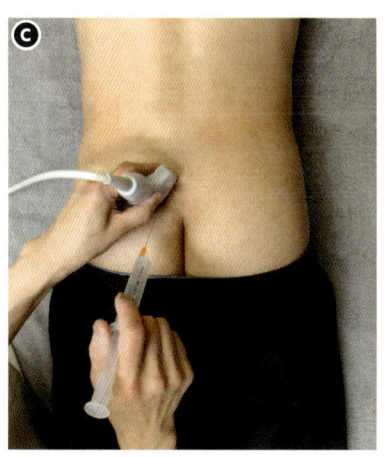
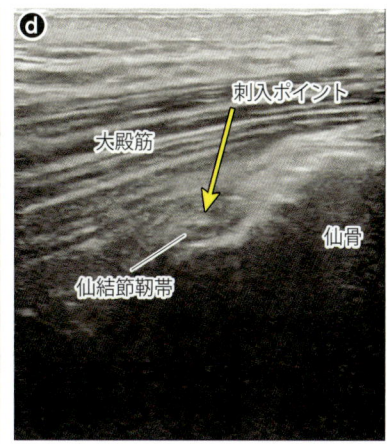

図4 ● 仙結節靱帯（仙骨側）へのエコーガイド下注射（交差法） movie❷-6-06

❸仙骨側面で第3後仙骨孔または第4後仙骨孔レベルの大殿筋と仙結節靱帯間ないし仙棘靱帯と
　仙結節靱帯間に重積像（帯状〜層状の高輝度エコー像で線維化・瘢痕化による癒着と考える）
　を認めることが多い（図4b）．ドプラシグナルを検出し炎症部位を確認する．

❹プローブの側方を消毒する．

❺プローブより5〜10 mmほど尾側から仙骨側面の組織間癒着部に向けて23Gカテラン針を刺
　入する．深さは2〜4 cm程度の例が多い（図4c）．

❻組織間癒着部に注射針の先端が点状の高エコー像として描出されたら薬液を注入しその拡散範
　囲と組織間のリリースされる様子を観察する（図4d）．

⚠**Pitfall**

　　　仙棘靱帯より深層は腹腔内になる（腸管の蠕動運動が観察される）ので仙棘靱帯より深層には
　　刺入しないよう十分注意する．

● 坐骨結節側：エコーガイド下注射（交差法，平行法でも可能）

❶患者を診察台上に腹臥位で臥床させる．片側ずつなら側臥位でも可能である．

❷坐骨結節を触知し，これと仙骨下角を結ぶ仙結節靱帯の靱帯長軸に合わせてプローブを当て，
　大殿筋の深層にある坐骨結節とそこから仙骨に向かっている仙結節靱帯（長軸像）を描出（図
　5a，b）する．その後プローブを90度回転させ仙結節靱帯に対し短軸となるように当て，仙

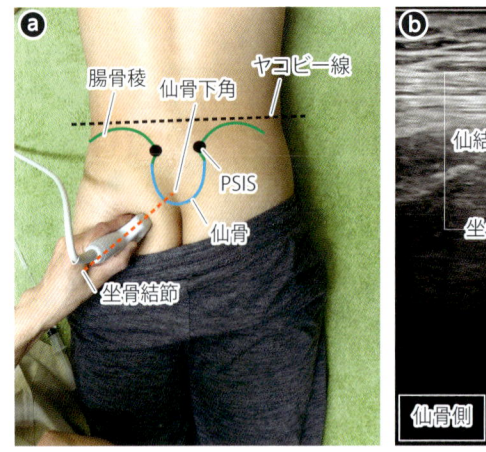
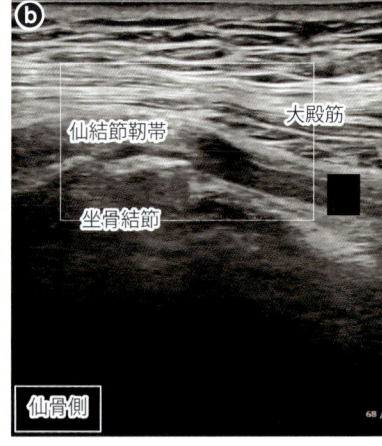
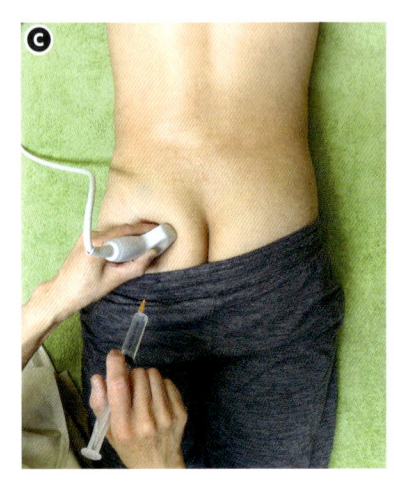
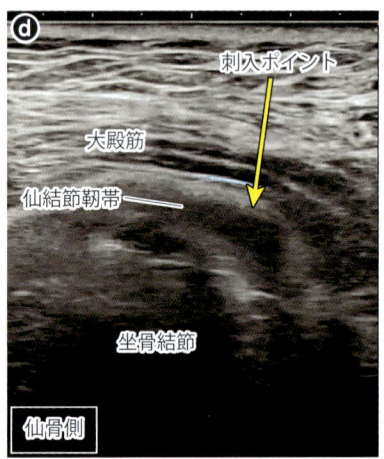

図5 ● 仙結節靱帯（坐骨結節側）へのエコーガイド下注射（交差法） movie❷-6-07

結節靱帯の坐骨結節付着部周辺で仙結節靱帯と坐骨・大殿筋間に癒着や，カラードプラで炎症性血管を探す．

❸ プローブの側方を消毒する．

❹ プローブより5〜10mmほど尾側から坐骨結節と仙結節靱帯および大殿筋と仙結節靱帯の組織間癒着部に向けて23Gカテラン針を刺入する．深さは2〜4cm程度の例が多い（図5c）．

❺ 組織間癒着部に注射針の先端が点状の高エコー像として描出されたら薬液を注入しその拡散範囲と組織間のリリースされる様子を観察する（図5d）．

3 仙腸関節腔内

適応疾患	仙腸関節性腰殿部痛（歩行・体動困難，荷重時痛）
主に使用する薬剤	局所麻酔薬とステロイド（1.5〜2 mL）
症状	起立動作・寝返り動作・座位中のPSIS付近の激痛，荷重時痛による疼痛性跛行[4] movie❷-6-08
診察所見	・体幹動作の伸展・回旋が著明，仰臥位で下肢を伸展するとPSIS付近に激痛を生じる ・JCHO仙台病院式仙腸関節スコアも参考にする[6] ・同関節内ブロックは関節内滑膜炎による内圧上昇が前述の激烈な疼痛を生じる場合に適応がある．本ブロックの適応は仙腸関節障害のなかの数〜20%程度[9]と考える

X線透視装置があれば透視下に行う方が確実性は高い（この場合の方法は文献6, 10, 11を参照）が，透視装置がない場合やX線被曝の問題などでどうしてもエコー下に行いたい場合には以下の方法で行うことも可能な場合がある[6, 10, 11].

Ⓐ エコーガイド下注射（平行法，交差法でも可能）

❶ 患者を診察台上に腹臥位で臥床させる．片側ずつなら側臥位でも可能である．

❷ PSISを触知し，PSIS上でプローブが体幹に対して短軸となるように当て，徐々に内側かつ尾側方向に移動して第2後仙骨孔を描出する．

❸ 第2後仙骨孔のやや頭側レベルでプローブを短軸に当てたまま仙腸関節の後方靭帯（短後仙腸靭帯と骨間仙腸靭帯）を描出する（図6a，b）．

❹ プローブの後方を消毒する．

❺ プローブより5〜10 mmほど後方から前方に向けて腸骨と仙骨の骨間隙にある靭帯内を斜め40〜45度程度の角度で25ないし23Gカテラン針を刺入すると，靭帯組織の奥に突然深層まで針が挿入できる場所がある[11]．深さは6 cm程度となることが多い（図6c〜f）．

❻ ここに薬液を注入するが，これが関節腔内であるか否かを確認する場合は脊髄用造影剤（イソビスト®注240など）を0.5〜1 mL注入してX線透視か単純X線撮影を行う．

> **memo** 体型・体格などによりやりやすい方を選択する．一般にやせ型，小柄な症例は交差法，太り気味・大柄の症例は平行法が適していることが多い．

4 後仙骨孔

適応疾患	仙腸関節性腰殿部痛
主に使用する薬剤	・局所麻酔薬とステロイド（重症例に使用することがある） ・生理食塩水*または重炭酸リンゲル液*（5〜10 mL，軽〜重症例すべてに適応．必要に応じて1 mL程度局所麻酔薬を混ぜる） ※局所麻酔薬を使用する場合は注射後30〜60分の安静が必要となる
症状	起立時・仰臥位臥床時・座位中のPSIS付近の疼痛
診察所見	・体幹の伸展＋回旋動作でPSIS付近に疼痛を誘発し「膝折れ」現象を生じ，骨盤用手固定により疼痛が緩和する ・仰臥位で下肢を伸展するとPSIS付近に腰殿部痛を生じる ・Patrickテスト時に開排動作で後方PSIS付近に疼痛を誘発し，骨盤用手固定することでその疼痛が緩和する ・JCHO仙台病院式仙腸関節スコアも参考にする[5, 6]

＊保険適応外薬剤

Ⓐ エコーガイド下注射（交差法，平行法でも可能）[1]

❶ 患者を診察台上に腹臥位で設置する．片側ずつなら側臥位でも可能である．

❷ PSISを触知し，その内側かつやや尾側の位置で，プローブが体幹に対して短軸となるように当て，第2後仙骨孔を描出する（図7a，b）．
　ここから短軸のままプローブを頭側に移動させると第1後仙骨孔を描出できることもあるが，描出しにくいことも多く，L5/S1椎間関節の少し尾側レベルでプローブを頭尾方向にチルトさせると，確認できることがある．

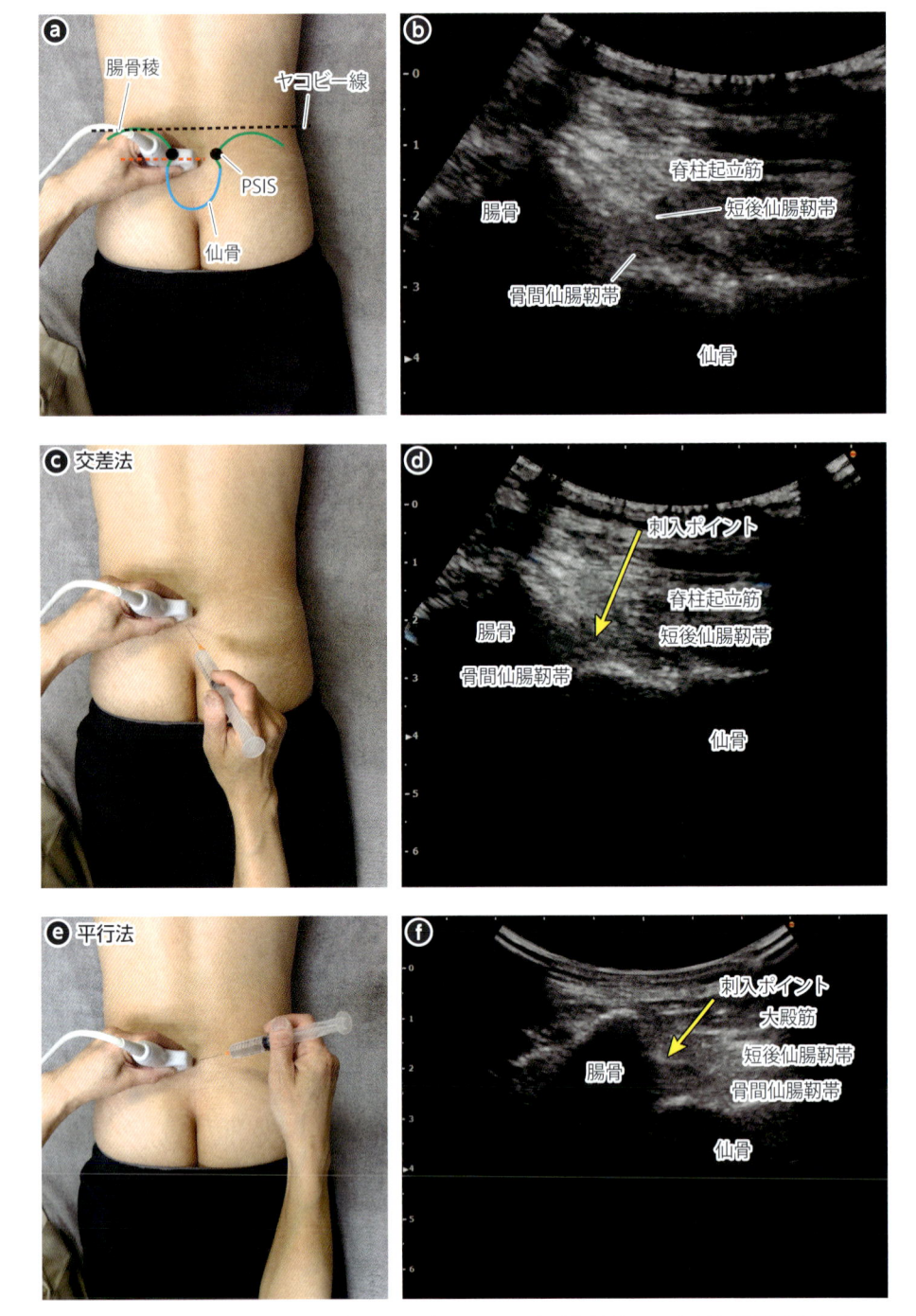

図6 ● 仙腸関節内へのエコーガイド下ブロック注射（交差法，平行法） movie❷-6-09 movie❷-6-10

❸ 第3後仙骨孔は第2後仙骨孔からプローブを体幹に短軸に当てたまま1.5〜2 cm尾側に移動させて描出する．ここからさらに尾側に1.5〜2 cm移動させると第4後仙骨孔が描出される．

❹ プローブの側方を消毒する．

❺ プローブより5〜10 mmほど尾側から頭側に向けて25ないし23Gの38 mm針かカテラン針を刺入する．深さは2〜4 cm程度となることが多い（図7c）．

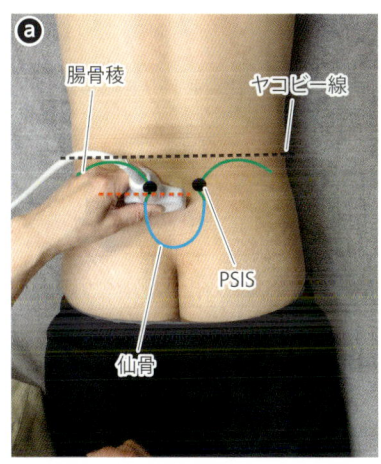
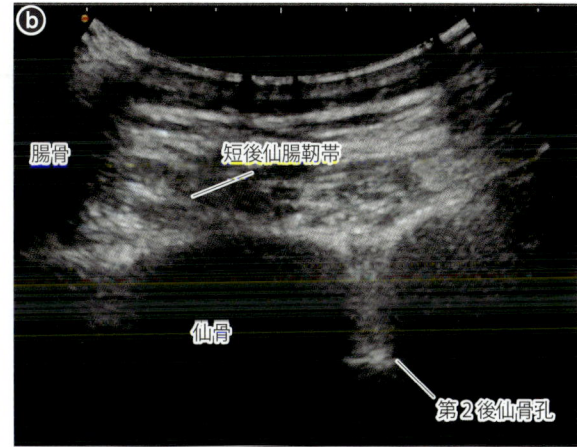

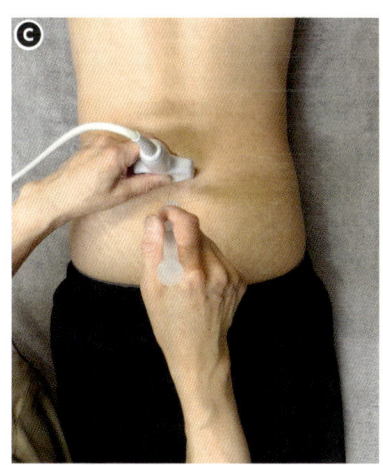
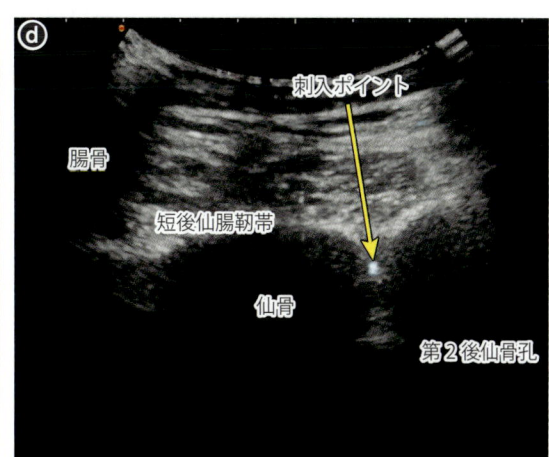

図7 ● 後仙骨孔へのエコーガイド下注射（交差法） movie ❷-6-11

❻ 後仙骨孔内に注射針の先端が点状の高エコー像として描出されたら薬液を注入しその拡散範囲を確認する（図7d）.

⚠Pitfall

　硬膜外腔は静脈叢が豊富なため穿刺時に針が血管内に入りやすいので，局所麻酔薬を用いる際には局所麻酔薬中毒に対する注意が必要である.

---

memo **注射時の痛み**

・薬液注入時注入圧により圧迫感～鈍痛を生じることが多い.

・ときに殿部下方，大腿～下腿，足底～足趾先端まで放散痛を生じることがある.

仙腸関節の神経支配

　仙腸関節の神経支配に関する報告は研究者により異なるが，L5 - S3神経のなかでも特にS1・2神経後枝が主に支配している[6].

5　腸腰靭帯

適応疾患	腸腰靭帯性腰痛
主に使用する薬剤	・局所麻酔薬（重症例に使用することがある） ・生理食塩水*または重炭酸リンゲル液*（5〜10 mL，軽〜重症例すべてに適応．必要に応じて1 mL程度局所麻酔薬を混ぜる）
症状	体幹前屈時・回旋時[12]・座位時（骨盤後傾位）の腸骨部痛
診察所見	・体幹前屈と同側回旋最終域で腸骨稜付近に疼痛を生じ，伸展では疼痛を生じない ・エコーガイド下に同靭帯の起始部と停止部に圧痛を認める

＊保険適応外薬剤

Ⓐ エコーガイド下注射（交差法，平行法でも可能）

❶ 患者を診察台上に腹臥位で設置する．片側ずつなら側臥位でも可能である．

❷ プローブをヤコビー線上で体幹正中に対して短軸となるように当て，棘突起を描出する．

❸ 棘突起から外側にプローブを2〜3 cm移動し椎間関節を描出し，さらに外側に2 cm移動し横突起先端を描出するとここから腸骨稜に向って走行する腸腰靭帯を描出できる（図8a, b）．

❹ プローブの側方を消毒する．

❺ プローブより5〜10 mmほど尾側から頭側に向けて23Gカテラン針を刺入する．深さは3〜5 cm程度となることが多い（図8c）．

❻ 横突起先端（腸腰靭帯起始部）に注射針の先端が点状の高エコー像として描出されたら薬液を注入し拡散部位を観察する（図8d）．

❼ 横突起先端と腸腰靭帯起始部の間に薬液が注入され靭帯と隣接筋間がリリースされることを確認する．

> **memo**　この部位の注射は慣れるまでは平行法の方が針先を横突起先端に誘導できる確実性が高いが，術者が右利きの場合は患者の右側でしか行いにくい．治療部位が左側の場合は左手で注射器を操作するか，右手で交差法で刺入することになる．

6　上殿神経

適応疾患	上殿神経性殿部痛
主に使用する薬剤	・局所麻酔薬とステロイド（重症例に使用することがある） ・生理食塩水*または重炭酸リンゲル液*（5〜10 mL，軽〜重症例すべてに適応．必要に応じて1 mL程度局所麻酔薬を混ぜる） ※局所麻酔薬を使用する場合は注射後30〜60分の安静が必要となる
症状	座位中ないし歩行中に殿部のPSISの上外側に疼痛を訴える[13]
診察所見	・体幹回旋時に殿部痛を訴える症例で，股関節外旋位（つま先を外に向ける）で体幹回旋させると殿部痛の軽減ないし消失（ときに増強）を認め，梨状筋上孔でエコーガイド下に上殿神経の圧痛を認める ・片脚立位で体幹の側方動揺性（Duchanne徴候ないしTrendernburg徴候）を認める

＊保険適応外薬剤

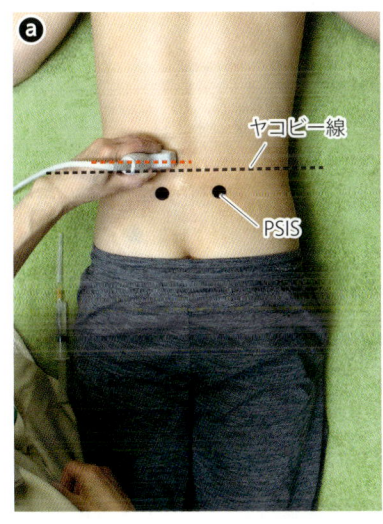
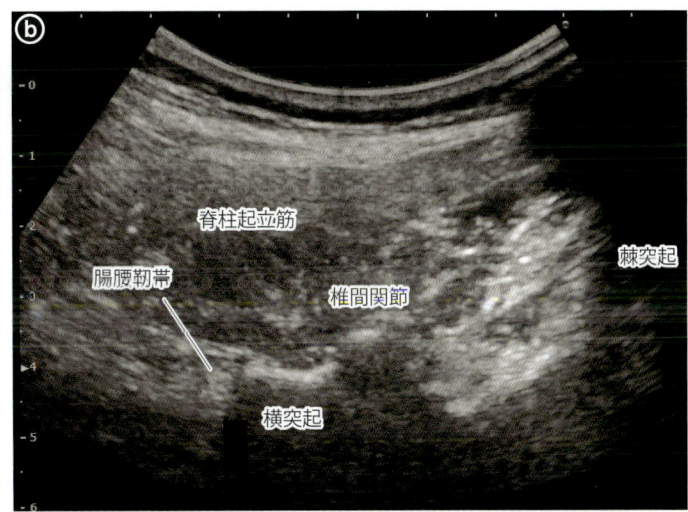
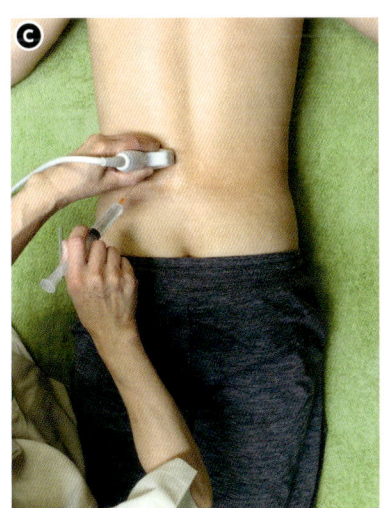
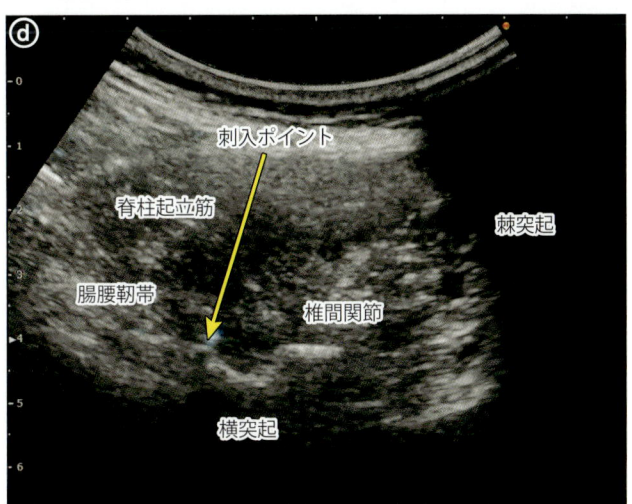

図8 ● 腸腰靭帯へのエコーガイド下注射（交差法）movie ❷-6-12

Ⓐ エコーガイド下注射（交差法，平行法でも可能）

❶ 患者を診察台上に腹臥位で臥床させる．片側ずつなら側臥位でも可能である．

❷ 大転子を触知し，これを始点として梨状筋上孔に沿って後下腸骨棘（PIIS）に向けて指を進める．指が仙骨側面に当たったら，ここにプローブを体幹に対して短軸方向となるように当て，仙骨と腸骨の境界から浅層に向け上殿動脈に伴走する上殿神経を描出する（図9a，b）．その際この位置でプローブをチルト操作すると描出が容易になる．

❸ プローブの側方を消毒する．

❹ プローブより5〜10 mmほど尾側から頭側に向けて23ないし25Gカテラン針を刺入する．深さは4〜6 cm時に7 cm程度となることが多い（図9c，e）．

❺ 梨状筋上孔の動脈拍動付近に注射針の先端が点状の高エコー像として描出されたら薬液を注入し薬液の拡散範囲を観察する（図9d，f）．

❻ 薬液が注入により剥離した大殿筋と梨状筋の間が拡大し，神経周囲にドーナツサインを確認できる．

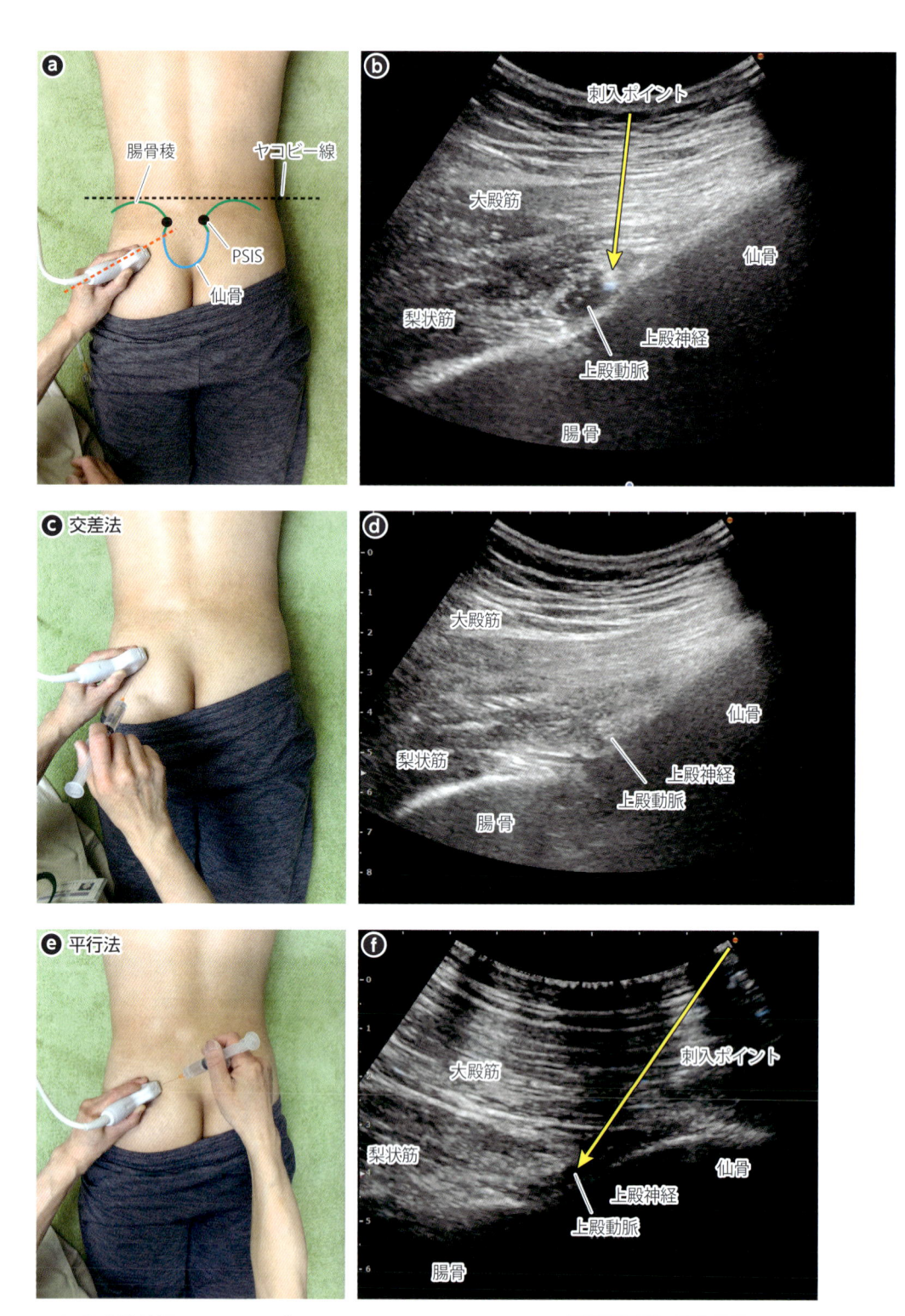

図9 ● 上殿神経へのエコーガイド下注射（交差法，平行法） movie ❷-6-13 movie ❷-6-14

ハイドロリリースのメリット

　　体幹・下肢神経に対する注射ではブロック注射として局所麻酔薬を用いた場合は，一般に注射後1時間程度の安静を要する（歩行不可）．一方，生理食塩水や重炭酸リンゲル液のみのハイドロリリースでは直後より歩行可能ですぐ帰宅できるメリットがある．

ドプラ機能を用いた上殿神経の描出

　　有症状例のほとんどで，上殿神経は隣接する大殿筋または梨状筋と癒着しており，描出が困難な場合はドプラ機能を用いると伴走する上殿動脈の拍動を確認しやすい．上殿神経と上殿動脈は癒着などにより一塊となって描出され，これらを明瞭には区別できないことが多い（図9b）．

7 下殿神経

適応疾患	下殿神経性殿痛
主に使用する薬剤	・局所麻酔薬とステロイド（重症例に使用することがある） ・生理食塩水*または重炭酸リンゲル液*（5〜10 mL，軽〜重症例すべてに適応．必要に応じて1 mL程度局所麻酔薬を混ぜる） ※局所麻酔薬を使用する場合は注射後30〜60分の安静が必要となる
症状	座位中ないし歩行中の殿部下方の疼痛[13]．
診察所見	・体幹回旋時に殿部痛を訴える症例で，股関節外旋位（つま先を外に向ける）で体幹回旋をさせると殿部痛の軽減ないし消失（時に増強）を認める例で，梨状筋下孔でエコーガイド下に下殿神経の圧痛を認める ・立位姿勢をチェックすると骨盤の前方偏移が著しいことが多い ・片脚立位で体幹の前後動揺性を認める

＊保険適応外薬剤

Ⓐ エコーガイド下注射（交差法，平行法でも可能）

❶ 患者を診察台上に腹臥位で臥床させる．片側ずつなら側臥位でも可能である．

❷ 大転子を触知し，これを始点として梨状筋下孔に沿って真横方向に指を進める．指が仙骨下角に当たったら，プローブを体幹に対して短軸となるように仙骨下角に当て，仙骨側面と坐骨棘を結んだ線上に下殿動脈に伴走する下殿神経（陰部神経，後大腿皮神経，坐骨神経と一塊になっていることが多い）を描出する（図10a, b）．その際この位置でチルトすると描出が容易になる．

❸ プローブの側方を消毒する．

❹ プローブより5〜10 mmほど尾側から頭側に向けて23ないし25Gカテラン針を刺入する．深さは4〜5 cm程度となることが多い（図10c）．

❺ 梨状筋下孔の動脈拍動付近に注射針の先端が点状の高エコー像として描出されたら，薬液を注入し拡散範囲を観察する（図10d）．

❻ 薬液が注入されると梨状筋と上双子筋の間が拡大され，神経周囲にドーナツサインを確認できる．

ドプラ機能を用いた下殿神経の抽出

　　有症状例のほとんどで，下殿神経は隣接する梨状筋または上双子筋と癒着している．描出が困難な場合はドプラ機能を用いると伴走する下殿動脈の拍動を確認しやすい．

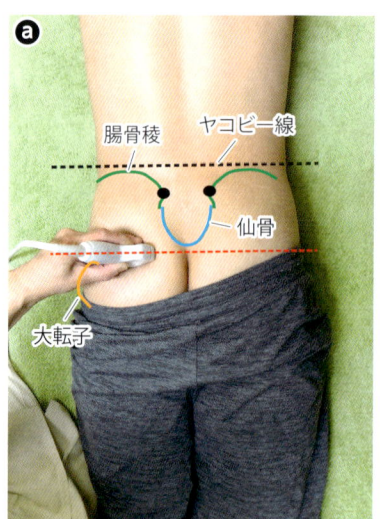
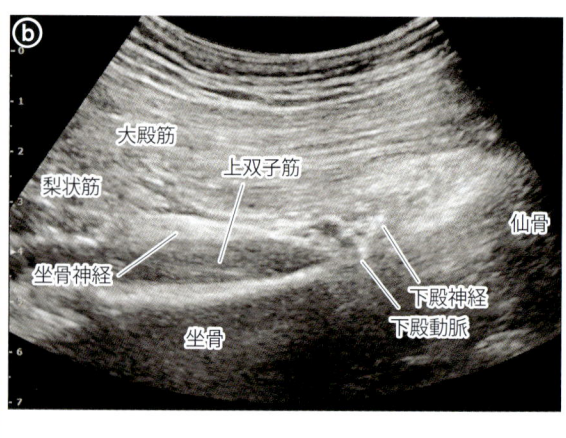
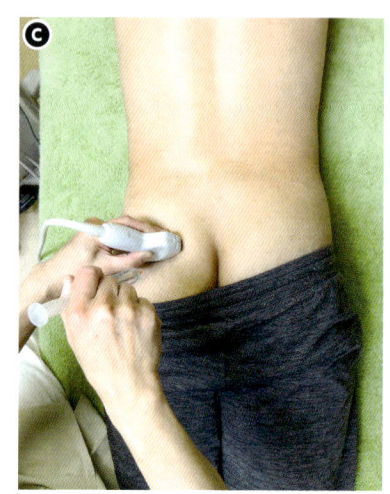
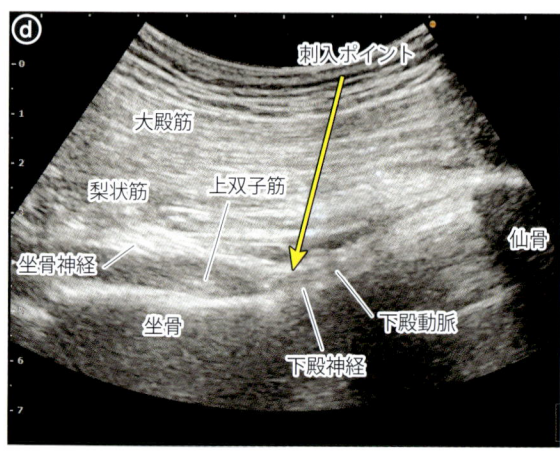

図10 ● 下殿神経へのエコーガイド下注射（交差法）　movie ❷-6-15

8　坐骨神経（坐骨枝レベル）

適応疾患	坐骨神経性殿部〜大腿後面痛
主に使用する薬剤	・局所麻酔薬とステロイド（重症例に使用することがある） ・生理食塩水*または重炭酸リンゲル液*（5〜10 mL，軽〜重症例すべてに適応，必要に応じて1 mL程度局所麻酔薬を混ぜる） ※局所麻酔薬を使用する場合は注射後30〜60分の安静が必要となる
症状	座位時・前屈時・歩行時などの殿部〜大腿後面時に下腿後面か外側痛 [14]
診察所見	・体幹前屈時に大腿後面〜膝窩部〜下腿後面の張りを認め，SLRテストでは40〜50度で殿部ないし大腿後面〜膝窩部〜下腿後面の張りを訴え足関節背屈により張り感が増強する ・さらに下肢挙上位のまま股関節内旋位で足関節背屈すると張り感が増強し，股関節外旋位で足関節背屈すると張り感が軽減する．坐骨枝レベルでエコーガイド下に坐骨神経の圧痛を認める

＊保険適応外薬剤

Ⓐ エコーガイド下注射（交差法，平行法でも可能）

❶ 患者を診察台上に腹臥位で臥床させる．片側ずつなら側臥位でも可能である．

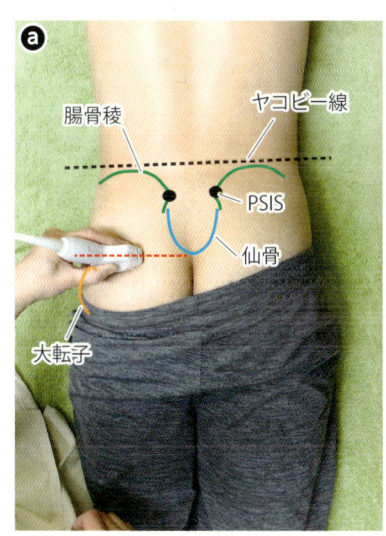
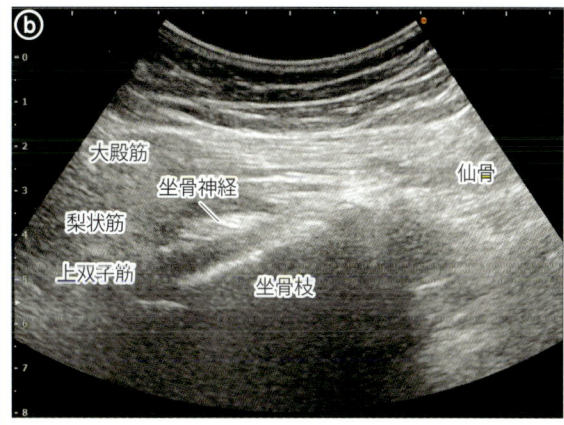
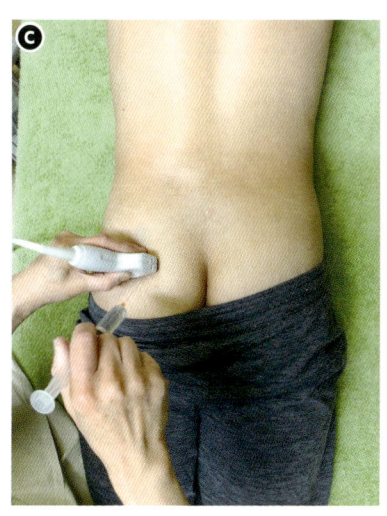
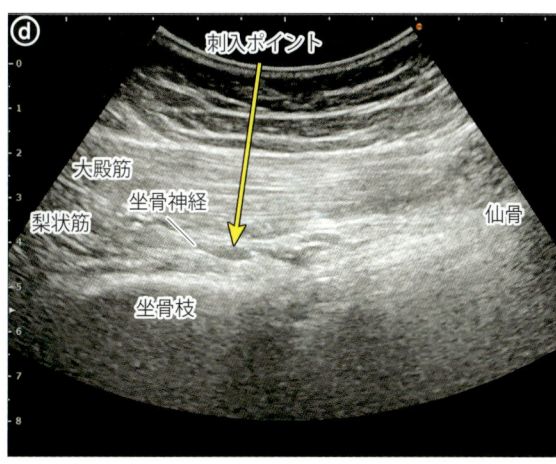

図11●坐骨神経へのエコーガイド下注射（交差法）movie ❷-6-16

❷ 大転子を触知し，これを始点として梨状筋下孔に沿って真横方向に向けて指を進める．指が仙骨下角に当たったら，ここにプローブを体幹に対して短軸方向となるように当てる．

❸ 仙骨側面と坐骨棘を結んだ線上に下殿動脈に伴走する下殿神経（陰部神経，後大腿皮神経と一塊になっていることが多い）から徐々に遠位にプローブを移動させると，外側に向けて斜めに走行する坐骨神経を梨状筋と上双子筋間（筋の深層には直線上の坐骨が見える部位）が描出できる（図11a，b）．

❹ プローブの側方を消毒する．

❺ プローブより5〜10mmほど尾側から頭側に向けて23ないし25Gカテラン針を刺入する．深さは3〜5cm程度となることが多い（図11c）．

❻ 坐骨枝上の上双子筋の表層を斜走する坐骨神経に，注射針の先端が点状の高エコー像として描出されたら，薬液を注入し拡散する様子を観察する（図11d）．

❼ 薬液が注入されることで梨状筋と上双子筋の間が拡大され，神経周囲にドーナツサインを確認できる．

9 後大腿皮神経，坐骨神経（内閉鎖筋レベル）

適応疾患	後大腿皮神経，坐骨神経性殿部～大腿後面痛
主に使用する薬剤	・局所麻酔薬とステロイド（重症例に使用することがある） ・生理食塩水*または重炭酸リンゲル液*（5～10 mL，軽～重症例すべてに適応．必要に応じて1 mL程度局所麻酔薬を混ぜる） 後大腿皮神経に限ると坐骨神経は前記項目に同じ ※局所麻酔薬を使用する場合は注射後30～60分の安静が必要となる
症状	座位時・前屈時・歩行時などの殿部～大腿後面痛 [15]
診察所見	・体幹前屈時に大腿後面～膝窩部～下腿後面の張りを認め，SLRテストでは40～50度で殿部ないし大腿後面の張りを訴えるが足関節背屈により症状は変化しない ・さらに下肢挙上位のまま股関節内旋位で張り感が増強し，股関節外旋位で張り感が軽減する．内閉鎖筋レベルでエコーガイド下であれば同神経の圧痛を坐骨神経や陰部神経と鑑別して認めることは容易である

＊保険適応外薬剤

Ⓐ エコーガイド下注射（交差法，平行法でも可能）

❶ 患者を診察台上に腹臥位で臥床させる．片側ずつなら側臥位でも可能である．

❷ 梨状筋下孔にプローブを体幹に対し短軸となるように当て，梨状筋下孔から坐骨結節に向けて遠位方向にプローブを移動させると梨状筋下孔と坐骨結節のほぼ中間レベルに特徴的な内閉鎖筋が描出できる（図12a, b）．その特徴としては，円形の坐骨の表層を閉鎖孔から後方に向かい体幹短軸方向に内側から外側に坐骨に沿って"滑車"状に走行し大転子に付着する．

❸ 内閉鎖筋レベルでは，同筋を挟んで坐骨の直上に仙結節靱帯が，外側に後大腿皮神経が，さらに外側には坐骨神経が，内側には陰部神経が並んで描出される（図12a, b）．ここでプローブ直下に指を挿入してこれら神経の圧痛を順に確認することで罹患神経を同定しうる．

❹ プローブの側方を消毒する．

❺ プローブより5～10 mmほど尾側から頭側に向けて23ないし25Gカテラン針を刺入する．深さは3～4 cm程度となることが多い（図12c）．

❻ 内閉鎖筋上の仙結節靱帯の外側にある後大腿皮神経に注射針の先端が点状の高エコー像として描出されたら薬液を注入し拡散範囲を観察する（図12d）．

❼ 薬液が注入されることで大殿筋と内閉鎖筋の間が拡大され，神経周囲にドーナツサインを確認できる．

> memo　**内閉鎖筋の鑑別**
>
> 　坐骨を回り込むレベルの内閉鎖筋は，隣接する上・下双子筋が筋腹であるのと異なり腱成分であるため，エコー画像上は異方性（anisotropy）により低エコーすなわち黒く描出される．そのためその特異な走行とも合わせて周囲筋との鑑別が容易である．
>
> **各神経・靱帯の位置関係**
>
> 　内閉鎖筋レベルでは時計の文字盤に例えると左側では仙結節靱帯が0～1時の位置に，後大腿皮神経が11時，坐骨神経が9～10時，陰部神経が2～3時の位置にある．右側では仙結節靱帯が11～0時，後大腿皮神経が1時，坐骨神経が2～3時，陰部神経が10～11時の位置となる．

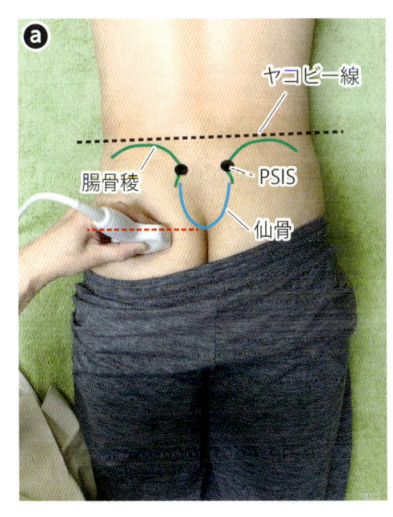
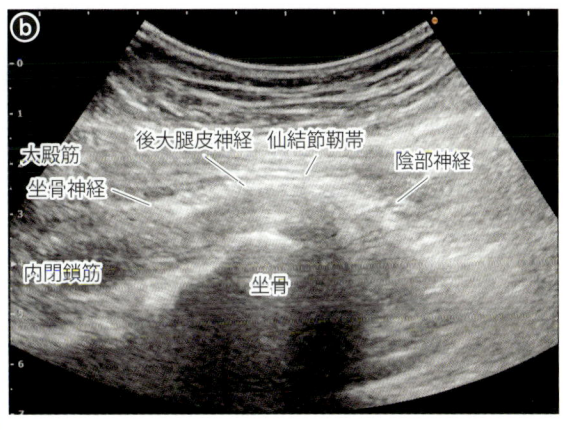
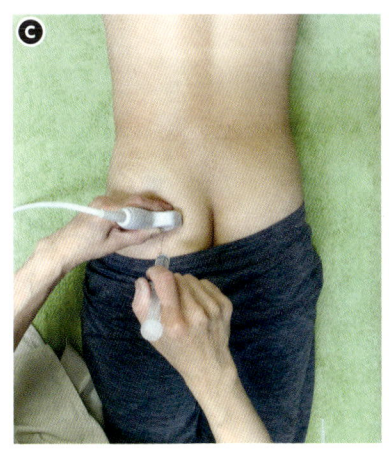
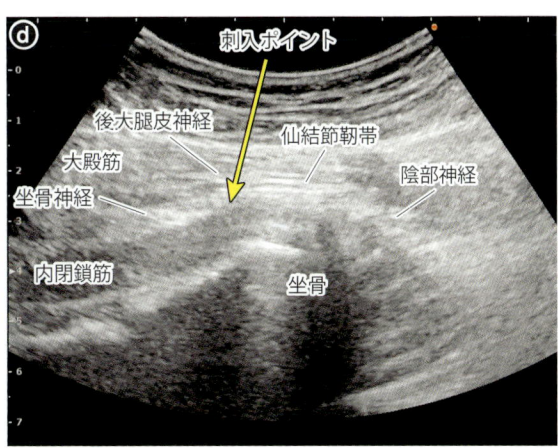

図12●後大腿皮神経，坐骨神経（内閉鎖筋レベル）へのエコーガイド下注射（交差法） movie ❷-6-17

> **memo** 圧痛の鑑別ポイント
>
> 　内閉鎖筋レベルでは，後大腿皮神経と坐骨神経の圧痛を鑑別しやすい．ただし，両者が合併していることも少なくない．
> 　坐骨結節付近に痛み，しびれを訴える場合には後大腿皮神経の会陰枝での症状の場合がある．

10 陰部神経（内閉鎖筋レベル）

適応疾患	陰部神経性殿部〜会陰部痛
主に使用する薬剤	・局所麻酔薬とステロイド（重症例に使用することがある） ・生理食塩水*または重炭酸リンゲル液*（5〜10 mL，軽〜重症例すべてに適応．必要に応じて1 mL程度局所麻酔薬を混ぜる）
症状	座位中の殿部・肛門周囲・外陰部痛 [16]
診察所見	内閉鎖筋レベルでエコーガイド下に陰部神経の圧痛を認める [13]

＊保険適応外薬剤

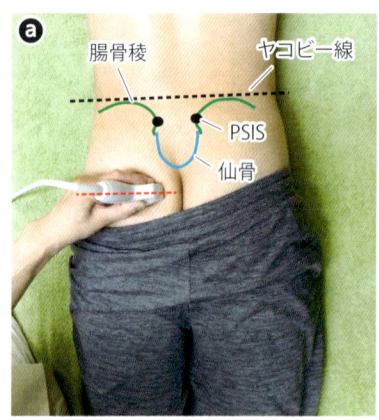
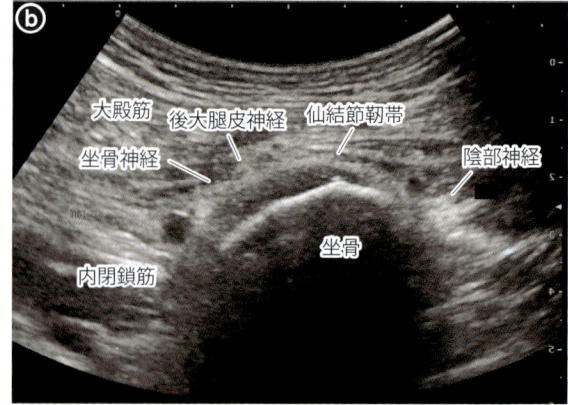
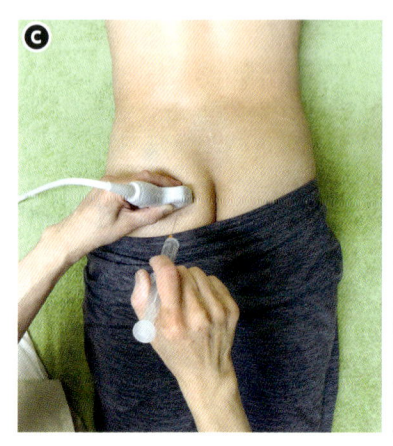
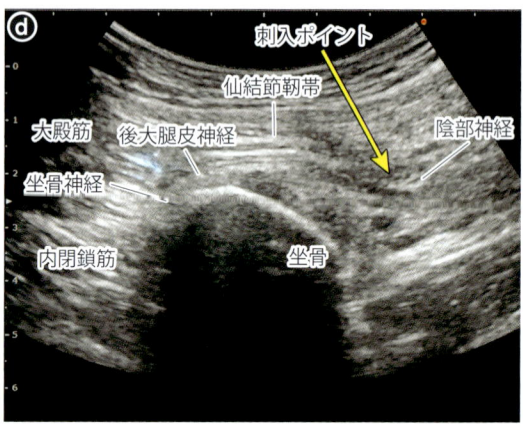

図13 ● 陰部神経（内閉鎖筋レベル）へのエコーガイド下注射（交差法） movie ❷-6-18

Ⓐ エコーガイド下注射（交差法，平行法でも可能）

❶ 患者を診察台上に腹臥位で設置する．片側ずつなら側臥位でも可能である．

❷ 梨状筋下孔にプローブを体幹に対し短軸となるように当て，梨状筋下孔から坐骨結節に向けて遠位方向にプローブを移動させていくと梨状筋下孔と坐骨結節のほぼ中間レベルに特徴的な内閉鎖筋が描出できる（図13a）．その特徴としては，円形の坐骨の表層を閉鎖孔から上がり体幹に短軸方向に内側から外側に坐骨に沿って走行し大転子に付着する．

❸ 内閉鎖筋レベルでは，同筋を挟んで坐骨の直上に仙結節靭帯が，内側に陰部神経が，外側に後大腿皮神経が，さらに外側には坐骨神経が並んで描出できる（図13b）．ここでプローブ直下に指を挿入してこれら神経の圧痛を順に確認することで罹患神経を同定しやすい．

❹ プローブに沿ってその側方を消毒する．

❺ プローブより5～10 mmほど尾側から頭側に向けて23ないし25Gカテラン針を刺入する．深さは3～4 cm程度の例が多い（図13c）．

❻ 内閉鎖筋上の仙結節靭帯の外側にある後大腿皮神経に注射針の先端が点状の高エコー像として描出されたら薬液を注入する（図13d）．

❼ 薬液が注入されることで梨状筋と上双子筋の間が拡大され，神経周囲にドーナツサインを確認できる．

> **memo** 同神経に対する注射ではブロック注射として局所麻酔薬を用いた場合は，一般に注射前処置として排便・排尿をすませ失禁を防止する処置が必要であるが，生食や重炭酸リンゲル液のみのハイドロリリースではその必要がないというメリットがある．

11 陰部神経 (Alcock 管内)

適応疾患	陰部神経性殿部（〜会陰部）痛
主に使用する薬剤	・局所麻酔薬とステロイド（重症例に使用することがある） ・生理食塩水*または重炭酸リンゲル液*（5〜10 mL，軽〜重症例すべてに適応，必要に応じて1 mL程度局所麻酔薬を混ぜる）
症状	座位中の殿部・肛門周囲・外陰部痛[16]
診察所見	Alcock 管内でエコーガイド下に同神経の圧痛を認める[13]

＊保険適応外薬剤

Ⓐ エコーガイド下注射 (交差法)

❶ 患者を診察台上に腹臥位で臥床する．片側ずつなら側臥位でも可能である．

❷ 仙骨下角と坐骨結節を結ぶ線上にプローブを当てると仙結節靭帯の長軸方向に一致する．この断面では仙結節靭帯の下層で坐骨結節のすぐ内側に内閉鎖筋の短軸像が描出される．この仙結節靭帯と内閉鎖筋の筋膜に囲まれた領域がAlcock管（陰部神経管）である（図14a，b）．

❸ ここにカラードプラを当てると，内陰部動脈の拍動（有症状例では内陰部動脈が拡張している）を確認できることが多い．この動脈に併走して陰部神経が走行してるはずであるが，この断面で陰部神経を確認することは困難なことが多い．

❹ プローブの側方を消毒する．

❺ プローブより5〜10 mmほど尾側から頭側に向けて23ないし25G カテラン針を刺入する．深さは3〜4 cm程度となることが多い（図14c）．

❻ 仙結節靭帯と内閉鎖筋の筋膜に囲まれた領域で，注射針の先端が点状の高エコー像として描出されたら薬液を注入し拡散範囲を観察する（図14d）．神経周囲にドーナツサインを確認することは難しい．

12 上殿皮神経

適応疾患	殿部外側部痛
主に使用する薬剤	・局所麻酔薬とステロイド（重症例に使用することがある） ・生理食塩水*または重炭酸リンゲル液*（5〜10 mL，軽〜重症例すべてに適応，必要に応じて1 mL程度局所麻酔薬を混ぜる）
症状	・体幹前屈と同側回旋時の腸骨稜付近の痛み，重症例では伸展でも疼痛を生じる ・「ベルトの締め付けや衣服が触れることでピリピリする」と訴える例もある
診察所見	腸骨稜のやや外側でエコーガイド下で上殿皮神経の圧痛を確認し，さらに圧痛部位を押さえたまま殿部の皮膚を寄せると圧痛は軽減し，逆に殿部の皮膚を緊張させると疼痛が増強することを確認する

＊保険適応外薬剤

❶ 患者を診察台上に腹臥位で設置する．片側ずつなら側臥位でも可能である．

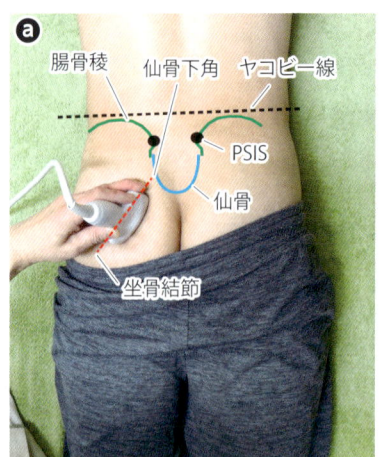 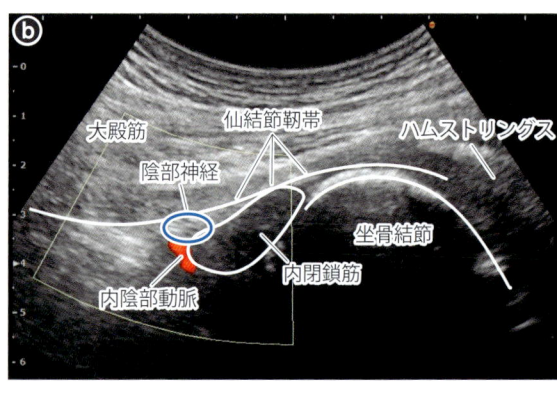

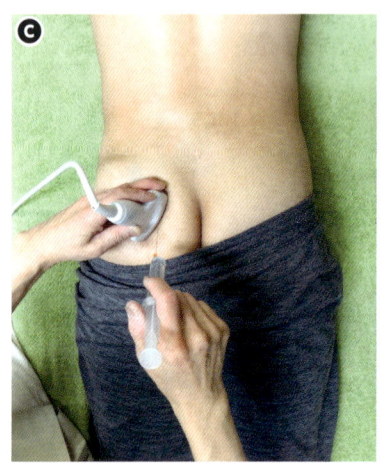 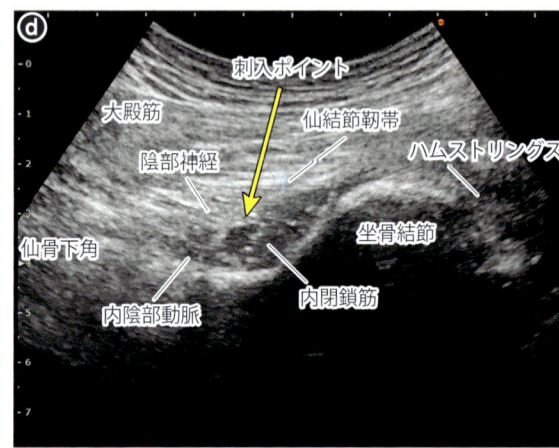

図14 ● 陰部神経（Alcock 管内）へのエコーガイド下注射（交差法）movie ❷-6-19

❷ PSIS の外側 5 cm，正中線から 7〜8 cm[17] で，腸骨稜にプローブを当てると皮下脂肪層と胸腰筋膜間に斜め外側に走行する線状構造物（上殿皮神経）が描出される．上殿皮神経を構成する内側枝，中間枝，外側枝が約 5 mm 間隔で並んでいる（図 15a，b）．

❸ プローブを上殿皮神経の長軸に合わせて当て，それに沿ってその側方を消毒する．

❹ プローブより 5〜10 mm ほど外側から 23 ないし 25G 38 mm 針かカテラン針を刺入する．深さは 1〜3cm 程度となることが多い（図 15c）．

❺ 上殿皮神経の近傍に，注射針の先端が点状の高エコー像として描出されたら薬液を注入する（図 15d）．

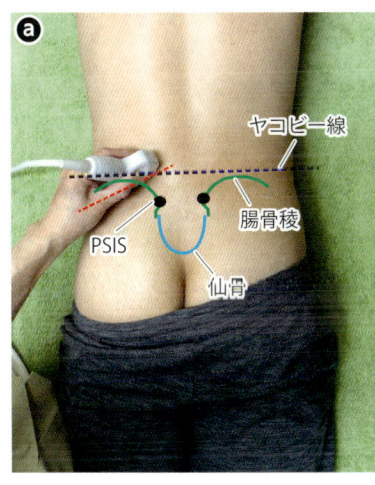
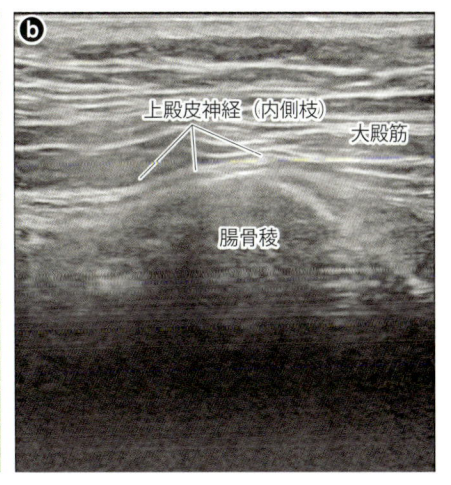
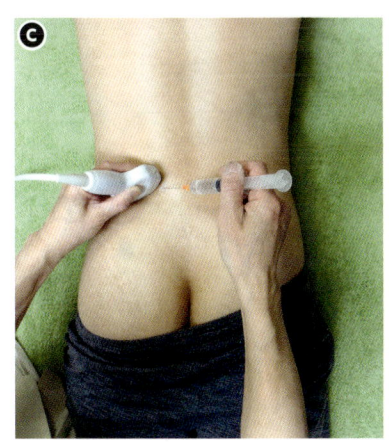
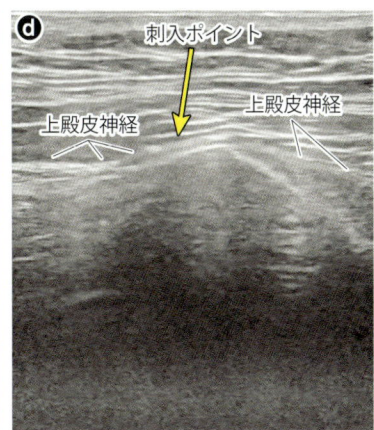

図15 ● 上殿皮神経へのエコーガイド下注射（交差法） movie ❷-6-20

13 梨状筋

適応疾患	殿部〜大腿外側部痛
主に使用する薬剤	・局所麻酔薬とステロイド（重症例に使用することがある） ・生理食塩水*または重炭酸リンゲル液*（5〜10 mL，軽〜重症例すべてに適応．必要に応じて1 mL程度局所麻酔薬を混ぜる）
症状	殿部〜大腿外側部痛
診察所見	股関節内旋制限がある例やPatrickテストで大腿後外側に疼痛を訴える例で，同筋大転子付着部ないし筋腹に圧痛を認める

＊保険適応外薬剤

Ⓐ エコーガイド下注射（交差法，平行法でも可能）

❶ 患者を診察台上に腹臥位で臥床させる．片側ずつなら側臥位でも可能である．

❷ 大転子と梨状筋上孔ないし梨状筋下孔を触知したら，プローブを大転子と梨状筋上孔（梨状筋下孔）を結ぶ方向に当て，梨状筋の筋腹を長軸で描出する．その際他動的に大腿骨を内外旋すると梨状筋と大殿筋の境界の描出が容易になる．このまま梨状筋の長軸に沿って大転子まで観察する（図16a，b）．

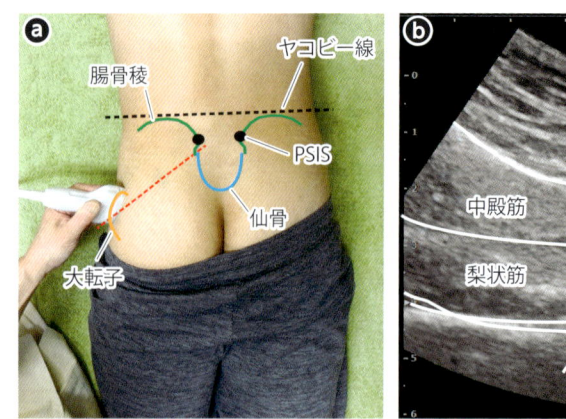
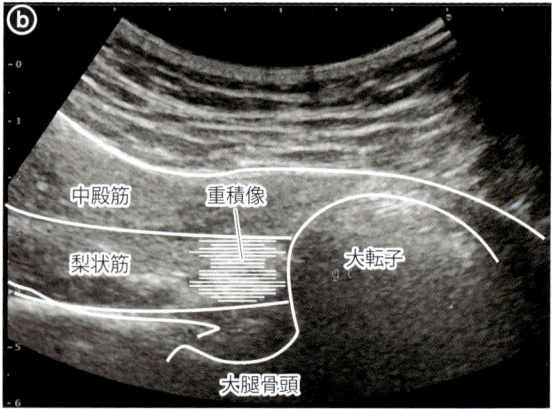
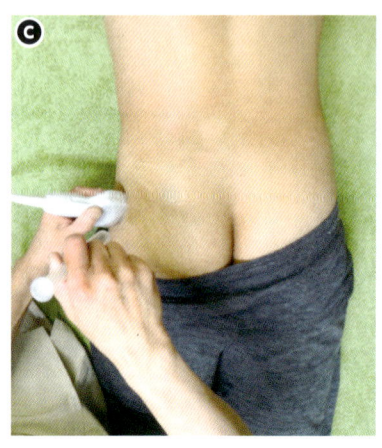
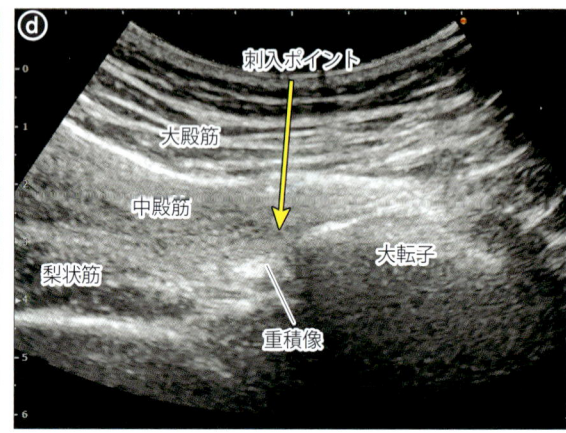

図16 ● 梨状筋（大転子付着部）へのエコーガイド下注射（交差法） movie ❷-6-21

❸ プローブの側方を消毒する．

❹ プローブより5〜10 mmほど尾側から頭側に向けて23ないし25G カテラン針を刺入する．深さは3〜4 cm程度となることが多い（図16c）．

❺ 大転子・梨状筋・中殿筋の間に注射針の先端が点状の高エコー像として描出されたら，薬液を注入する（図16d）．

❻ 拡大した大殿筋と梨状筋の間ないし大転子と梨状筋・中殿筋間に薬液が注入され，組織間がリリースされる．

> **memo** 梨状筋の仙骨側の緊張・疼痛は上殿神経または下殿神経のリリースをすることで，およそ半数の症例で梨状筋の症状も消失する．
>
> 殿部〜外側部痛を訴える患者では，エコー画像で大転子付着部付近に重積像を呈しており梨状筋と大転子との癒着を認めることが多い．

■ 文　献

1）「Fascia の評価と治療 ― 解剖・動作・エコーで導く Fascia リリースの基本と臨床」（木村裕明，他／編），pp2-17，p61，p135，文光堂，2017

2）Hancock MJ, et al：Systematic review of tests to identify the disc, SIJ or facet joint as the source of low back pain. Eur Spine J, 16：1539-1550, 2007

3）Vleeming A, et al：The function of the long dorsal sacroiliac ligament: its implication for understanding low back pain. Spine（Phila Pa 1976），21：556-562, 1996

4）吉田眞一，他：fasciaの概念からみた腰背部痛 —仙腸関節を中心に腰痛をみる.「無刀流整形外科」（柏口新二／編），pp87-111, 日本医事新報社，2017

5）Kurosawa D, et al：A Diagnostic Scoring System for Sacroiliac Joint Pain Originating from the Posterior Ligament. Pain Med, 18：228-238, 2017

6）「仙腸関節の痛み —診断のつかない腰痛」（村上栄一／著），pp29-39, 南江堂，2012

7）McGrath MC & Zhang M：Lateral branches of dorsal sacral nerve plexus and the long posterior sacroiliac ligament. Surg Radiol Anat, 27：327-330, 2005

8）Konno T, et al：Anatomical study of middle cluneal nerve entrapment. J Pain Res, 10：1431-1435, 2017

9）Murakami E, et al：Treatment strategy for sacroiliac joint-related pain at or around the posterior superior iliac spine. Clin Neurol Neurosurg, 165：43-46, 2018

10）Klauser A, et al：Feasibility of ultrasound-guided sacroiliac joint injection considering sonoanatomic landmarks at two different levels in cadavers and patients. Arthritis Rheum, 59：1618-1624, 2008

11）Kurosawa D, et al：Fluoroscopy-guided sacroiliac intraarticular injection via the middle portion of the joint. Pain Med, 18：1642-1648, 2017

12）Yamamoto I, et al：The role of the iliolumbar ligament in the lumbosacral junction. Spine（Phila Pa 1976），15：1138-1141, 1990

13）吉田眞一，他：超音波ガイド下fasciaハイドロリリースにより治療した仙腸関節障害の合併症状に関する検討. 別冊整形外科，74：167-172, 2018

14）Hernando MF, et al：Deep gluteal syndrome: anatomy, imaging, and management of sciatic nerve entrapments in the subgluteal space. Skeletal Radiol, 44：919-934, 2015

15）Arnoldussen WJ & Korten JJ：Pressure neuropathy of the posterior femoral cutaneous nerve. Clin Neurol Neurosurg, 82：57-60, 1980

16）Robert R, et al：Anatomic basis of chronic perineal pain: role of the pudendal nerve. Surg Radiol Anat, 20：93-98, 1998

17）Lu J, et al：Anatomic considerations of superior cluneal nerve at posterior iliac crest region. Clin Orthop Relat Res：224-228, 1998

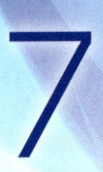

7 応用編 股関節および股関節周囲への注射療法

渡邊宣之

1 股関節穿刺

適応疾患	有痛性関節水腫，化膿性股関節炎など
主に使用する薬剤	穿刺吸引のみ，もしくは生理食塩水＋クリンダマイシン（CLDM）*
使用するエコープローブ	台形状にエコービームが照射可能なリニアプローブまたはコンベックスプローブ（以降 **5** までプローブは同様）

＊保険適応外薬剤

❶ 患者体位は仰臥位をとらせ，手技を施行する（図1a）.

❷ 上前腸骨棘（ASIS）の2横指内側2横指遠位を基準とし，プローブを当てると骨頭が見えてくる（図1b）. 股関節穿刺の場合は，Byrdの股関節注射の方法を応用し平行法で施行する[1]（図1a）.

❸ 大腿骨頭を中心に体軸に対して長軸方向からやや頸部軸に対して平行になるよう像を求める（図1a）.

❹ 関節水腫が描出されるので，関節水腫に向けて注射針を誘導する. 注射針は，20Gのカテラン針を使うとよい（図1c）.

> **memo** 描出法の詳細
>
> 　股関節は深部関節であり，通常のリニアプローブだけでは到達できない，表皮から4cmを超える深さに関心領域が存在する. 同部に正確に注射するには，リニアプローブでも深部に対応できる台形状にエコービームが照射可能なタイプ（コニカミノルタH1など）か，解像度の高いコンベックスプローブ（日立Noblus C35など）を用いる必要がある.
>
> **エコーガイド下股関節穿刺のメルクマール**
>
> 　エコーガイド下に股関節穿刺を施行する場合は，なにより円形の特徴的な形態をもつ大腿骨頭がメルクマールとなる.

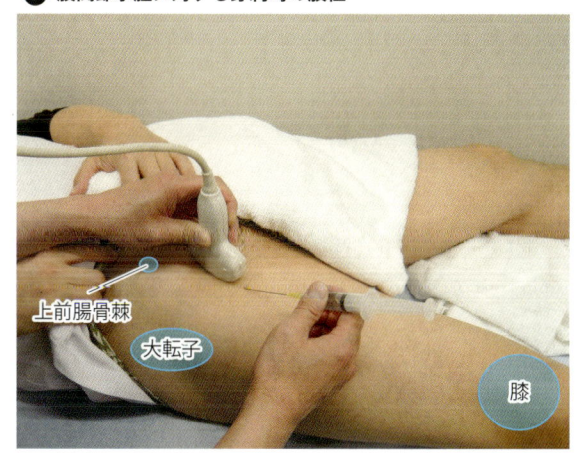
ⓐ 股関節水腫に対する穿刺時の肢位

上前腸骨棘

大転子

膝

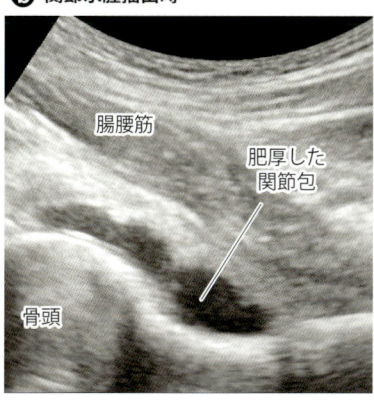
ⓑ 関節水腫描出時

腸腰筋

肥厚した
関節包

骨頭

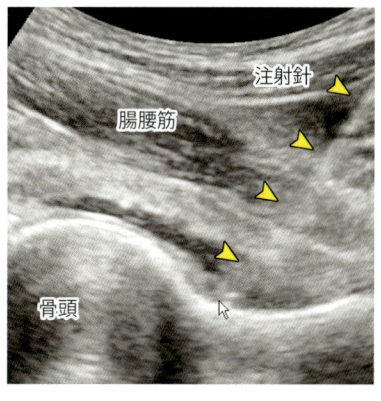
ⓒ 穿刺時

注射針

腸腰筋

骨頭

図1 ●股関節穿刺時

2　一般的な股関節注射法

適応疾患	診断的関節内注射が必要な疾患 股関節唇損傷におけるMRアルトロまたはCTアルトロ
主に使用する薬剤	局所麻酔薬，造影剤＋局所麻酔薬＋ステロイド

　股関節への関節内注射を施行する場合，ランドマーク法とエコーガイド下注射があげられる．エコーガイド下に施行する場合の参考になるのでランドマーク法についても文献と手技を紹介しておく．

Ⓐ 注射の準備

● 用意する物

　注射器は20 mLの規格を使用する．50 mLは大きすぎ，扱いが難しい．針は過去の文献では18〜20GのSpinal針を使用しているケースが散見されるが，手軽に手に入る20Gのカテラン針を筆者は使用している．これより細い23Gは関節外の注射の際には使用することもあるが，エコー下での針の視認性が悪いのと関節内への薬液注入にはポンプを押すのに相当な力を有すると

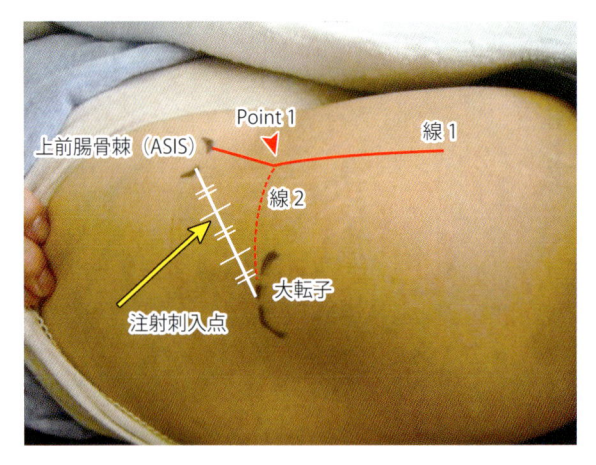

図2 ● ランドマーク法

きがあり，現実的ではない．

● 注射液

　関節造影MRアルトロの際は，0.5％キシロカイン®20 mL＋水溶性プレドニン®0.4％2 mg（0.5 mL）にガドリニウムの造影剤（0.5 mL）を加え，関節内注射する．単純に診断的股関節注射を行うだけの場合，1％キシロカイン®10 mLもよく用いる．

● 肢位

　患者を検査着に着替えさせ，体位は仰臥位をとらせる．注射後関節唇のエコー動態を確認するため，ズボンタイプなら片脚を脱がせる．羞恥心を抱かせないため下着は脱がせず，いわゆるハイレグの状態にたくし上げ，患者に保持させる．男性のトランクスタイプでも問題のないことが多い．

　注射の前に膝もしくは大腿の下に枕を入れて軽度（10度程度）屈曲位をとると，前方関節包の緊張がゆるみ注射薬が入りやすくなる．

Ⓑ ランドマーク法

　過去の報告では透視にならって，上前腸骨棘（ASIS）と大転子上端をメルクマールに前方から垂直に骨頭をめがけて刺入する方法が多く用いられている．しかし刺入点が大腿動静脈や神経に近い懸念がある．

　Masoudらは図2に示す方法を提唱している[2]．

❶ASISから膝中心に線1を引き，それに向けて大転子上端から垂直に線2を引く（図2）．

❷ASISと大転子上端を結んだ線を二等分し，ASISから近い1/3の点（⇒：注射刺入点）のsoft spotから線1と線2の交点（►：Point1）の冠状断に下方，30度傾けて刺入する[2]．

Ⓒ エコーガイド下股関節注射（平行法）[3, 4]

● 注射の方法・位置決めと消毒

❶ASISより2横指下方2横指内方にプローブを当て，長軸方向に大腿骨頭を描出する（図3a）．変形の強い症例などは股関節を他動的に動かし，骨頭を同定し画面中央にもってくる（図3b）．

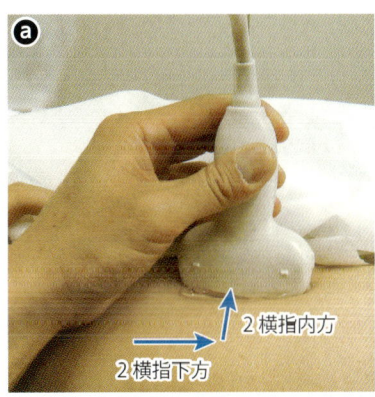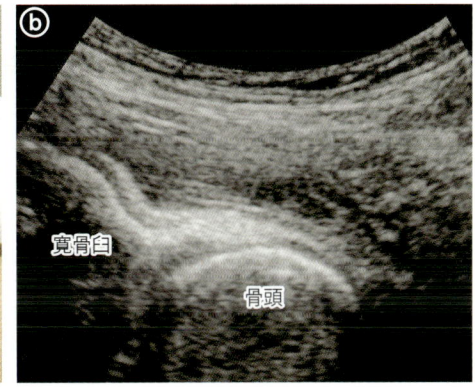

図3 ● 長軸像での大腿骨頭描出 movie ❷-7-01

a) ASISの2横指下方2横指内方.

❷ プローブを90度回転させ，短軸像を求めた後，指で押して刺入点を確認する．その際なるべく骨頭の最大径を求めるようにすると，注射の際に関節唇を刺激することや，頸部の外側にある回旋動静脈を穿刺することがない（図4）．

❸ 骨頭を描出したら，プローブの外側の皮膚とプローブの間のエコーゼリーを丁寧に拭きとる．

❹ 注射部位を消毒する（第1章-1参照）．摂子の先などで刺入部位を確認し，プローブから1〜1.5横指のところでプローブに対し平行に骨頭に向け刺入する（図5a）．針先が骨頭に当たったら，静かに薬液を注入する（図5b）．

❺ 関節包内にエコー輝度の高く見える薬液が関節腔内に注入される（図6a）．一般的にエコーでは，高輝度の粒が流体で注入され，関節包の拡大が観察できれば，問題なく刺入されている（図6b）．

❻ 注射後，他動的に股関節を動かし，関節唇の動態観察を行う．

---

memo ランドマーク法での刺入点

ランドマーク法での刺入点は，後述するエコーガイド下での注射より刺入点はやや背側に近くなる．しかしながら股関節鏡の際の前外側ポータル（anterior lateral portal）にも類似した刺入点があるので，股関節鏡を前提とした症例の参考になる．

ゼリーの除去と二重消毒

ゼリーの除去と二重消毒をしっかり行い，プローブから離れた位置から注射するのは感染を絶対避けねばならない股関節エコーガイド下注射において重要となる．

抵抗が強い場合の刺入法

抵抗が強い場合は，下記のように対応する．
- 注射器を回転させ，スムースに入るところで薬液を注入する．
- いったん引いて角度を変え刺し直す．
- 関節包が硬い場合，ある程度薬液を注入できるところで，状況によってはプローブを介助者に支えてもらいながら両手（もしくは利き手）で注入する．

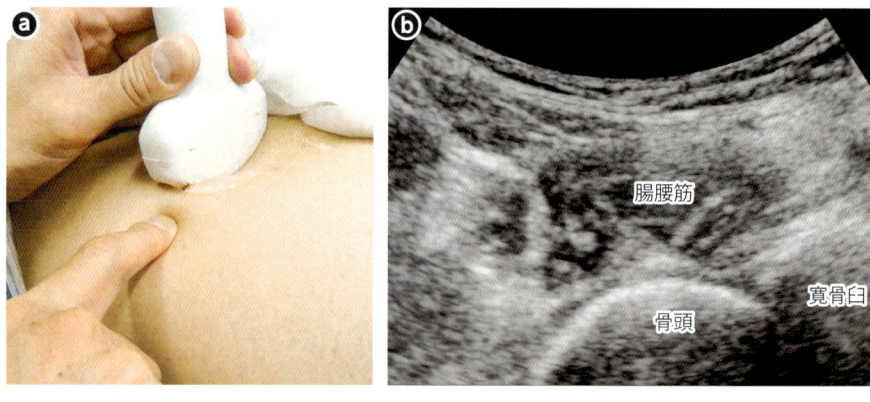

図4 ● 短軸像での大腿骨頭描出 movie ❷-7-01

b）骨頭の短軸像.

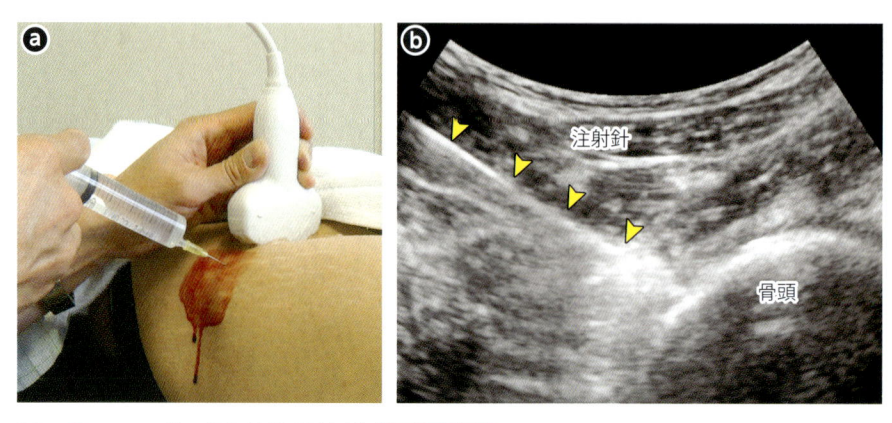

図5 ● エコーガイド下股関節注射 movie ❷-7-01

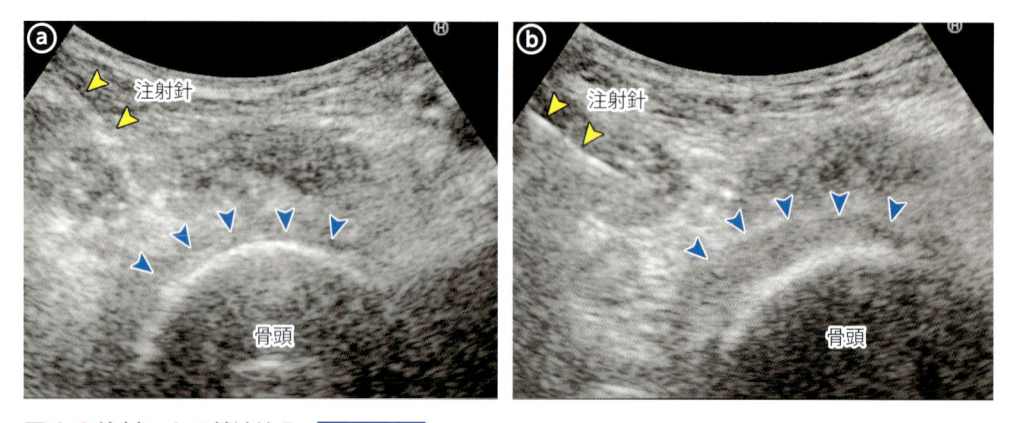

図6 ● 注射による薬液注入 movie ❷-7-01

aからbにかけて，▶で示す関節包が薬液で膨張するのがわかる.

3 外側型関節外弾発股への注射

適応疾患	外側型関節外弾発股[*1]
主に使用する薬剤	局所麻酔薬+ステロイドまたは局所麻酔薬+生理食塩水[*2]

[*1]：外側型関節外弾発股は，腸脛靭帯の肥厚部位（特に後方に存在することが多い）が，滑膜炎などで肥厚した大転子滑液胞を乗り越える際に弾発現象を起こすものである．
[*2]：保険適応外薬剤

Ⓐ エコーガイド下注射（平行法）

本疾患に対する保存療法として，大転子滑液胞への注射療法およびOber変法など腸脛靭帯のストレッチを指導する．

❶ 患者を側臥位にさせ患部を上にする．

❷ 主にコンベックスプローブで，患側を上にした側臥位をとらせ，弾発部位を確認する（図7）．大転子部で体軸に対し直角にエコープローブを当てる．その際に病変部からプローブが離れないよう注意する．

❸ 大転子後方から，肥厚する腸脛靭帯と大転子の間に向けて，薬剤を平行法で注射する（図8）．

> **memo ランドマーク法を行わない理由**
> ランドマーク法は弾発部などの軟部組織の病変部位の同定が困難であり，注射の位置・効果ともに不明となるため行わない．
>
> **症状が軽快しない場合**
> 症状が軽快せず，日常生活や運動に支障をきたすようなら，手術治療の適応となる．その場合筆者は鏡視下手術を主に施行している．

4 小殿筋への注射

適応疾患	小殿筋周囲痛
主に使用する薬剤	生理食塩水[*]，局所麻酔薬，ステロイドなど

[*]保険適応外薬剤

Ⓐ エコーガイド下注射（平行法）

❶ 患部を下とした側臥位をとらせる．小殿筋は中殿筋と同様大転子に停止するがその停止部位は中殿筋より深部でやや前方に位置する（図9）．

❷ 大転子と大腿骨頭をメルクマールとし，圧痛点までプローブを前方に平行移動する（図10a）．

❸ 大転子に付着する中殿筋と小殿筋の筋線維を長軸で描出し，特に疼痛と関連すると思われる筋間に平行法で注射する（図10b）．

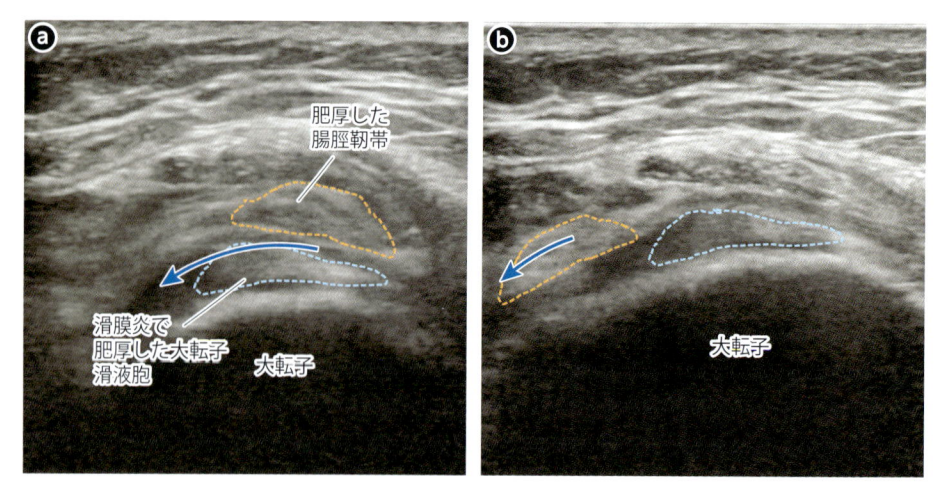

図7 ● 大転子部での弾発現象
短軸像, ⓐが前方. 大転子滑液胞を腸脛靭帯が乗り越える際に弾発現象が起きる.

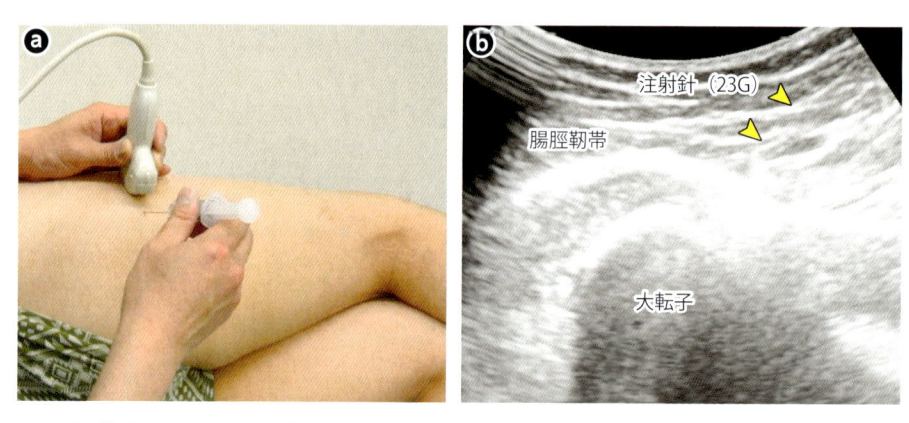

図8 ● 弾発股へのエコーガイド下注射（平行法）
短軸像を出し, 特に肥厚した弾発が励起される部位に平行法もしくは交差法で注射する.

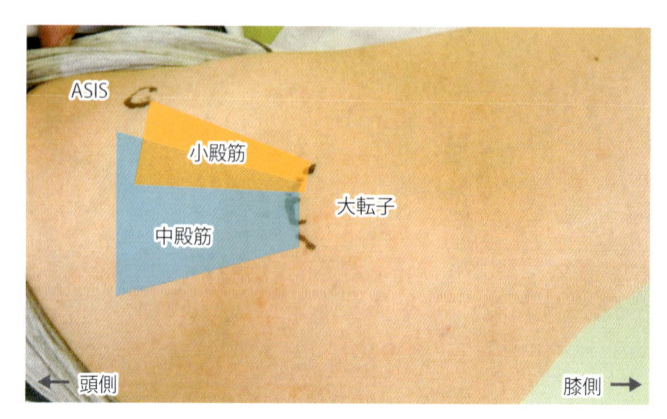

図9 ● 小殿筋体表解剖
側面よりみた小殿筋の体表解剖.

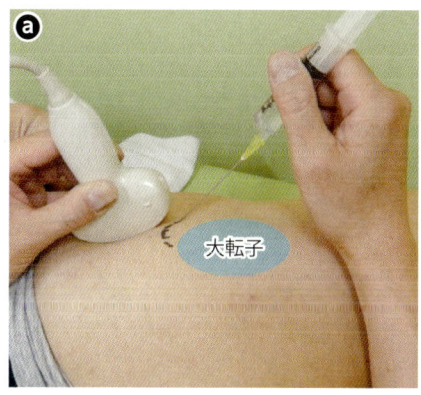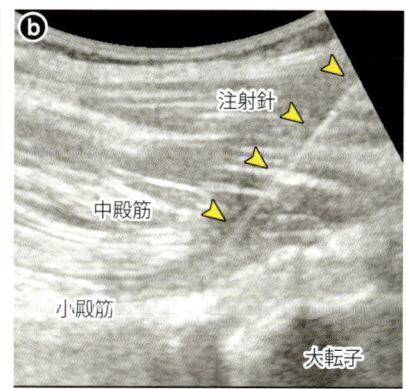

図10 ● 小殿筋の描出と注射

> **memo** 小殿筋の疼痛を訴える症例は多く確認される. 疼痛部位が股関節前方外側であるので, FAIの疼痛と誤認されるケースも多いが, 下記のような特徴がある.
> ・anterior impingement signがみられない.
> ・小殿筋（股関節前外方）の顕著な圧痛がある.
> ・同部の注射療法や理学療法で改善する.

5 閉鎖神経への注射

適応疾患	閉鎖神経障害
主に使用する薬剤	生理食塩水*, 局所麻酔薬, ステロイドなど

＊保険適応外薬剤

閉鎖神経は, 閉鎖孔にある閉鎖神経管を出た後, 閉鎖神経前枝と後枝に分かれ, 閉鎖神経前枝は長内転筋と短内転筋と恥骨筋の間のY字を通過する（図11）.

Ⓐ ランドマーク法[5]

❶ 体位は仰臥位をとらせる.

❷ 股間にある閉鎖孔を十分触診し, しっかりと消毒を行う.

❸ 恥骨下肢に針を当て, そのまま針先を恥骨上枝方向に変えて閉鎖神経管へ刺入し, 薬剤を注射する.

> **memo** 閉鎖神経障害の鑑別
> 閉鎖神経障害は特に股関節外転外旋時に疼痛を訴え, かつ股関節周囲痛を呈するので, 特に大腿骨寛骨臼インピンジメント（FAI）との鑑別が重要である. 本症が原因であった場合は鏡視下手術後も愁訴が継続し治療に難渋することが多い.

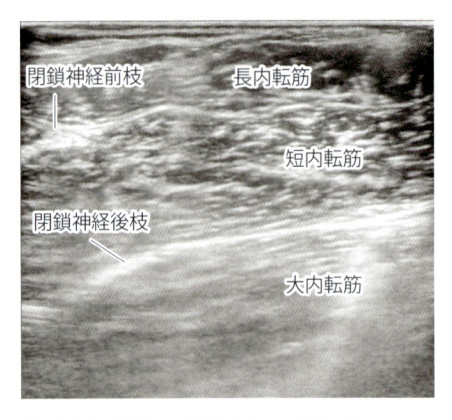

図11 ● 閉鎖神経前後枝と内転筋
リニアプローブで描出した閉鎖神経前枝と後枝.

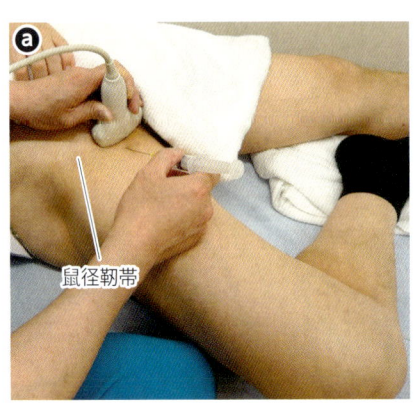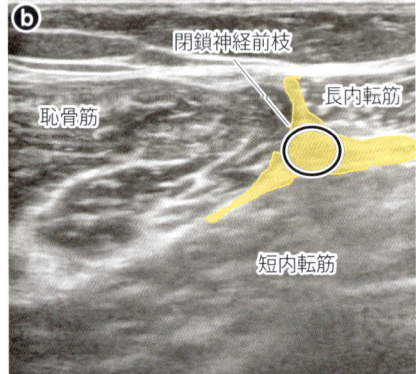

図12 ● 閉鎖神経前枝
長内転筋，短内転筋，恥骨筋のつくるY字の中心にある.

⚠Pitfall

ランドマーク法による閉鎖神経への注射の注意

　ランドマーク法は股関節外転外旋が疼痛のため困難な症例には有効となることもある．しかしながら，腹腔内に針を刺してしまう危険がある．

　あまり自信がないときには恥骨下肢の骨に針を当てたまま1%キシロカイン® を10 mLほど注入すれば浸潤して麻酔されることも多い.

Ⓑ エコーガイド下注射法（交差法）

❶ 仰臥位で手技を施行する．やや股関節を開排させたほうが，エコー画像で神経が観察しやすいときもある（図12a）.

❷ 閉鎖神経前枝を狙う際は，鼠径靭帯のやや遠位でリニアプローブを短軸方向に当てる（図12b）. 肥満・肉厚な症例によってはコンベックスプローブを用いる.

❸ 長内転筋，短内転筋，恥骨筋のつくるY字の中心の閉鎖神経前枝に交差法で刺入する（図12b）.

memo 股関節内へのエコーガイド下注射について

　股関節に注射する必要が生じるのは，FAIにおける関節唇損傷をMRI画像で明らかにする場合である．3テスラMRIを除けば，放射状関節造影MRIアルトロ（rMRA）を施行することではじめて関節唇損傷は描出可能であると言っても過言ではない．この際にキシロカイン®を混注することで，関節内由来の疼痛かどうかを同時に鑑別する診断的股関節注射を行うことができる．

　股関節に注射を施行する場合，関節内に確実に注射針の針先を導き，確実に薬液を関節内に投与する必要がある．

　従来，主に施行されてきたX線透視下での注射は，アレルギー発生の確率の高いヨード造影剤を混ぜたうえで，検者および患者の被曝のうえ行わなければならず，患者にも特に検者にも安全とは言いがたい．

　その点では，注射対象と針先を確認しながら注射でき，また薬液の組織への入り方を確認しながら施行可能なエコーガイド下注射は最適である．

　ただし注射の際は，特に針先を神経終末の集中する関節唇に接触させない，また回旋動脈に薬液を注入しキシロカイン®ショックを誘発しない，大腿神経・大腿動静脈に影響を与えない，などの注意点がある．

閉鎖神経前枝後枝の描出

　プローブを近位に移動すると長内転筋と短内転筋間の閉鎖神経前枝，短内転筋と大内転筋間に閉鎖神経後枝が確認できる場合がある（図11）．

描出困難な患者への閉鎖神経へのエコーガイド下注射

　痩せた患者でリニアプローブが適応できるなど条件が整わないと難しいこともある．その際は股関節を開排させ，コンベックスプローブにてプローブをやや手前に傾けると抽出できる．

描出法の詳細

　閉鎖神経前枝と閉鎖神経後枝の描出法は，Anesthesia & AnalgesiaのTaha AMの文献に詳しい[6]．

文献

1）Byrd JW, et al：Ultrasound-guided hip injections：a comparative study with fluoroscopy-guided injections. Arthroscopy, 30：42-46, 2014

2）Masoud MA & Said HG：Intra-articular hip injection using anatomic surface landmarks. Arthrosc Tech, 2：e147-e149, 2013

3）渡邊宣之，他：股関節唇損傷例に対する超音波ガイド下関節注射後放射状撮像関節造影MRIの検討．別冊整形外科，62：95，2012

4）渡邊宣之：Femoroacetabular impingementに対する超音波ガイド下股関節注射．臨床雑誌整形外科，66：900-903，2015

5）「ペインクリニック —神経ブロック法」（若杉文吉/監，大瀬戸清茂，他/編），p187，医学書院，2000

6）Taha AM：Brief reports: ultrasound-guided obturator nerve block：a proximal interfascial technique. Anesth Analg, 114：236-239, 2012

8 応用編 足関節および足関節周囲への注射療法

根井　雅, 笹原　潤

1 足関節

適応疾患	変形性足関節症, 足関節炎, 足関節水腫・血腫など
主に使用する薬剤	ステロイド, 局所麻酔薬
使用するエコープローブ	リニア (以降6までプローブは同様)

Ⓐ エコーガイド下注射 (交差法)

❶ 座位で, 膝伸展位をとらせ踵部をキャスターがない椅子の上に乗せる.

❷ 足関節前内側にプローブを当て, 前脛骨筋腱の長軸像が描出されるあたりで足関節の短軸像を描出する (図1a, b). その際, 足関節裂隙が画面の中央に描出されようにプローブの位置を調整する. 足関節水腫・血腫の場合, 足関節底屈位では関節内貯留液が後方へ移動して前方からは水腫・血腫が観察できない場合もあるので, 足関節背屈位でも観察する (図1c).

❸ プローブの内側を消毒する.

❹ プローブの約5～10 mm内側から外側へ向け注射針を刺入する (図1d, e). 注射時に針先の位置を把握しにくい場合は, プローブを90度回転させて平行法にすると針が描出しやすくなる (図1f, g).

❺ 足関節裂隙に注射針の先端が白い点状の高エコー像として描出されたら, 薬液を注入する (図1e). 足関節水腫・血腫の穿刺を行う場合は, 注射時に適宜平行法にすると注射針の位置が確認しやすい (図1f, g).

❻ 関節内に薬液が入るときに, 薬液の流れを確認する. 確認できない場合はプローブを内外側にスライドさせ, 関節外に漏れていないようであればそのまま注入する.

> **memo**　ランドマーク法による注射の成功率は, エコーガイド下注射と比較して総じて低いことが報告[1] されている. 神経血管束をよけて正確に注射するために, ランドマーク法による注射ではなくエコーガイド下注射を行う.

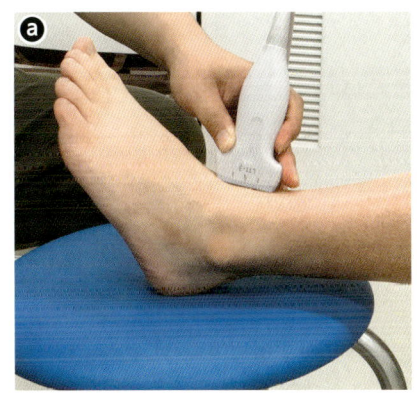

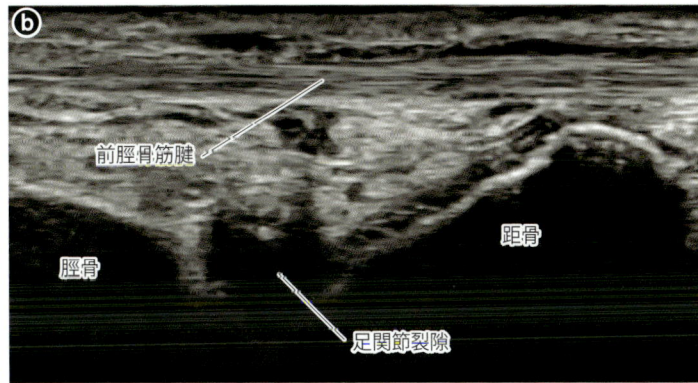

前脛骨筋腱

距骨

脛骨

足関節裂隙

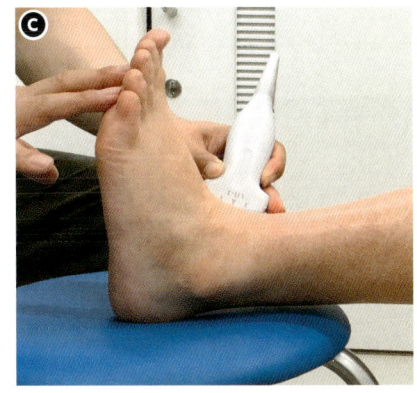

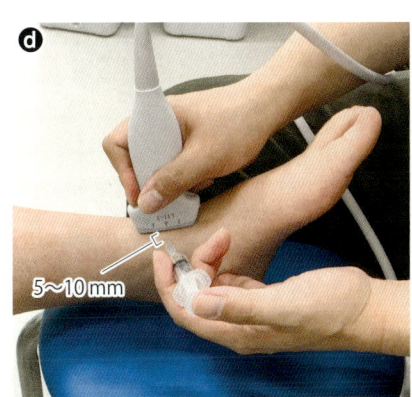

5～10 mm

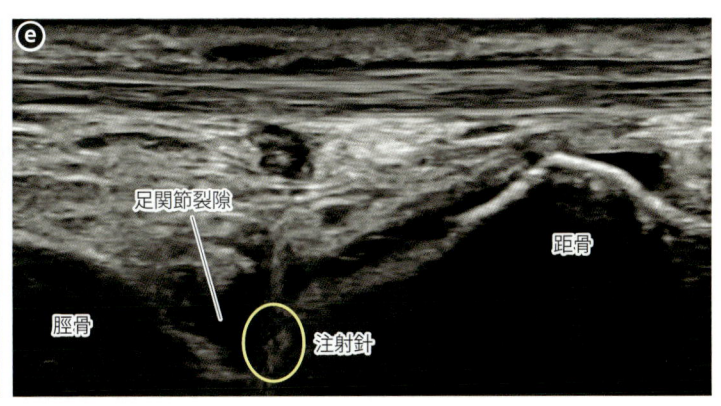

足関節裂隙

距骨

脛骨

注射針

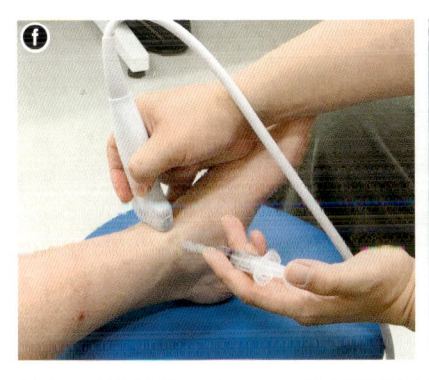

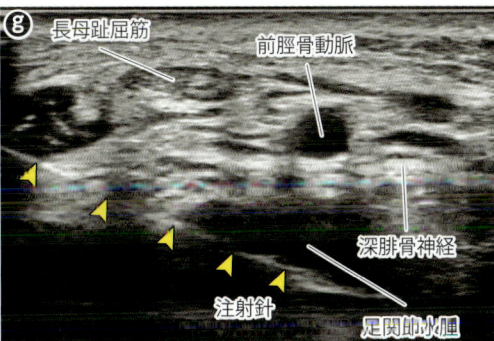

長母趾屈筋

前脛骨動脈

深腓骨神経

注射針

足関節水腫

図1 ● 足関節内へのエコーガイド下注射（交差法）

適応疾患	変形性遠位脛腓関節症，遠位脛腓骨靭帯結合損傷後遺残疼痛など
主に使用する薬剤	ステロイド，局所麻酔薬

Ⓐ **エコーガイド下注射（交差法）**

❶ 座位で，膝伸展位をとらせ踵部をキャスターがない椅子の上に乗せる．

❷ 足関節（距腿関節）前外側にプローブを当て，前下脛腓靭帯の長軸像を描出する（図2a，b，►）．

❸ プローブの近位を消毒する．

❹ プローブの約5〜10 mm近位から遠位へ向け注射針を刺入する（図2c）．

❺ 前下脛腓靭帯の深部に注射針の先端が白い点状の高エコー像として描出されたら，薬液を注入する（図2d）．

❻ 関節内に薬液が入るときに，薬液の流れを確認する．

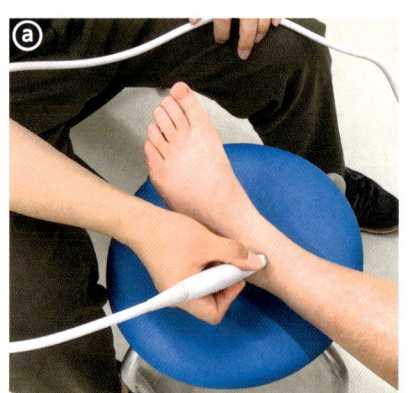
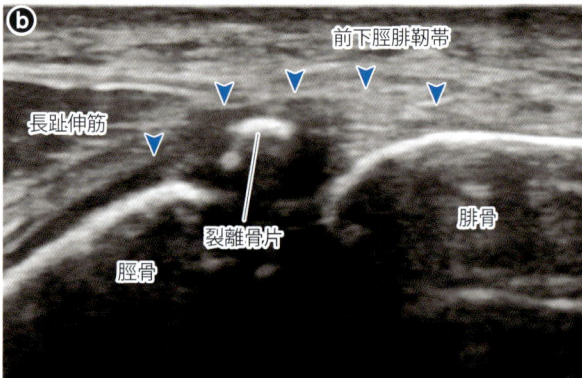
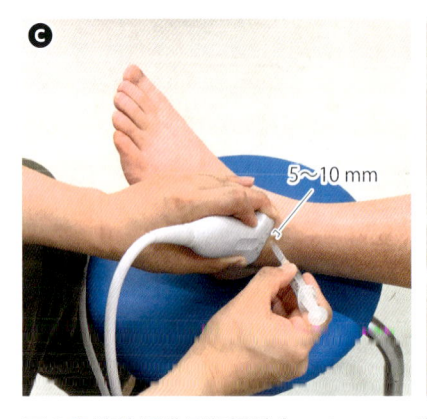
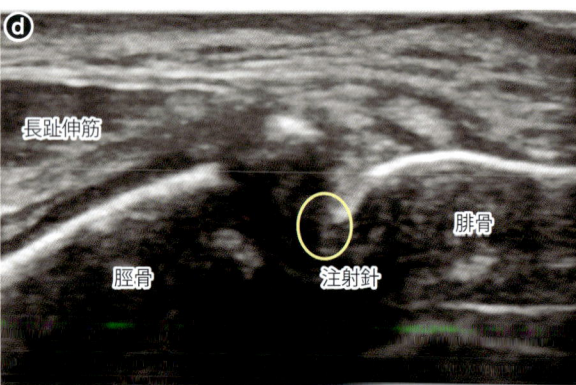

図2 ● 遠位脛腓骨靭帯結合へのエコーガイド下注射（交差法）

3 距骨下関節

適応疾患	変形性距骨下関節症，距骨下関節炎，距骨下関節水腫・血腫など
主に使用する薬剤	ステロイド，局所麻酔薬

Ⓐ エコーガイド下注射（交差法）

❶ 座位で，膝伸展位・下腿やや内旋位をとらせ踵部をキャスターがない椅子の上に乗せる．

❷ 外果前方にプローブを当て，距骨下関節の短軸像を描出する（図3a）．距骨下関節の水腫・血腫を観察するときは，プローブの踵骨側は動かさず距骨側を少し遠位に回転させる．距骨が消

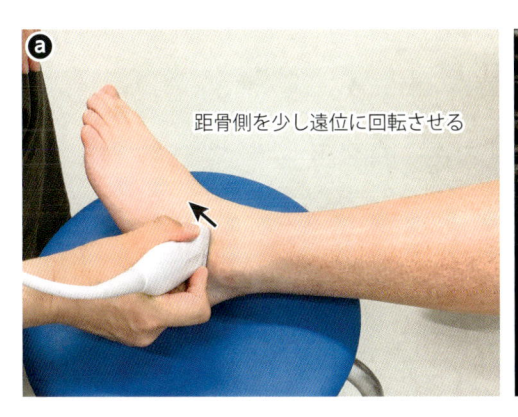
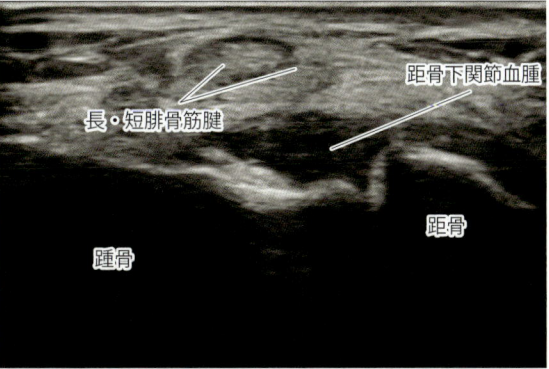

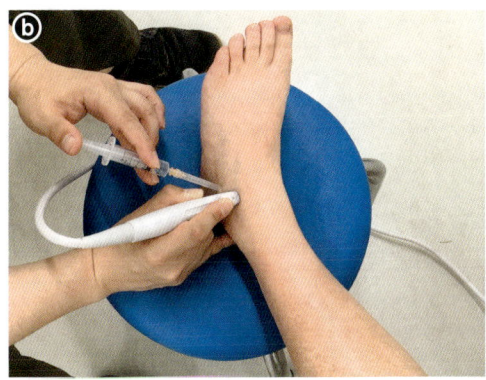
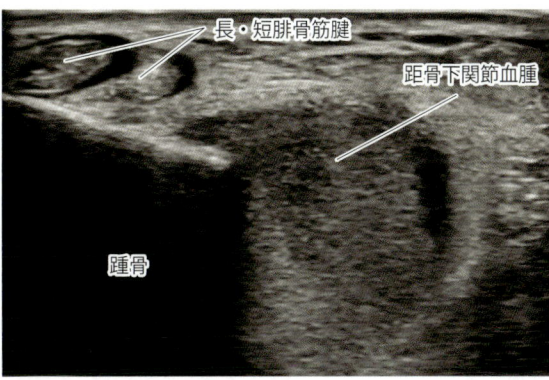

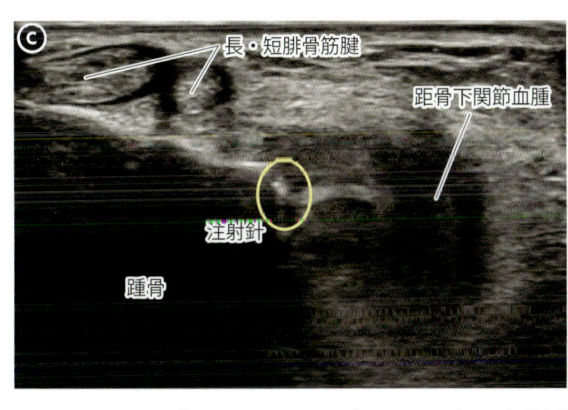
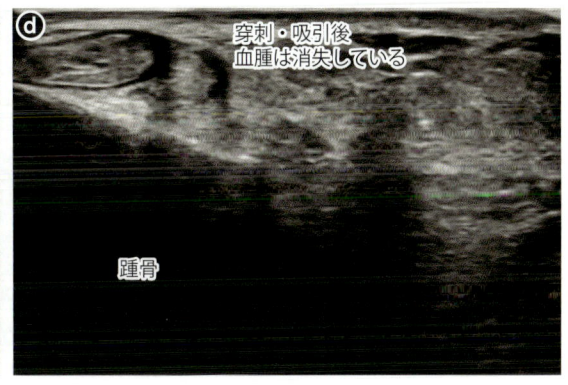

図3 ● 距骨下関節内へのエコーガイド下注射（交差法）
距骨下関節血腫の症例で施行．

えたあたりが距骨下関節の水腫・血腫を観察しやすい（図3b）.

❸ プローブの遠位を消毒する.

❹ プローブの約5～10mm遠位から近位へ向け注射針を刺入する（図3b）. 近位から刺入すると，外果が干渉して注射針が進められないことがあるため，必ず遠位から刺入する.

❺ 距骨下関節裂隙に注射針の先端が白い点状の高エコー像として描出されたら，薬液を注入する（図3c）. 距骨下関節水腫・血腫の穿刺を行う場合も，注射針の先端が白い点状の高エコー像として描出されたら穿刺・吸引を行う（図3c, d）.

❻ 関節内に薬液が入るときに，薬液の流れを確認する.

4 中足趾節（MTP）関節

適応疾患	強剛母趾，中足趾節関節炎など
主に使用する薬剤	ステロイド，局所麻酔薬

Ⓐ エコーガイド下注射（交差法）

❶ 座位で，膝屈曲位をとらせ足底をキャスターがない椅子の上に乗せる.

❷ 足背にプローブを当て，中足趾節（MTP）関節の短軸像を描出する（図4a, b）.

❸ プローブの外側を消毒する.

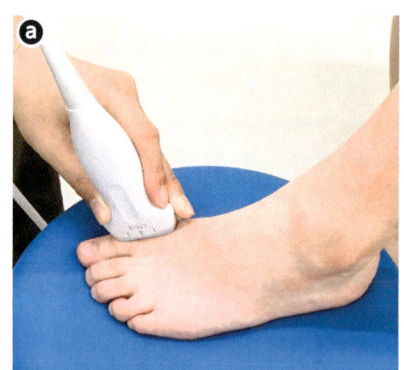
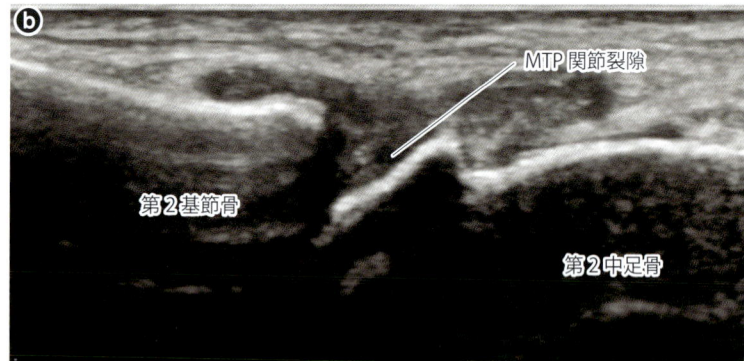
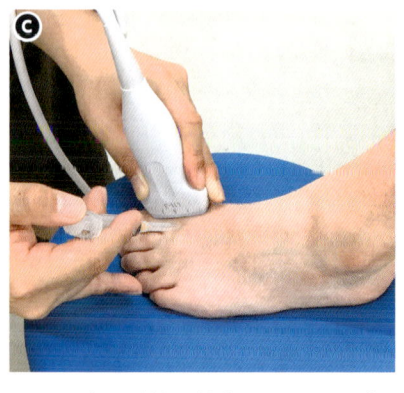
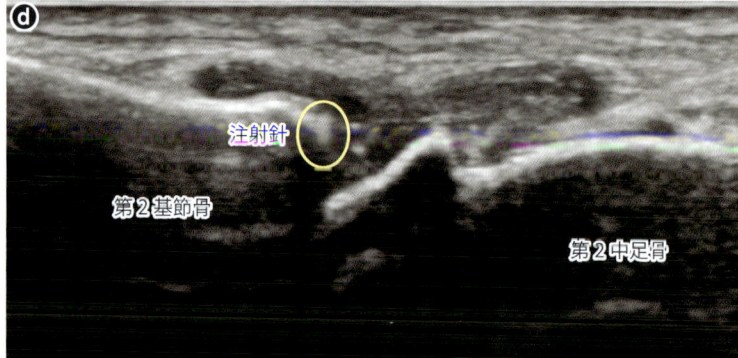

図4 ● 中足趾節関節内へのエコーガイド下注射（交差法）
エコー画像は第2MTP関節への注射を示す.

❹ プローブの約5～10 mm外側から内側へ向け注射針を刺入する（図4c）.

❺ MTP関節裂隙に注射針の先端が白い点状の高エコー像として描出されたら，薬液を注入する（図4d）.

❻ 関節内に薬液が入るときに，薬液の流れを確認する.

5 アキレス腱周囲

適応疾患	アキレス腱症，アキレス腱周囲炎など
主に使用する薬剤	局所麻酔薬，希釈した局所麻酔薬

Ⓐ エコーガイド下注射（交差法）によるハイドロリリース

❶ ベッド上で側臥位をとらせる．患部がアキレス腱外側（下腿筋膜など）の場合は，患側上の側臥位で患側下肢は後方に，健側下肢は前方に位置させる（図5a）．患部がアキレス腱内側（足底筋腱など）の場合は，患側下の側臥位で患側下肢は後方に，健側下肢は前方に位置させる（図5b）.

❷ アキレス腱上にプローブを当ててアキレス腱の短軸像を描出し，疼痛の原因となっている周囲組織も描出する（図5c, d）.

❸ プローブの近位を消毒する.

❹ プローブの約5～10 mm近位から遠位へ向け，注射針を刺入する（図5e）.

❺ アキレス腱周囲の標的位置に注射針の先端が白い点状の高エコー像として描出されたら，薬液を注入する（図5f）.

❻ アキレス腱と疼痛の原因となっているその周囲組織の間に薬液が入っているか確認する（図5g）．注入時は適宜プローブを遠位へスライドさせて，リリースしたい部位に薬液（▶）が広がっているか確認する.

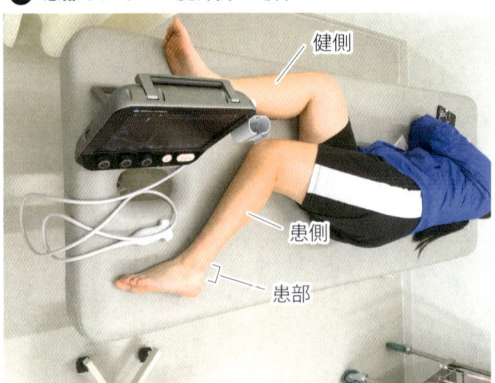

ⓐ 患部がアキレス腱外側の場合

健側
患側
患部

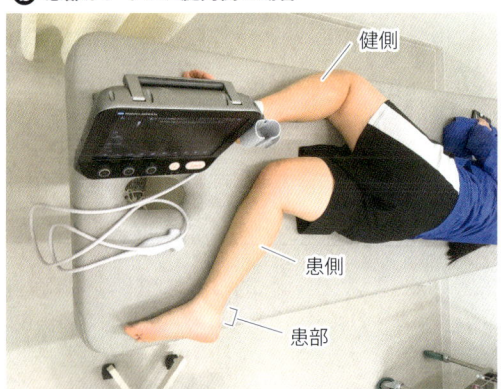

ⓑ 患部がアキレス腱内側の場合

健側
患側
患部

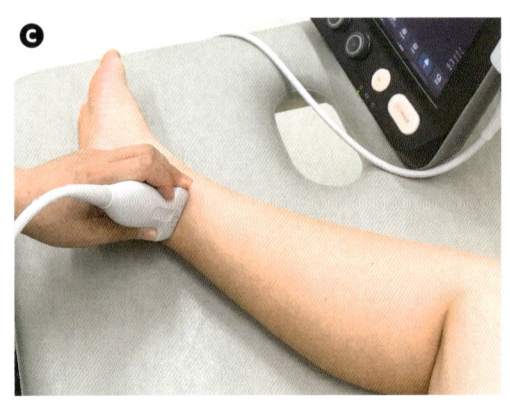

ⓒ

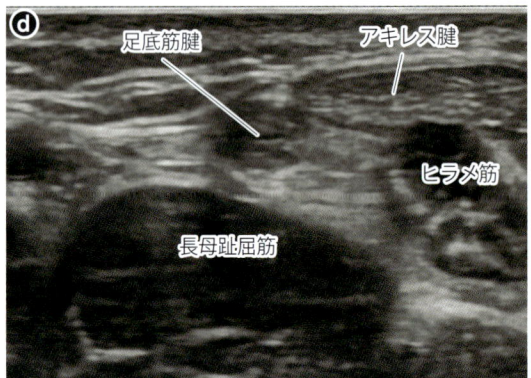

ⓓ 足底筋腱　アキレス腱
ヒラメ筋
長母趾屈筋

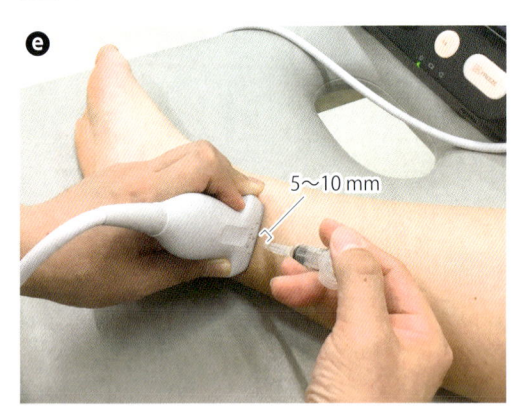

ⓔ 5〜10 mm

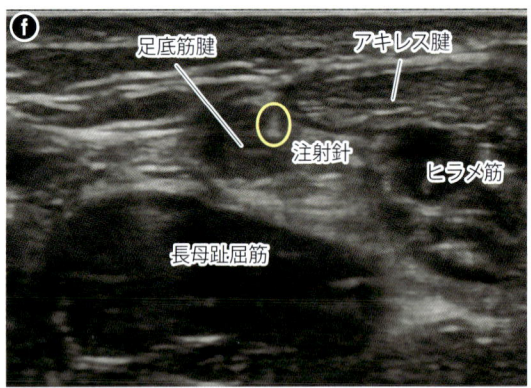

ⓕ 足底筋腱　アキレス腱
注射針
ヒラメ筋
長母趾屈筋

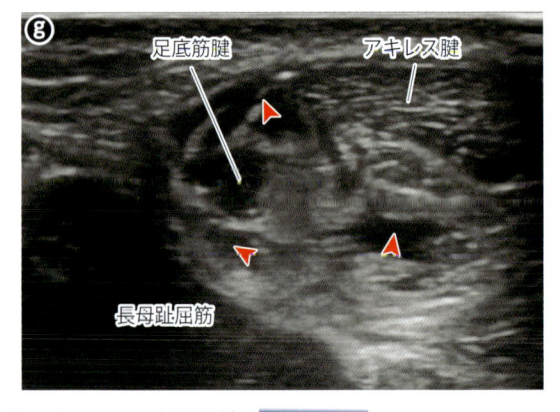

ⓖ 足底筋腱　アキレス腱
長母趾屈筋

図5 ● アキレス腱周囲へのエコーガイド下ハイドロリリース（交差法） movie❷-8-01

d, f, g）アキレス腱〜足底筋腱間を示す.

6 足底腱膜付着部

適応疾患	足底腱膜炎（付着部型）など
主に使用する薬剤	ステロイド，局所麻酔薬

Ⓐ エコーガイド下注射（平行法と交差法を併用）

❶ ベッド上で側臥位をとらせる．患側下の側臥位で患側下肢は後方に，健側下肢は前方に位置させる（図6a）．

❷ 足底にプローブを当てて足底腱膜の長軸像を描出する（図6b，c）．肥厚している付着部を確認したら，プローブを90度回転させて足底腱膜付着部の短軸像を描出する（図6d，e，▶）．

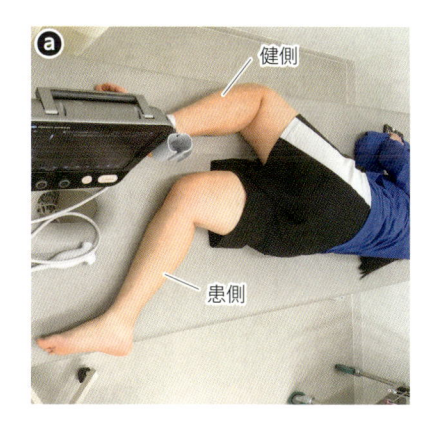

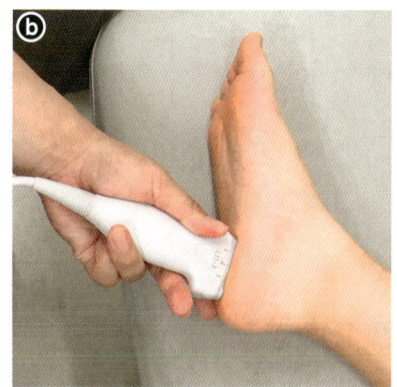

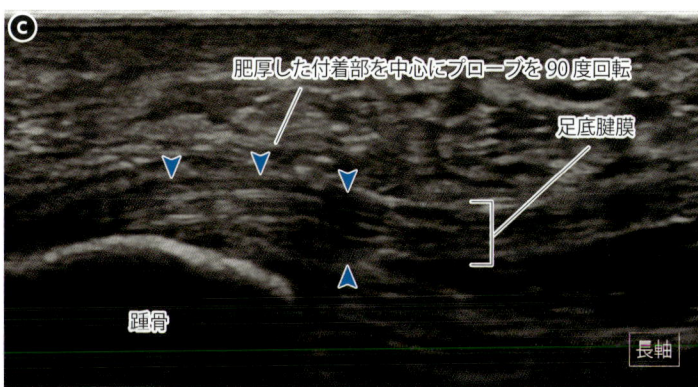

肥厚した付着部を中心にプローブを90度回転

足底腱膜

踵骨

長軸

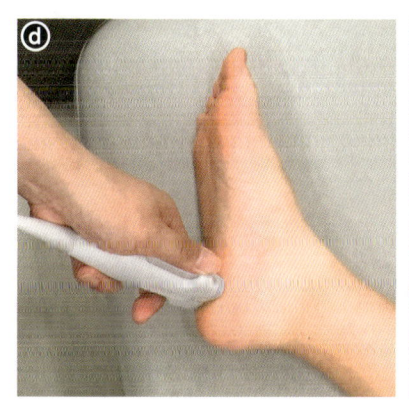

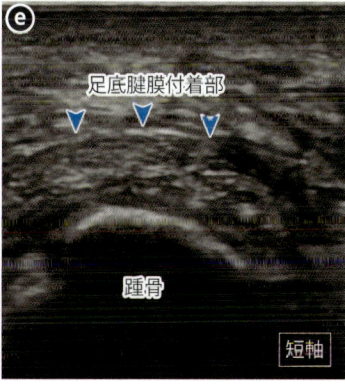

足底腱膜付着部

踵骨

短軸

図6 ● 足底腱膜付着部へのエコーガイド下注射（平行法と交差法を併用）movie❷-8-02
（次ページへつづく）

（図6のつづき）

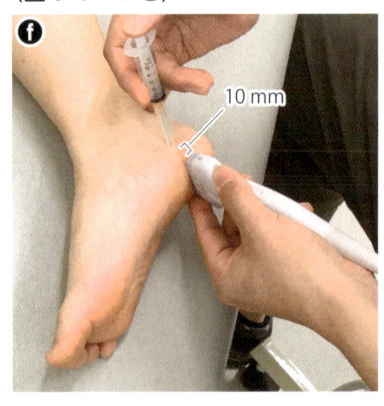
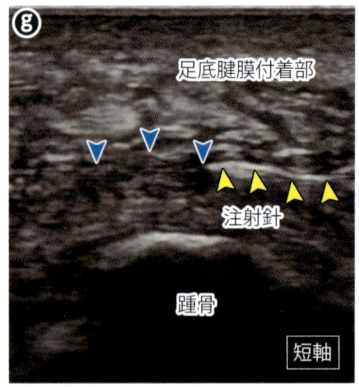

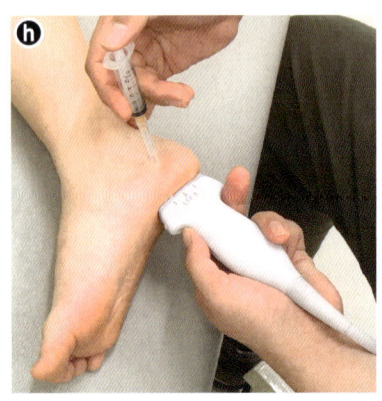
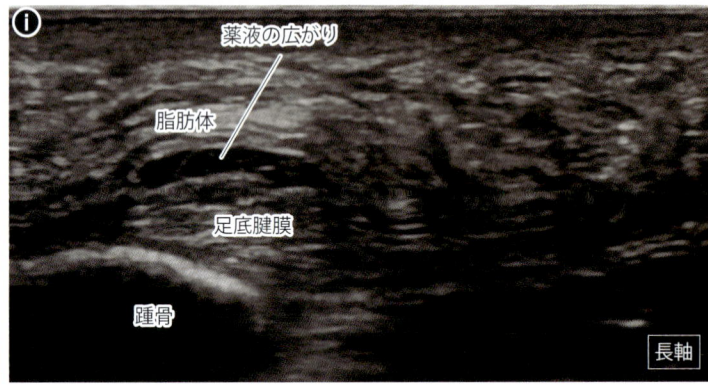

図6 ● 足底腱膜付着部へのエコーガイド下注射（平行法と交差法を併用）

❸ プローブの内側を消毒する．

❹ プローブの約10mm内側から外側へ向け，平行法で注射針を刺入する（図6f）．

❺ 足底腱膜付着部のすぐ表層に針先が届いたら，薬液を注入する（図6g）．

❻ 足底腱膜付着部と脂肪体の間に薬液が広がっているか，プローブを90度回転させて足底腱膜
付着部の長軸像でも適宜観察する（図6h，i）．

⚠Pitfall

　トリアムシノロン（ケナコルト®）を注射する際は，脂肪体に漏出すると脂肪萎縮をきたすこ
とがあるため，薬液は少量とし脂肪体へ漏出しないように注意する．

■ 文献

1）Cunnington J, et al：A randomized, double-blind, controlled study of ultrasound-guided corticosteroid injection into the joint of patients with inflammatory arthritis. Arthritis Rheum, 62：1862-1869, 2010

エコーガイド下 Fascia ハイドロリリース　総論

木村裕明，黒沢理人，小林　只

Fascia とは

近年，さまざまな痛みやしびれの原因としてFascia（ファシア）が注目されている[1~3]．2018年6月には30年ぶりに国際疾病分類（ICD）が改訂され，Fascia が体組織の基本構造物として追加された．

日本ではFascia は筋膜や膜と訳されていることが多いが，筋膜＝ myofascia，膜＝ membrane であり，**現時点で適切な和訳は存在しない**．また，Fascia は国際的にも定義が統一されておらず，議論が進んでいる状況である．したがって，言葉遊びにならないように言葉の定義を厳密に確認し，実態に忠実かつ建設的な議論を進める必要がある．主なFascia の定義として以下の2つがある[1~5]．

①筋膜（myofascia）に加えて，腱・靭帯・神経線維を構成する結合組織・脂肪・胸膜・心膜など内臓を包む膜など，骨格筋と無関係な部位の結合組織を含む概念であり，その線維配列と密度から整理される（Fascia Research Congress などでの定義）．

②鞘，シート，あるいは剖出可能な結合組織の集合体で，裸眼で肉眼的に確認可能なほどの大きさがある．そして，皮膚と筋の間（皮下組織）・筋周囲・末梢神経と血管をつなぐ，それら関連構造をも含む（グレイ解剖学などでの定義）．

これらをふまえて，われわれはFascia を「**肉眼的に検出可能な固有結合組織の線維構成体**」あるいは「**"いわゆる" 線維性の結合組織の総称**」と表現している[1, 3]〔最新のFascia の定義や和訳に関する情報は，JNOS のHP（https://www.jnos.or.jp/for_medical）も参照〕．Fascia には筋膜（myofascia），神経周囲神経傍神経鞘（paraneural sheath）＋神経近傍のFascia，腱（tendon），靭帯（ligament），支帯（retinaculum），脂肪体（fatpad）等々が含まれ，そのどれもが発痛源となる場合があり，生理食塩水等を用いたリリース（Fascia ハイドロリリース）が有効である．各組織に対する手技の解説は第2章の各論で述べる．

Fascia ハイドロリリースの開発の経緯

筋膜間ブロック（スキマブロック）

Fascia ハイドロリリースの手技の開発の最初のきっかけは，頸部硬膜外ブロックをする際に，明らかに黄色靭帯の手前に局所麻酔薬を注入しているにもかかわらず，非常に効果があったことからはじまる．さらに，腰痛・背部痛・殿部痛の症例でも黄色靭帯の手前（棘間靭帯あるいは，多裂筋の深層）に薬液を注入したところ，著明な除痛効果を認めた．そこで，造影剤を注入し薬液の広がりを調べてみると，造影剤は神経根周囲から硬膜外腔まで広範囲に広がっていた．その後，さまざまな筋外膜間（筋外膜同士の間）に局所麻酔薬を注入することで，**今まで治療困難で**

あった慢性疼痛の症例が改善するようになった．この手技を2010年，「**筋膜間ブロック（スキマブロック）**」と名付けた[6]．

生理食塩水による筋膜間注入法

2012年，局所麻酔薬の代わりに生理食塩水でも鎮痛に有効であることがわかった．そこでさまざまな筋膜間に局所麻酔薬の代わりに生理食塩水を注入するようになった．そして，有効性のみならず，**局所麻酔薬を使用しないことによる安全性**も付加された．神経近傍などの治療も安全に実施できるようになった臨床的なインパクトは大きい．これを「**生理食塩水による筋膜間注入法**」と名付けた．

エコーガイド下筋膜リリース

文献ではすでに1955年には頸肩部の筋膜性疼痛患者100名を対象とした生理食塩水注射の有効性についての報告があった[7]．1980年のLancetに，生理食塩水と局所麻酔薬のランダム化比較試験で，生理食塩水の有効性について報告されていた[8]．2012年にわれわれは生理食塩水の有効性を確かめるため，生理食塩水と局所麻酔薬による筋膜間注入法の二重盲検化ランダム化研究試験を行った．そこから**生理食塩水は局所麻酔薬に比べて同等以上の鎮痛効果がある**という結果を得た[9]．2014年，エコー画面上の筋膜が帯状に白く見える部分（2015年に「**重積（画像所見上の形態表現）**」と命名）を薄紙をバラバラと分離するように生理食塩水を注入したところ，**注射直後より著明な鎮痛効果があっただけでなく，結合組織の伸張性や柔軟性の改善**もみられた．この手技を「**エコーガイド下筋膜リリース**」と名付けた．リリースとは剥離（separation）と弛緩（relaxation）の両者の意味を有する〔国際的に使用されているhydrodissectionは剥離（separation）の意である〕．

Fascia ハイドロリリース

さらに2014〜2015年にかけて，筋膜だけではなくさまざまなFasciaに対しても生理食塩水によるリリースが有効なことが判明し，「**エコーガイド下Fasciaリリース**」と名付けた．Fasciaリリースは，注射だけでなく鍼・徒手でも実施される．2017年，特に注射で行うFasciaリリースを「**Fascia ハイドロリリース**」と命名した[1, 3]（木村・小林・白石・皆川：五十音順）．使用される薬液も，国際的には生理食塩水・ブドウ糖液・ヒアルロン酸・細胞外液・蒸留水・PRP（血小板製剤）など多様である．異常なFasciaの病態は仮説の域をでていないが，現在世界中の研究者が解剖学的・生理学的・分子生物学的・画像診断的な検証を進めている．

さまざまなFascia ハイドロリリース

エコーを用いたFascia ハイドロリリースの対象となる代表的な組織は以下の8つである．

❶筋膜（myofascia，筋外膜・筋周囲膜・筋内膜含む）
❷支帯（retinaculum，皮下組織含む）
❸靭帯（ligament）
❹腱鞘（tendon sheath）
❺関節包（joint capsule）
❻脂肪体（fat pad）

❼神経傍神経鞘（paraneural sheath）＋ 神経近傍のFascia
❽その他：皮下組織，硬膜・黄色靭帯複合体（LFD）

　以下，各組織の代表的な手技の画像を紹介する．いずれの手技も，エコー下でピンポイントに治療することが重要であるが，各治療部位に限定して注射することは現実的には不可能である．具体的には，筋外膜間には脂肪組織・末梢神経・動脈・静脈・リンパ管など多様な組織があり，注射はこれらすべてに影響を及ぼす．関節包のリリースでは，関節包を構成する靭帯群に加えて筋停止部線維・腱成分・末梢神経・血管・脂肪体等にも影響する．さらに，筋外膜間への薬液1mLの注射であっても非常に広い範囲に広がることも確認されている．このように，**1箇所への注射は多様な組織へ影響することを常に念頭に置く**ことが重要である．

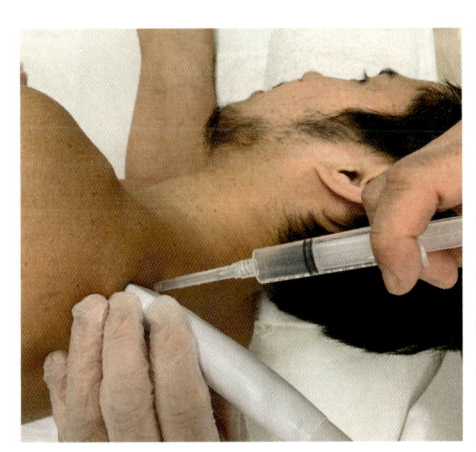 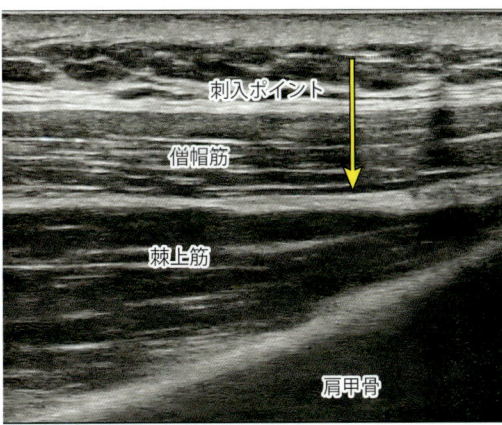

❶筋膜：僧帽筋・棘上筋のFascia ハイドロリリース `movie❷-C-01`

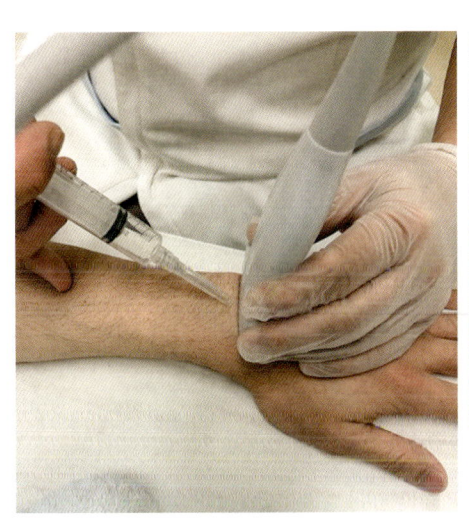 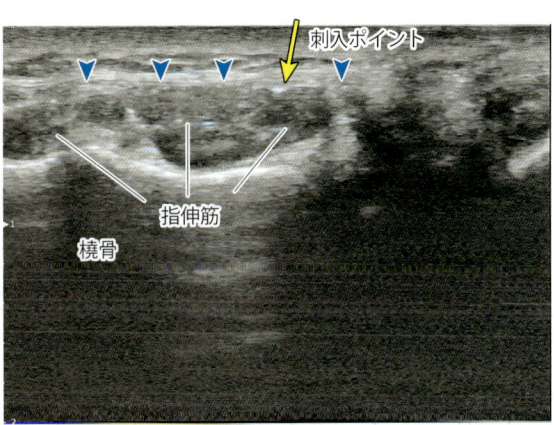

❷支帯：手の伸筋支帯のFascia ハイドロリリース `movie❷-C-02`
▶：伸筋支帯

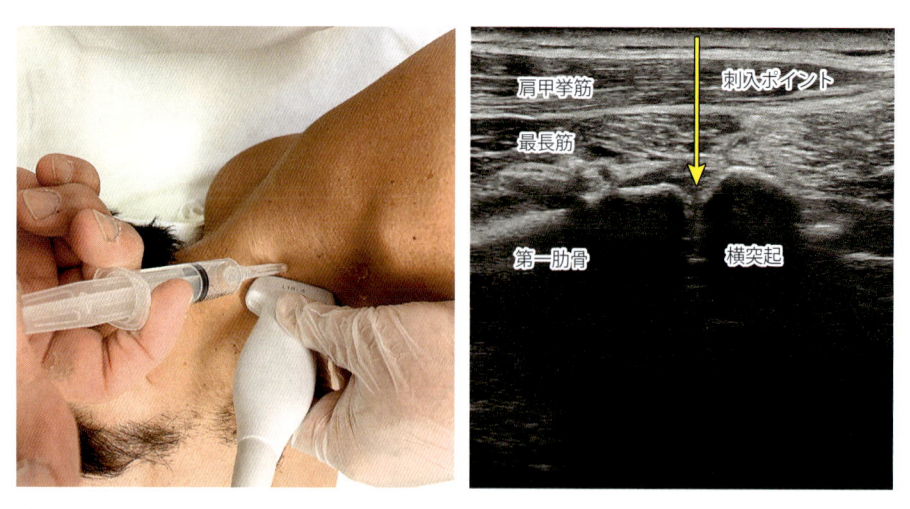

肩甲挙筋
最長筋
刺入ポイント
第一肋骨
横突起

❸靭帯：外側肋横突靭帯のFasciaハイドロリリース movie❷-C-03

詳しくは第2章-3参照

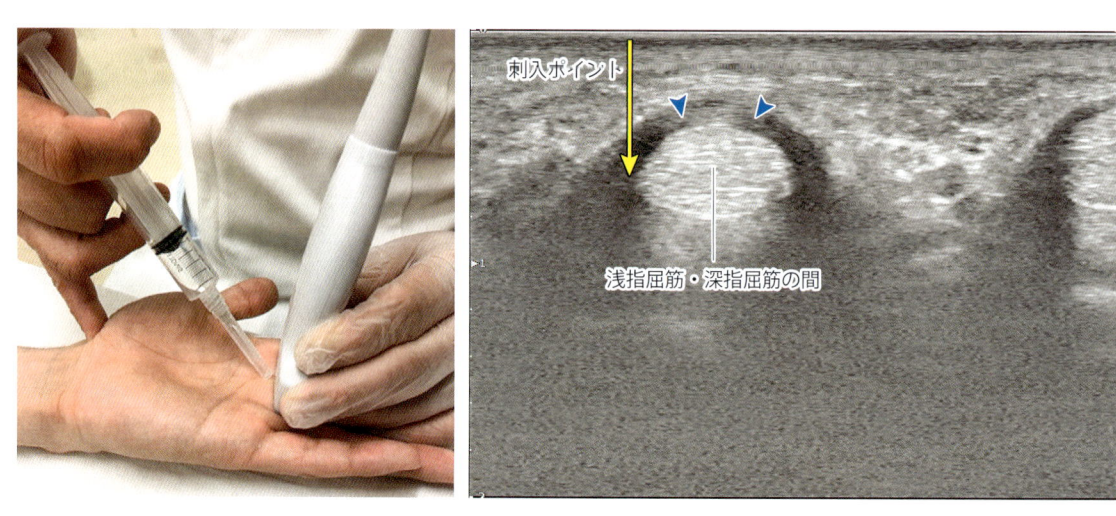

刺入ポイント
浅指屈筋・深指屈筋の間

❹腱鞘：A1 pulleyのFasciaハイドロリリース movie❷-C-04

►：A1 pulley

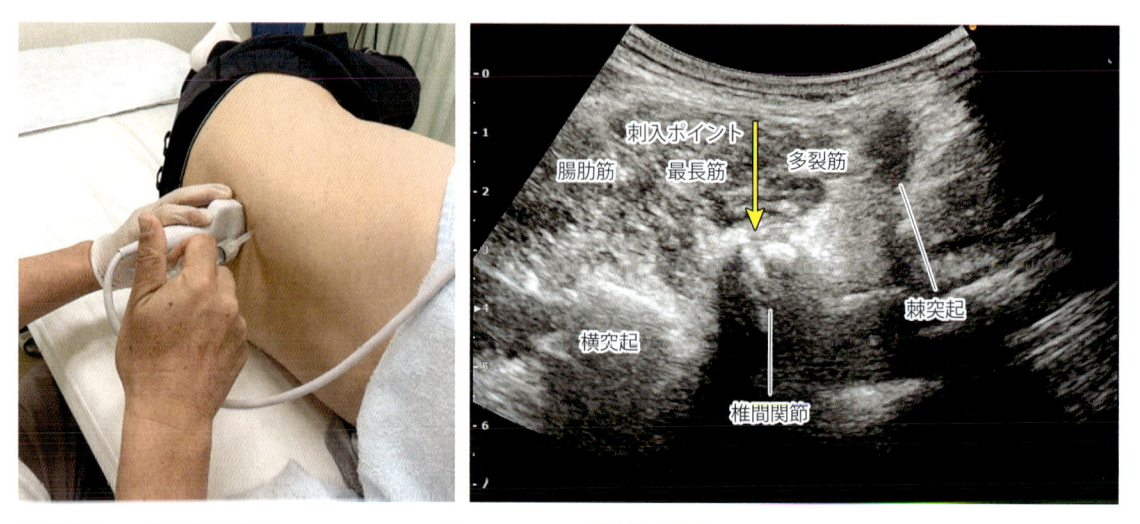

腸肋筋　最長筋　刺入ポイント　多裂筋
横突起
椎間関節
棘突起

❺関節包：腰椎椎間関節包のFasciaハイドロリリース movie❷-C-05

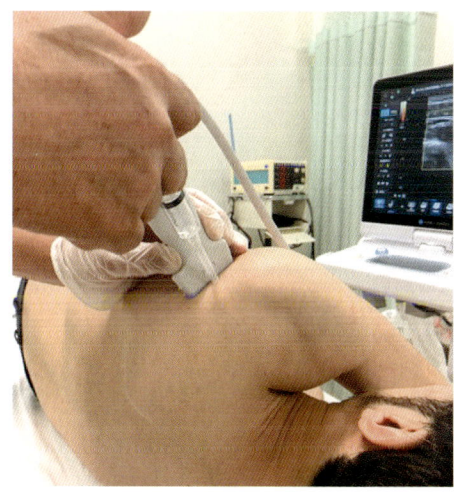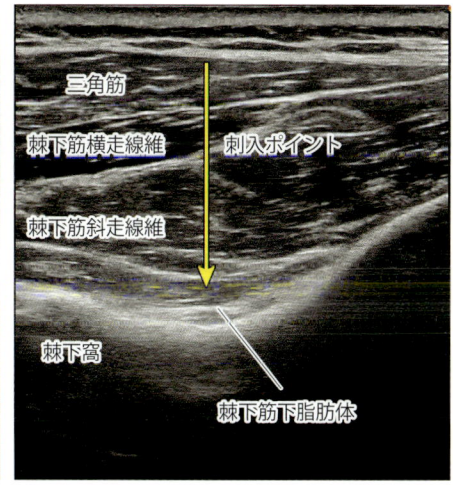

❻脂肪体：棘下筋下脂肪体の Fascia ハイドロリリース　movie❷-C-06

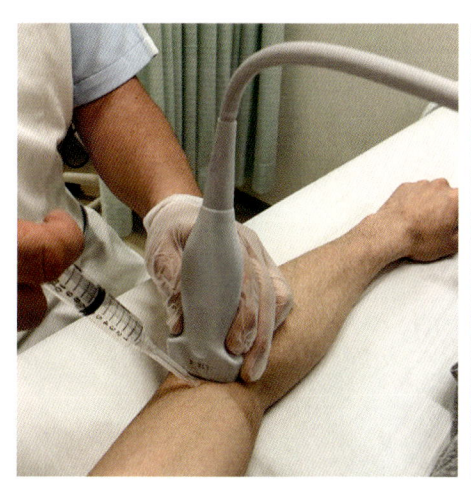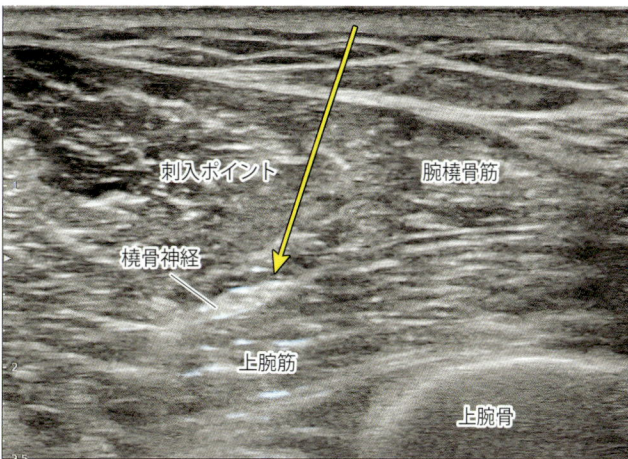

❼神経傍神経鞘（paraneural sheath）＋ 神経近傍の Fascia：橈骨神経の Fascia ハイドロリリース　movie❷-C-07

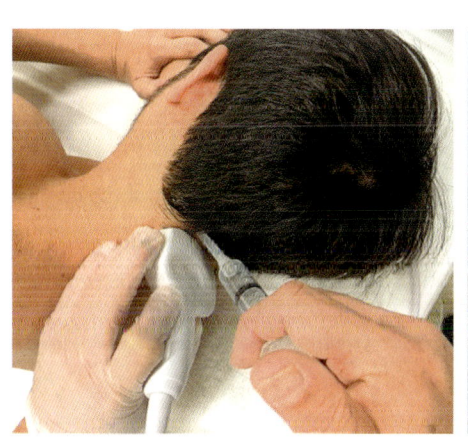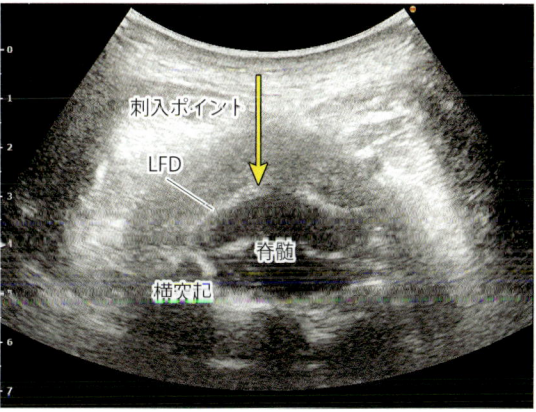

❽黄色靭帯複合体（LFD）の Fascia ハイドロリリース　movie❷-C-08

詳しくは第2章-3参照

文献

1）「離島発 とって隠岐のエコーで変わる外来診療 —当てれば見える，見えるとわかる，わかるからおもしろい」（白石吉彦/著），p137，中山書店，2019

2）「解剖・動作・エコーで導く Fascia リリースの基本と臨床—筋膜リリースから Fascia リリースへ」（木村裕明，他/編），文光堂，2017

3）「これからはじめるスポーツエコー —インターベンションからリハビリテーションまで」（後藤英之/編），pp179-188，メジカルビュー社，2019

4）「無刀流整形外科 —メスのいらない運動器治療」（柏口新二/編著），日本医事新報社，2017

5）「THE 整形内科」（白石吉彦，他/編），南山堂，2016.

6）松岡宏晃，他：筋・筋膜性疼痛症候群（Myofascial Pain Syndrome: MPS）に対する新しい神経ブロック：筋膜間ブロック（スキマブロック）．ペインクリニック，31：497-500, 2010

7）SOLA AE & KUITERT JH：Myofascial trigger point pain in the neck and shoulder girdle; report of 100 cases treated by injection of normal saline. Northwest Med, 54：980-984, 1955

8）Frost FA, et al：A control, double-blind comparison of mepivacaine injection versus saline injection for myofascial pain. Lancet, 1：499-500, 1980

9）Kobayashi T, at al：Effects of interfascial injection of bicarbonated Ringer's solution, physiological saline and local anesthetic under ultrasonography for myofascial pain syndrome -Two prospective, randomized, double-blinded trials-. Journal of the Juzen Medical Society, 125：40-49, 2016

第3章
運動器疾患に関連する神経ブロック

1

上肢

斜角筋アプローチ腕神経叢ブロック

臼井要介，大越有一

1 解剖

　腕神経叢はC5-T1の前枝の一部から構成される巨大な神経叢であり，上肢を支配する．腕神経叢は，末梢の各神経に分岐するまでに合流と分岐を重ね，場所ごとに神経根，神経幹，神経束とよばれる（**図1**）．C5，6の前枝が合流し**上神経幹**，C7の前枝が**中神経幹**，C8，T1の前枝が合流し**下神経幹**を形成する．さらに，上・中神経幹の前枝が合流し**外側神経束**（C5-7）に，上・中・下神経幹の後枝が合流し**後神経束**（C5-T1）に，下神経束の前枝が**内側神経束**（C8，T1）になる．各終末枝の構成成分は個人差があるが，おおよそ**図1**のようになる[1]．

　斜角筋アプローチによる腕神経叢ブロックは，**図1**に示す位置にプローブを当てて行う手技である．エコー画像上で狙う神経はC5，C6の神経根に近い部分であり，直近にあるC7も巻き込まれてブロックされる．しかし，C8-T1はブロックされない場合が多い．

　図2には，頸部C5-7横突起レベルのエコー画像を示した．C5・C6の横突起がいわゆる「カニ爪様」であるのに対し，C7横突起は前結節がなく「滑り台様」である．斜角筋アプローチでは，前・中斜角筋をメルクマールとして行うが，高齢者など筋肉が痩せている患者の場合にはエコー

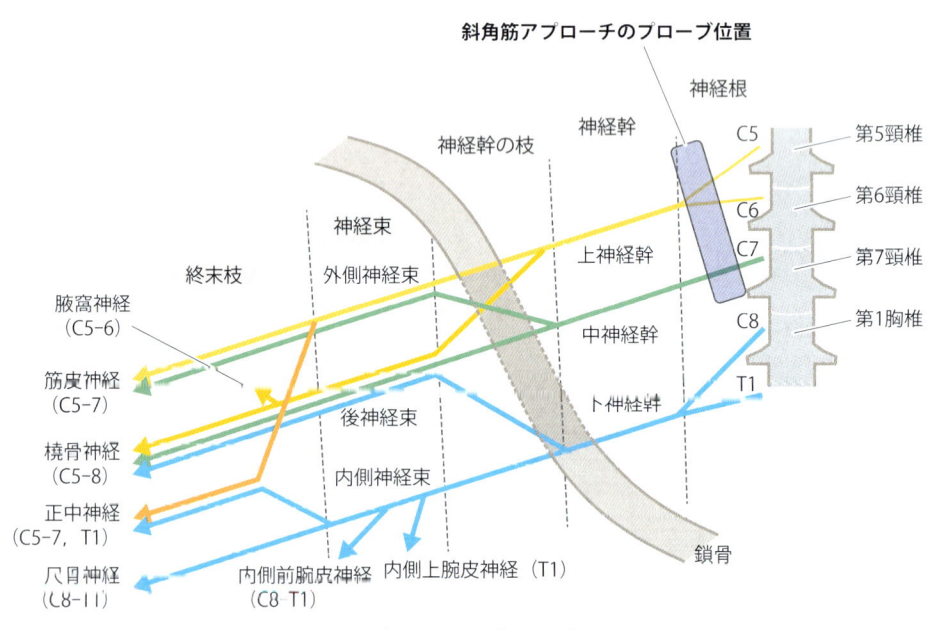

図1 ●腕神経叢の模式図と斜角筋アプローチのプローブ位置

上でのオリエンテーションを失ってしまう場合がある．そのようなときには，**横突起の形とそこから出てくる神経の番号を対応させる**ことで，正しいオリエンテーションにたどり着くことができる．

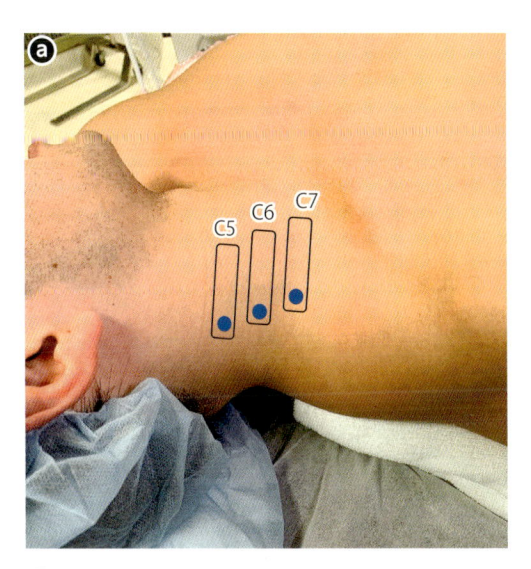

ⓑ C5

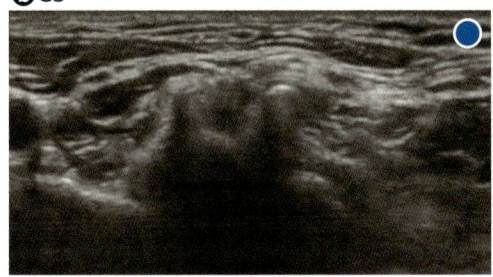 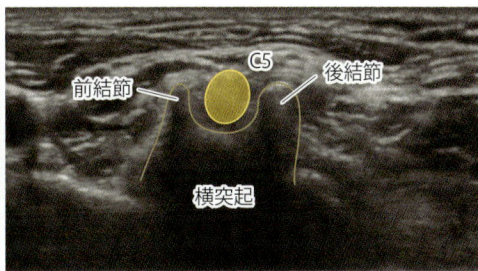

ⓒ C6

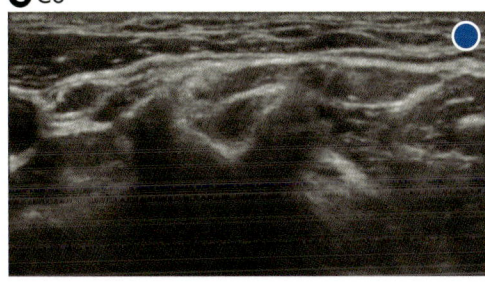 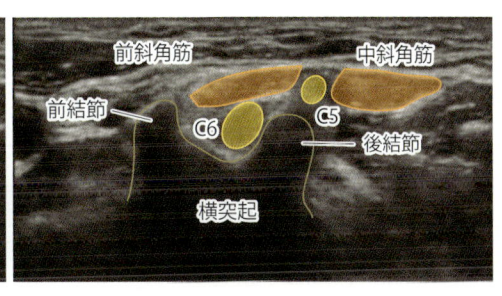

ⓓ C7

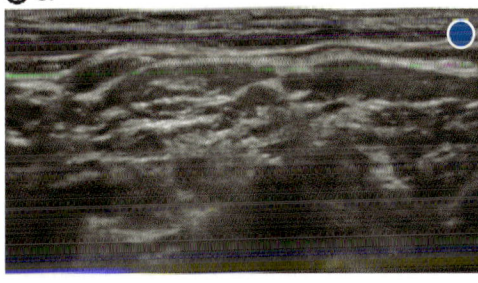 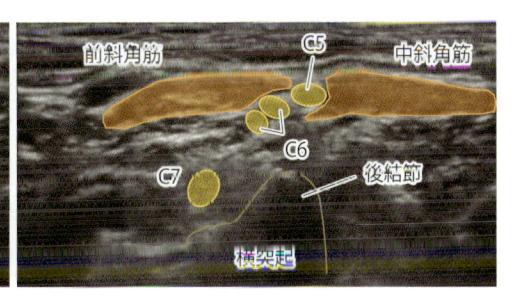

図2 ● C5〜7のエコー画像

斜角筋アプローチを施行するための目的画像は図2dとなる. ここでは**前斜角筋と中斜角筋に挟まれて3つの神経**（C5-C6-C6の「3つ組」）を認める.

2 神経支配

上肢の皮膚と骨の神経支配を図3に示した. 腋窩〜上腕内側部の皮膚は肋間上腕神経の支配であり, これは主にT2由来で腕神経叢由来ではない. 図4には, 斜角筋アプローチでブロックされる領域を示した. 便宜上, 正中神経領域も色付けされているが, 正中神経は内側神経束からの成分も含まれていることに留意されたい.

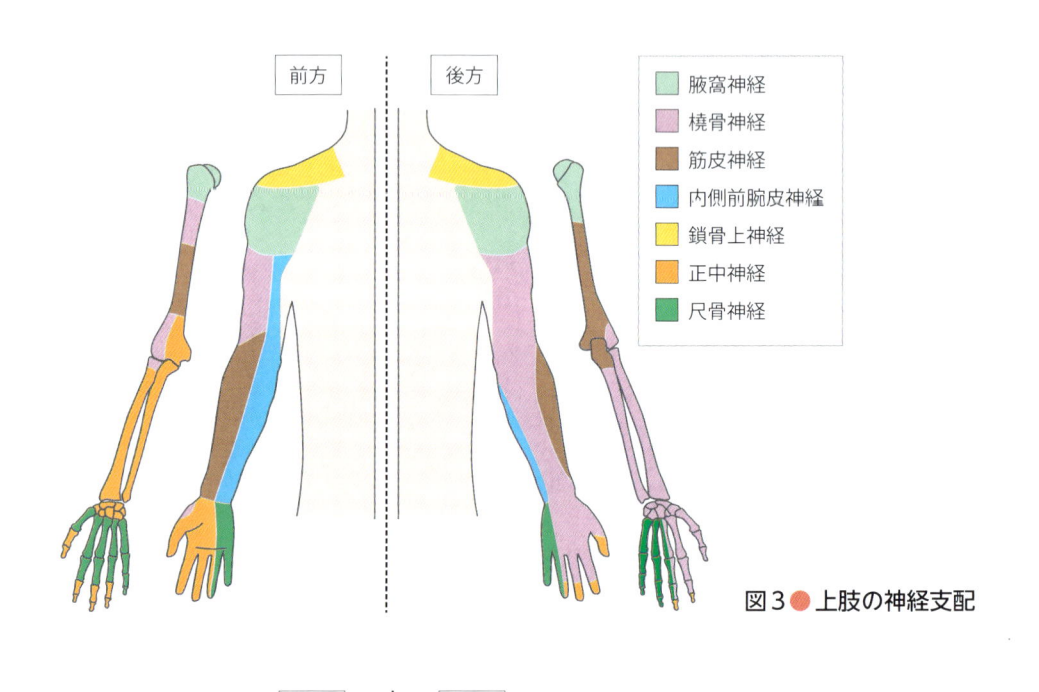

凡例：
- 腋窩神経
- 橈骨神経
- 筋皮神経
- 内側前腕皮神経
- 鎖骨上神経
- 正中神経
- 尺骨神経

図3 ● 上肢の神経支配

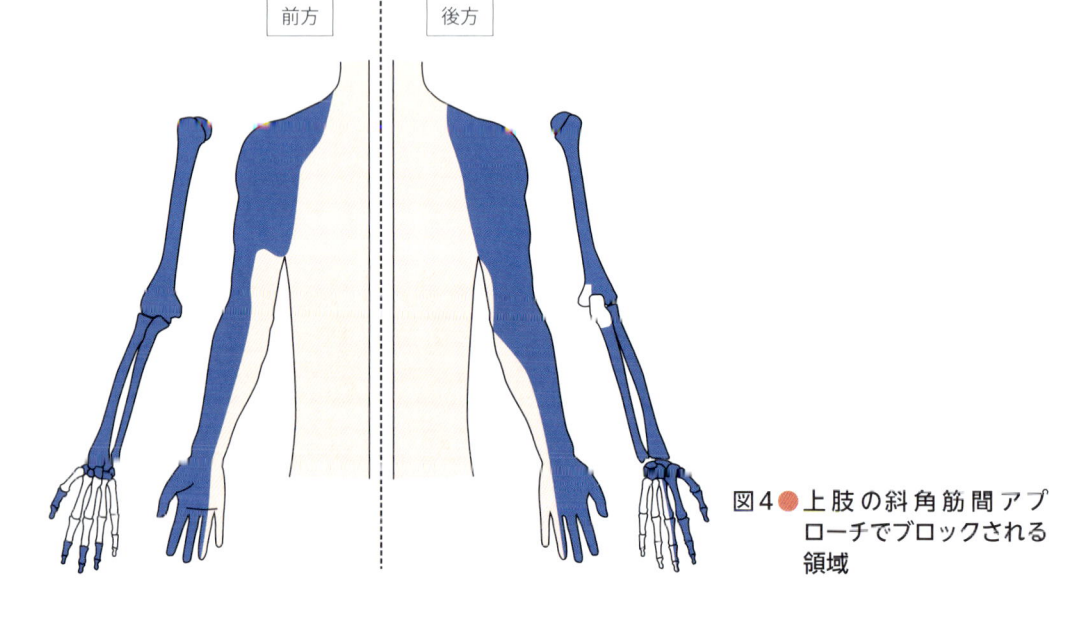

図4 ● 上肢の斜角筋間アプローチでブロックされる領域

3 適応となる手術

C5-7に由来する神経領域の手術に適応がある．よい適応となるのは鎖骨や肩の手術であるが，上腕や橈骨の手術も可能である．鎖骨の表層の皮膚は，頸神経叢由来の鎖骨上神経が支配しているが，斜角筋間アプローチでは一般的に鎖骨上神経も巻き込まれてブロックされる．C8-T1領域が抜けてしまうため，**C8-T1領域（上肢の尺側領域）の鎮痛は得られにくい**ことに注意が必要である．また，**T2由来の肋間上腕神経の領域もブロックできない**．

4 使用する薬剤

一般的には0.2〜0.5％ロピバカインを10〜20 mL使用する．効果発現までの時間を短縮したい場合には，リドカインやメピバカインを併用するか，0.75〜1％のロピバカインを使用する．

小児に行う場合には，術後に腕が動かせない恐怖でトラウマを形成する場合があるため，0.1〜0.2％程度のロピバカインを少量使用し**運動神経を温存するよう配慮する**ことが望ましい．

5 方法

Ⓐ 体位

図5aのように患者は仰臥位をとらせ，顔は術側と逆方向を向け，肩枕を入れてワーキングスペースを確保する．エコー画像診断装置は患者を挟んで反対側の正面に置き，術者と針の侵入経路，エコー画像が一直線に並ぶよう配置する．本稿では，仰臥位での施行を紹介するが，側臥位や座位でも施行可能である．

Ⓑ エコープローブの当て方

❶ 斜角筋アプローチを簡単に行うためには，患者の鎖骨のラインと，首（背骨，正中線）のラインがつくる角を2等分する直線を意識するとよい．患者の首の長さや体形にも影響されるが，この2等分線はおおよそ首と肩がつくる谷に一致する．まず，この2等分線上で角の頂点にプローブを当てると，甲状腺と内頸動静脈が描出される（図5a, b）．

❷ 次に，この直線に沿ってプローブをスライドさせると，前・中斜角筋に挟まれたC5-C6-C6の3つ組が描出できる（図5c, d）．

❸ プローブをチルトし，きれいに描出されるように調節する[1]．

高齢者など斜角筋が痩せている症例では，オリエンテーションを見失ってしまう場合がある．このような場合には，■1解剖の項で述べたように横突起の形状と神経から追っていけばよい（図2）．

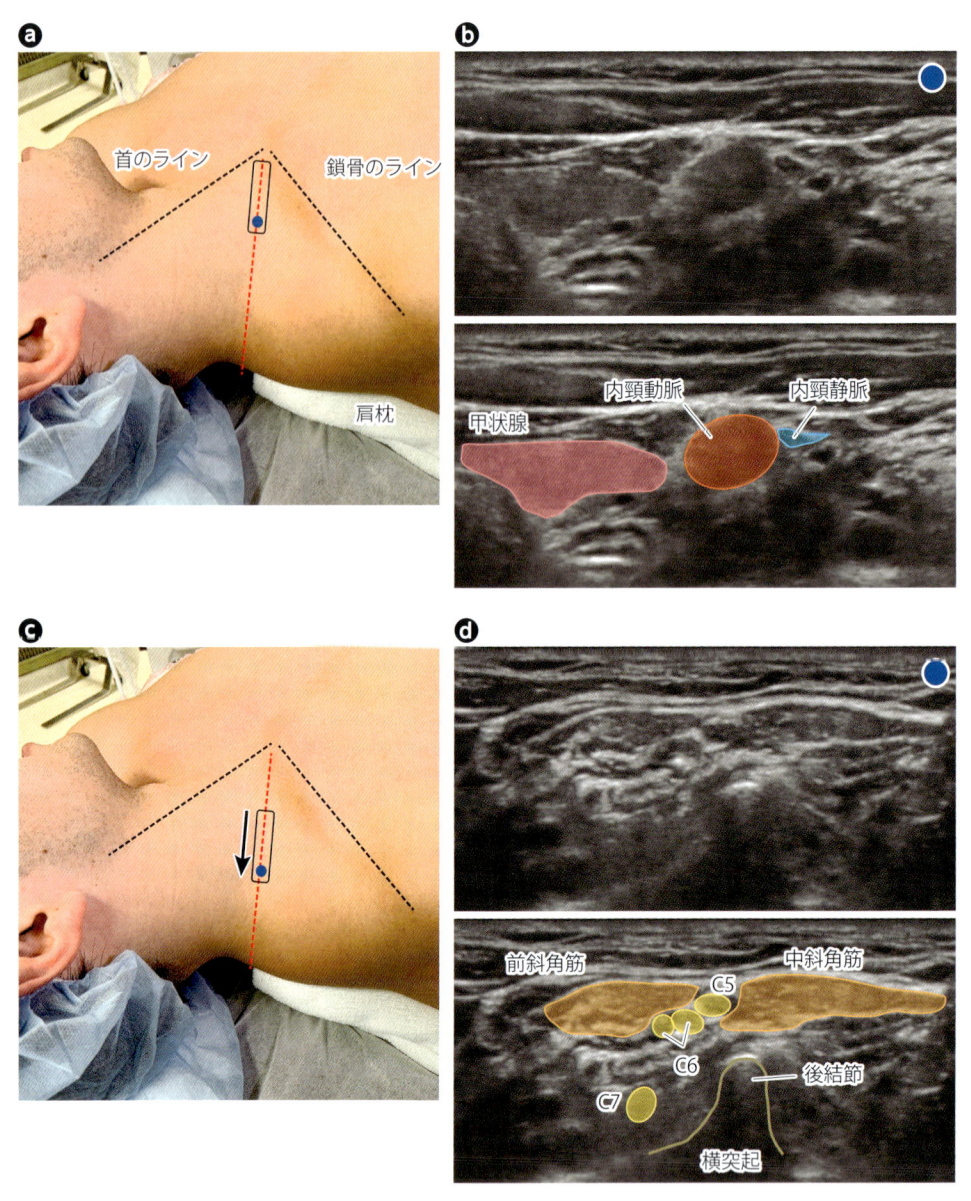

図5 ● 斜角筋アプローチのエコー画像

Ⓒ 穿刺・薬液注入

図6aのように，平行法で穿刺する．斜角筋周辺には外頸静脈が走行しているが，プローブを強く当てていると圧排されて描出されないため，プローブを当てる圧力を加減して外頸静脈の位置を確認する．症例によっては，針の刺入点付近を走行している場合もあるので，目視での確認も怠ってはならない．

針の先端の目標到達点は，C5とC6の間とする．平行法で針を描出し，中斜角筋を貫きC5-6間へ針をすすめたら，薬液を10〜20 mL程度注入する（図6b, c）.

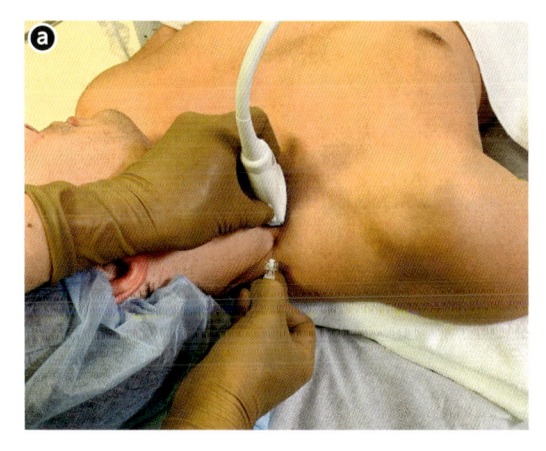

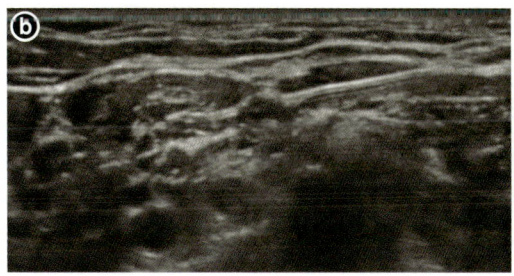
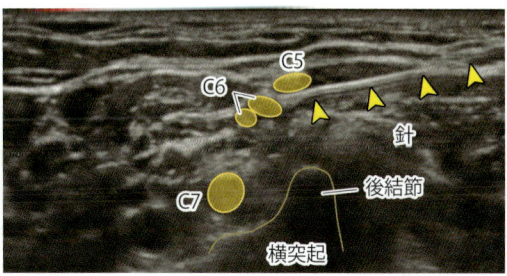

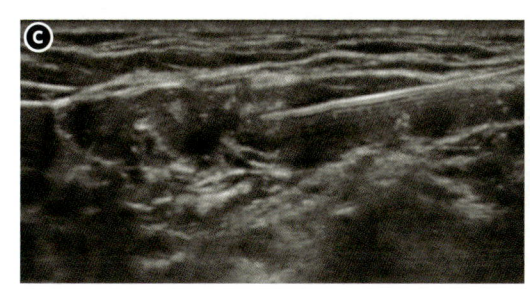
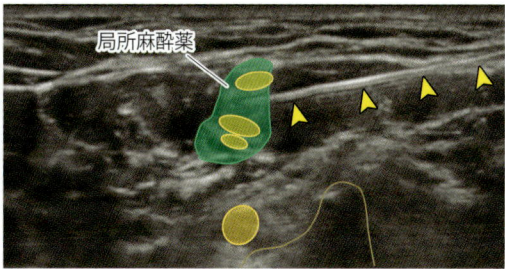

図6 ● 斜角筋アプローチ腕神経叢ブロック

6 合併症

　斜角筋アプローチ腕神経叢ブロックの特徴的な合併症としては，**血腫**や**感染**，**神経損傷**といった一般的な合併症のほかに，**術側の横隔神経麻痺**がほぼ必発で起こる．横隔神経は斜角筋の前面を走行しているため，注入された薬液に巻き込まれる形で障害される．そのため，**低肺機能患者への施行は相対的禁忌**となり，また健常者においても**両側のブロックは行わない**．使用する薬液量を減らしたり（5 mL 程度）[2]，中斜角筋の筋膜を貫通せずに注入する（いわゆる筋注）する[3]ことで呼吸器合併症を減らせるという報告があるが，ブロックのonsetや効果時間に影響する．

　その他の合併症としては，**反回神経麻痺・Horner 徴候・くも膜下ブロック・気胸**などがある．

⚠ Pitfall

Bezold-Jarisch 反射

　神経ブロック単独で肩関節手術を受ける場合に，高度徐脈および低血圧，さらには意識消失や心停止に至る症例が報告されており，Bezold Jarisch反射がその原因として考えられている[4]．座位により循環血液が下肢にプールされ静脈還流量が減少する．また，手術という特殊な環境

による緊張で交感神経系が刺激され，これらの相乗効果によって心収縮力が増加する．循環血液量が減少している状態での心収縮力の過度な増加は，心室の機械受容体を介した血管迷走神経反射を起こし，急激な徐脈と血圧低下を引き起こす.

　この反射は，ひとたび起こってしまうと心停止まで発展しうる致死的な合併症であるため，予防が重要となる．あらかじめ適切な輸液負荷で循環血液量を回復し，手術時は鎮静や全身麻酔を併用することが望ましい．この反射は，座位や肩関節手術以外でも起こりうるものであり，存在を知っていることが早期に対応するために重要である.

■ 文献

1 ）「あっという間にうまくなる神経ブロック上達術 改訂第3版」（大越有一，寺嶋克幸/著），真興交易医書出版部，pp56-67，2018

2 ）Lee JH, et al：Ropivacaine for ultrasound-guided interscalene block: 5 mL provides similar analgesia but less phrenic nerve paralysis than 10 mL. Can J Anaesth, 58：1001-1006, 2011

3 ）Palhais N, et al：Extrafascial injection for interscalene brachial plexus block reduces respiratory complications compared with a conventional intrafascial injection: a randomized, controlled, double-blind trial. Br J Anaesth, 116：531-537, 2016

4 ）Campagna JA & Carter C：Clinical relevance of the Bezold-Jarisch reflex. Anesthesiology, 98：1250-1260, 2003

2　上肢　腋窩アプローチ腕神経叢ブロック

臼井要介，大越有一

1　解剖

　腋窩アプローチ腕神経叢ブロック[1]は，腕神経叢の各神経束が最終の枝である正中神経・橈骨神経・尺骨神経・筋皮神経に分かれた部位で行うアプローチである（図1）．これらの神経は，腋窩動脈周囲に存在しており，従来は動脈貫通法などによって盲目的に行われてきた．しかし，腋窩動脈の周囲を囲むように存在する**3つの神経（正中・橈骨・尺骨神経）の位置は個人差が大き**いうえ，**筋皮神経は上腕二頭筋と烏口腕筋の間を走行している**ため，成功率は決して高くない．

　エコーガイド下に行う場合は，これら4つの神経を描出し，**それぞれを個別にブロックすることが可能**であり成功率・安全性ともに格段によい．また，位置的に気胸を起こす心配がないので外来での施行にも向いている．

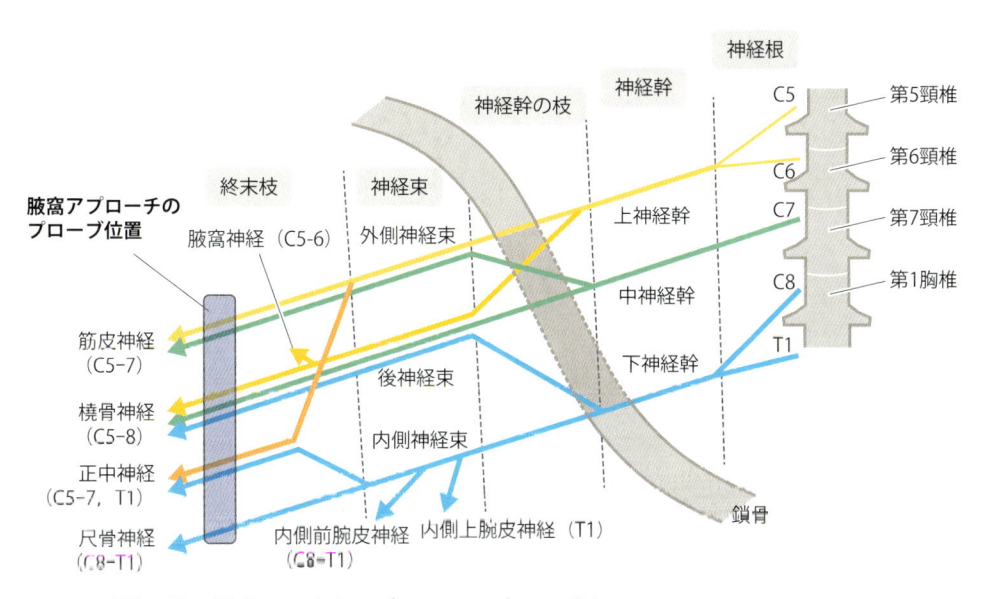

図1 ● 腕神経叢の模式図と腋窩アプローチのプローブ位置

2 神経支配

　上肢の皮膚と骨の神経支配は第3章-1図3の通りである．図2に腋窩アプローチ腕神経叢ブロックで得られる鎮痛域を示した．

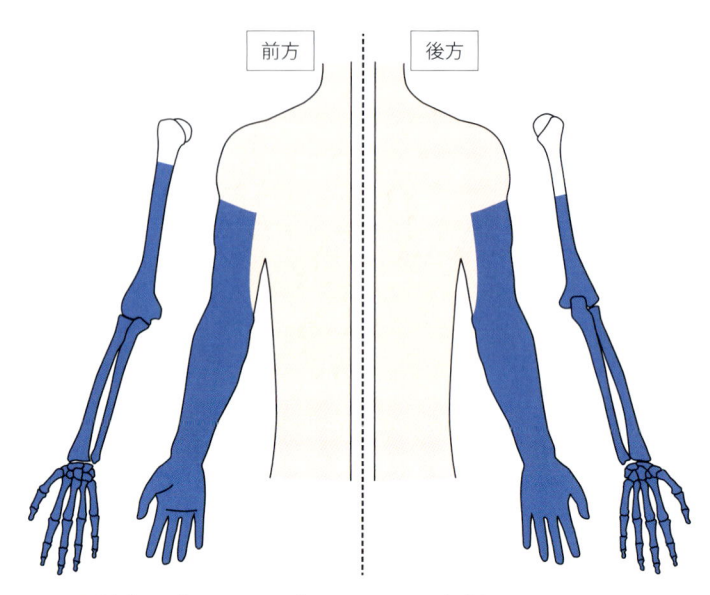

前方　　後方

図2●腋窩アプローチでブロックされる領域

3 適応となる手術

　主な適応は**肘より遠位の手術**となるが，**上腕の手術にも対応可能**である．肩の鎮痛は得られない．斜角筋アプローチと同様に，上腕内側の皮膚は肋間上腕神経（T2）の支配であり鎮痛が得られない．しかし，後述する2つの方法を使用することでこの領域の鎮痛も得ることが可能であり必要に応じて選択するとよい（ memo を参照）．

> **memo** 肋間上腕神経ブロック
>
> 　腋窩〜上腕内側部の皮膚は肋間上腕神経や内側上腕皮神経が支配しており，腋窩アプローチでは抜けてしまう．長時間ターニケットを使用する症例などでは，これらの神経をブロックしてもよい．図3は，腋窩アプローチのプローブを，広背筋が描出できるまで，わずかに近位方向へスライドさせたものである．これらの神経は上腕筋膜よりも浅層を走行しており（図3，◯内），上腕筋膜より浅層の皮下に5 mL程度の局所麻酔薬を注入する[2]．神経は視認できない場合もある．
>
> **カテーテルを使用した鎖骨下ブロック**
>
> 　腕神経叢ブロックの鎖骨下アプローチは，単回投与した薬液の浸潤により肋間上腕神経もブロックできる唯一の方法である．しかし気胸のリスクが高く，穿刺難易度は非常に高い．ここでは硬膜外麻酔キットを用いて，腋窩ブロックと同様のアプローチで鎖骨下ブロックをする方法を紹介する．
>
> ❶図4のように，腋窩アプローチと同様の位置にプローブを置き，交差法でTuohy針が上腕筋

膜を貫き腋窩動脈の近傍に至るまで挿入する.

❷ ベベルの向きは体幹方向とし，カテーテルを10 cm程度挿入する．カテーテルは腋窩動脈に沿って中枢側へ侵入し，鎖骨下動脈近傍へ到達する.

❸ カテーテルから20 mL程度の局所麻酔薬を投与し，鎖骨下動脈周囲の神経（神経束）を麻酔する[1].

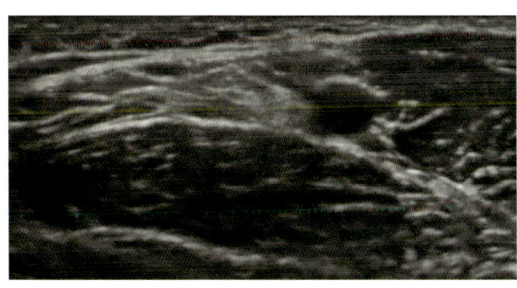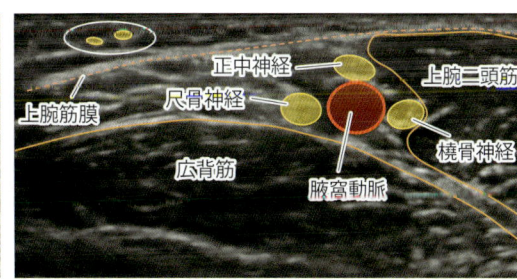

図3●肋間上腕神経ブロック

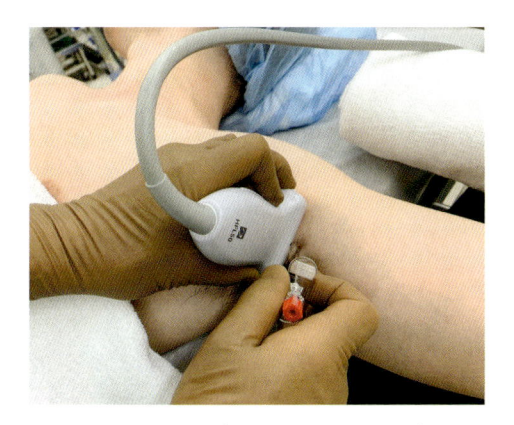

図4●腋窩からアプローチする鎖骨下ブロック

4 使用する薬剤

一般的には0.2～0.5％ロピバカインを合計20 mL程度（各神経あたり5 mL）使用する．効果発現までの時間を短縮したい場合には，リドカインやメピバカインを併用するか，0.75～1％のロピバカインを使用する.

小児に行う場合には，術後に腕が動かせない恐怖でトラウマを形成する場合があるため，0.1～0.2％程度のロピバカインを少量使用し，**運動神経を温存するよう配慮する**ことが望ましい.

5 方法

Ⓐ 体位

　患者は仰臥位をとらせ，上肢を外転・挙上した肢位をとらせる（図5a）．術者は患者の頭側に立ち，エコー画像診断装置は上肢をはさんで正面に置き，術者と針の侵入経路，エコー画像が一直線に並ぶよう配置する．

Ⓑ エコープローブの当て方

❶ 図5bのように，腋窩動脈の走行に直交するようにプローブを当てる．大胸筋の停止部がプローブ位置の目安である．腋窩動脈は非常に浅い位置にあるため，エコーの深度は浅く設定する．

❷ プローブを近位から遠位にわずかにスライドさせ（またはチルトし），上腕二頭筋と烏口腕筋の間を走行する筋皮神経を観察する．

❸ エコーを動かすことなく，1つのエコー画像内で腋窩動脈を囲む3つの神経と筋皮神経がアプローチ可能である位置で固定する．しかし，筋肉の発達した男性では筋皮神経を同一画像内に収めるのが難しい場合がある．

　腋窩動脈には腋窩静脈も伴走している．患者によっては，腋窩動脈が2本，静脈が数本に分岐しており穿刺を困難にしている場合も少なくない．また，エコーを軽く押し付けただけでこの位置の静脈はつぶれて見えなくなってしまう（図6）ので，プローブを当てる圧を調節し，穿刺に際しては血管損傷・血管内注入に十分に注意する．

Ⓒ 穿刺・薬液注入

　図5cのように平行法で刺入する．各神経の傍まで針を進めたら，1神経あたり3〜5 mL程度の局所麻酔薬で麻酔する．腋窩アプローチでは目標となる神経は正中神経・尺骨神経・橈骨神経・筋皮神経の4つである．

　穿刺位置はなるべく1箇所とし，針の角度を変えて進めることで4つの神経のすべてをブロッ

❶体位
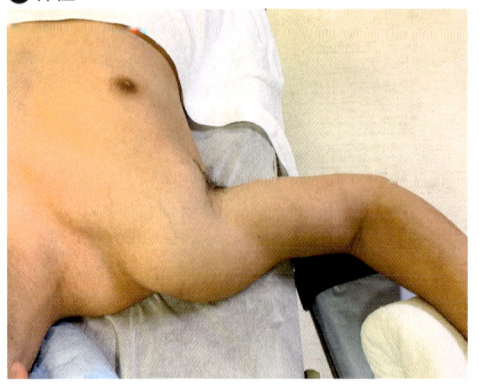

❷プローブの位置
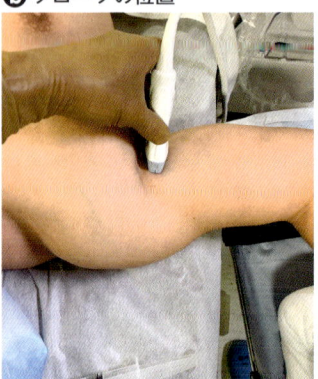

❸穿刺時
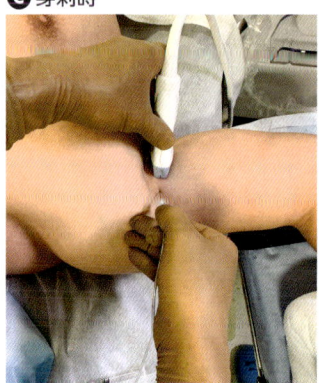

図5●腋窩アプローチの体位とプローブ位置

クする．正中・橈骨・尺骨神経の位置や動静脈の分布には個人差があり，**患者によって針の進め方は変わってくる**．プローブを当てる圧を調節して動静脈の位置を十分確認し，**血管内投与とならないよう注意**する．

アプローチとしては2回の刺入で腋窩動脈周囲の3神経をブロックし，3回目の刺入で筋皮神経をブロックするように計画するとよい（図6b）．図6bの橈骨神経のように，プローブで圧迫し静脈をつぶすことでアプローチしやすくなる場合もあるし，圧迫を軽くして静脈の位置を確認したり構造物どうしの隙間（例えば図6aのように正中神経と尺骨神経の間隙）を広くして穿刺すると安全である場合もあるので，臨機応変に対応するとよい．しかし動静脈の走行などによって，特に一番遠方にある尺骨神経の近傍まで針を進めるのが難しい場合もある．そのようなときは近くまで針を進め，薬液を浸潤させるのもよい．また，神経が視認しにくい場合の対処としては，腋窩動脈の周囲を囲むように薬液を投与する[1]．

6 合併症

血腫，**感染**，**神経損傷**といった神経ブロックに共通する合併症があげられる．動静脈の分岐が多い症例では，**血管内誤注入**に注意が必要である．

ⓐ プローブを軽く当てたエコー画像

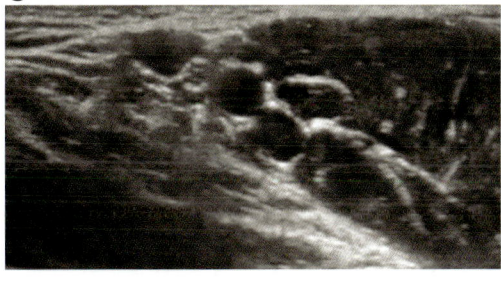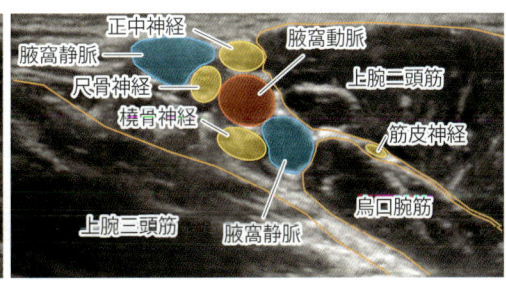

ⓑ プローブを強く当てたエコー画像

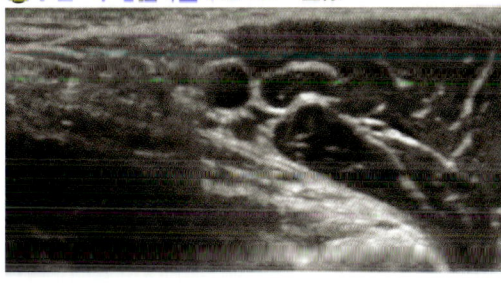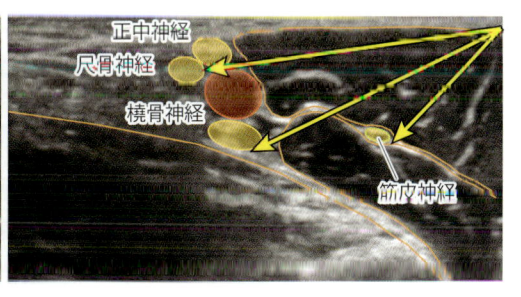

図6 ● 腋窩アプローチ
⇨：この症例における穿刺計画例．

◼ 文献

1）「あっという間にうまくなる神経ブロック上達術 改訂第3版」（大越有一，寺嶋克幸／著），真興交易医書出版部，pp76-81，2018

2）Magazzeni P, et al：Ultrasound-Guided Selective Versus Conventional Block of the Medial Brachial Cutaneous and the Intercostobrachial Nerves: A Randomized Clinical Trial. Reg Anesth Pain Med, 43：832-837, 2018

3 上肢 上肢選択的知覚神経ブロック

臼井要介，大越有一

1 解剖

　従来の術野での局所麻酔薬の注入方法[1]は術中に手指の自動運動を行えるが，術野に局所麻酔薬が浸潤するため，末梢神経手術に対する術中のモニタリングは不可能であった．一方，選択的知覚神経ブロックは手指の自動運動だけでなく，皮切部位の鎮痛だけを得ることができるため，末梢神経も術中にモニタリングが可能となる[2]である．本稿では上肢の選択的知覚神経ブロックについて解説する．

Ⓐ 筋皮神経

　筋皮神経は烏口腕筋と上腕二頭筋短頭を貫通後に上腕筋の腹側を通過し外側前腕皮神経となる[3]．肘関節屈曲は筋皮神経支配の上腕筋，上腕二頭筋と橈骨神経支配の腕橈骨筋の収縮によって起こり（図1a），前腕回外は筋皮神経支配の上腕二頭筋と橈骨神経支配の腕橈骨筋と回外筋の

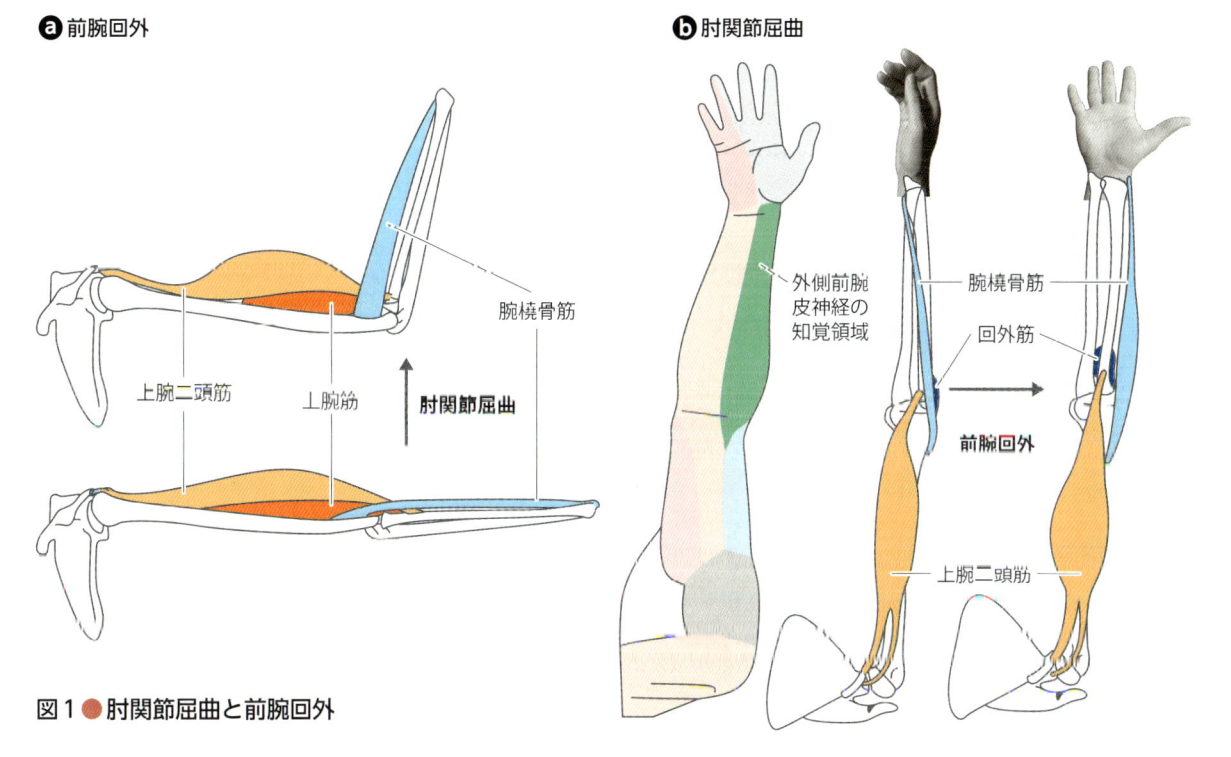

ⓐ 前腕回外

ⓑ 肘関節屈曲

腕橈骨筋

上腕二頭筋　　上腕筋　　肘関節屈曲

外側前腕皮神経の知覚領域

腕橈骨筋

回外筋

前腕回外

上腕二頭筋

図1 ● 肘関節屈曲と前腕回外

収縮によって起こる[4]（図1b）. 腋窩レベルでの筋皮神経ブロックにより外側前腕皮神経の知覚低下と, 上腕筋・烏口腕筋・上腕二頭筋の筋力低下が生じる. 腕橈骨筋の収縮により肘関節は自動屈曲ができ, 腕橈骨筋と回外筋の収縮により前腕の回外もできる.

Ⓑ 橈骨神経

　橈骨神経は上腕骨背側を腋窩から外側へ向かい, 上腕骨遠位外側で後前腕皮神経を分岐後, 浅枝と深枝（後骨間神経）に分岐する（図2A）. 手関節背側では9つの前腕伸筋が6つのトンネルを通過する（図3, memo参照）. 第1区画を通過する長母指外転筋（APL）と短母指伸筋（EPB）, 第3区画を通過する長母指伸筋（EPL）は母指の外転・伸展に関与する（図4ⓐ, ⓑ）. 第2区画を通過する長橈側手根伸筋（ECRL）と短橈側手根伸筋（ECRB）, 第6区画を通過する尺側手根伸筋（ECU）は手関節伸展に関与する（図5ⓐ）. 第4区画を通過する固有示指伸筋（EIP）と総指伸筋（EDC）, 第5区画を通過する小指伸筋（EDQ）はMP関節伸展に関与する（図6a）. ECRLとECRB以外の前腕伸筋群は回外筋貫通後の後骨間神経に支配され, ECRLとECRBは回外筋貫通前の橈骨神経から直接分岐する運動枝に支配される（図2）. 上腕レベルで橈骨神経本幹ブロックを行うと**すべての前腕伸筋群が収縮できなくなる**が, 後骨間神経麻痺が生じた場合, EIP, EDC, EDQが収縮できないため**MP関節は伸展できない**が, ECRLとECRBは収縮できるため**手関節は伸展できる**.

> **memo** トンネルの場所と区画について
> 　伸筋支帯は前腕伸筋腱が運動時に浮き上がらないように押さえてる手根部背側の靭帯であり, 中隔によって6つの区画に分かれている.

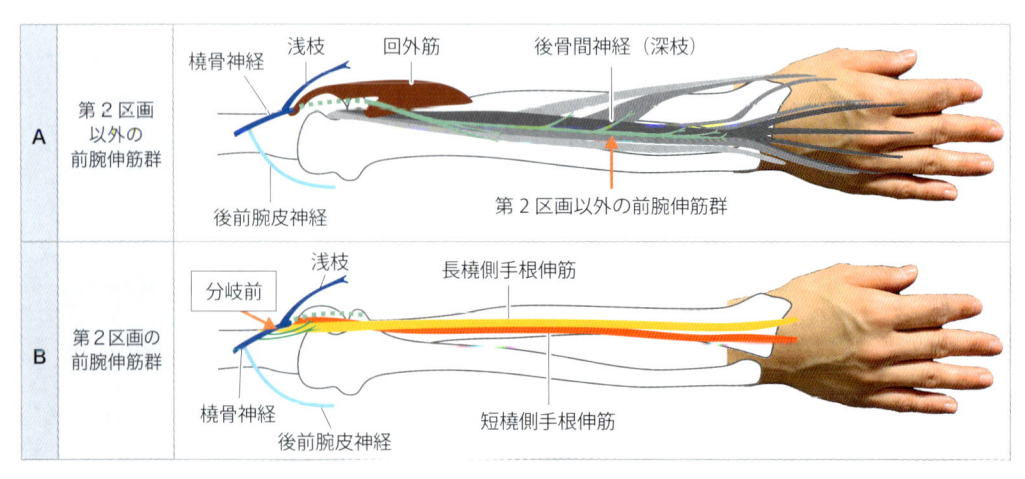

図2●橈骨神経の分布
橈骨神経は上腕骨遠位外側で後前腕皮神経を分岐後に浅枝と深枝（後骨間神経）に分岐し, 長橈側手根伸筋と短橈側手根伸筋以外の前腕伸筋群は後骨間神経（A）, 長橈側手根伸筋と短橈側手根伸筋は橈骨神経からの運動枝に支配される（B）.

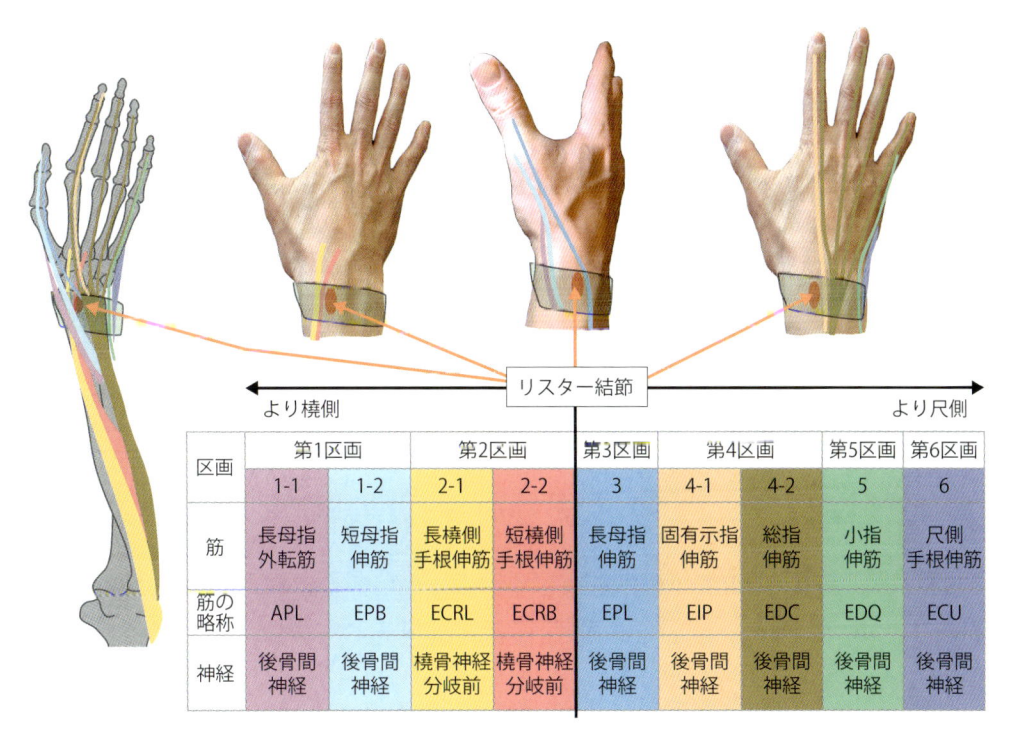

区画	第1区画		第2区画		第3区画	第4区画		第5区画	第6区画
	1-1	1-2	2-1	2-2	3	4-1	4-2	5	6
筋	長母指外転筋	短母指伸筋	長橈側手根伸筋	短橈側手根伸筋	長母指伸筋	固有示指伸筋	総指伸筋	小指伸筋	尺側手根伸筋
筋の略称	APL	EPB	ECRL	ECRB	EPL	EIP	EDC	EDQ	ECU
神経	後骨間神経	後骨間神経	橈骨神経分岐前	橈骨神経分岐前	後骨間神経	後骨間神経	後骨間神経	後骨間神経	後骨間神経

図3 ● 橈骨神経と前腕伸筋群
リスター結節は橈骨と尺骨の茎状突起を結ぶ線上の橈骨背側にある高まりである.

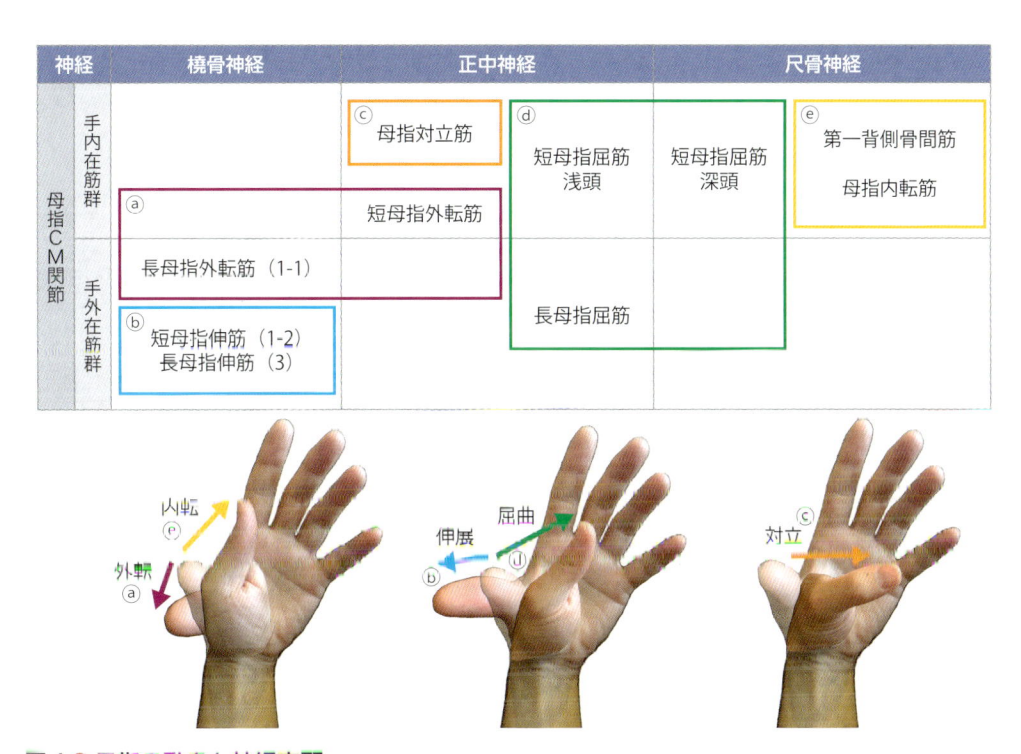

神経		橈骨神経		正中神経			尺骨神経	
母指CM関節	手内在筋群		ⓒ 母指対立筋	ⓓ 短母指屈筋浅頭	短母指屈筋深頭		ⓔ 第一背側骨間筋 母指内転筋	
		ⓐ	短母指外転筋					
	手外在筋群	長母指外転筋（1-1）			長母指屈筋			
		ⓑ 短母指伸筋（1-2） 長母指伸筋（3）						

図4 ● 母指の動きと神経支配
前腕中間部で尺骨神経と正中神経をブロックすると母指の動きは制限されるが, 正中神経支配の長母指屈筋と, 橈骨神経支配の短・長母指伸筋は収縮できる. （　）は区画を示す.

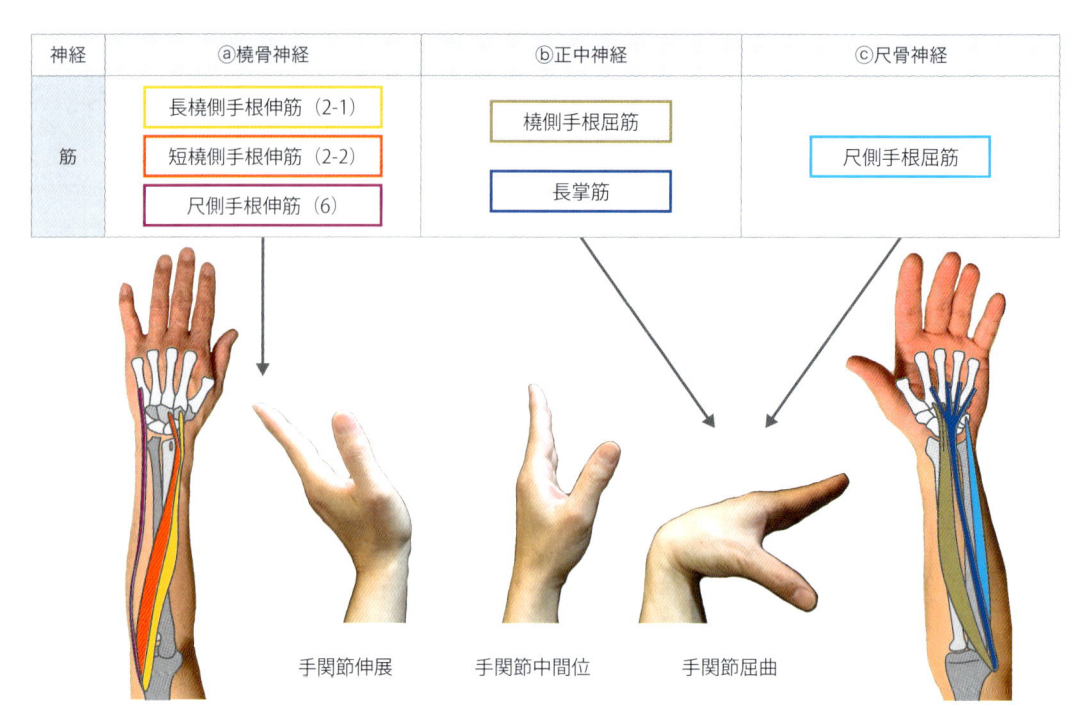

神経	ⓐ橈骨神経		ⓑ正中神経	ⓒ尺骨神経
筋	長橈側手根伸筋（2-1） 短橈側手根伸筋（2-2） 尺側手根伸筋（6）		橈側手根屈筋 長掌筋	尺側手根屈筋

手関節伸展　　　手関節中間位　　　手関節屈曲

図5 ● 手関節の動きと神経支配
前腕中間部で尺骨神経と正中神経をブロックしても手外在筋群には作用しないため，手関節の屈曲・伸展は制限されない．（　）は区画を示す．

ⓐ 指関節伸展と関与する筋

	小指		環指			中指			示指		
DIP PIP	第3掌側 骨間筋	第4 虫様筋	第4背側 骨間筋	第2掌側 骨間筋	第3 虫様筋	第3背側 骨間筋	第2背側 骨間筋	第2 虫様筋	第1掌側 骨間筋	第1背側 骨間筋	第1 虫様筋
MP	小指伸筋 （5）	総指伸筋 （4-2）									示指伸筋 （4-1）

ⓑ 指関節伸展と神経支配

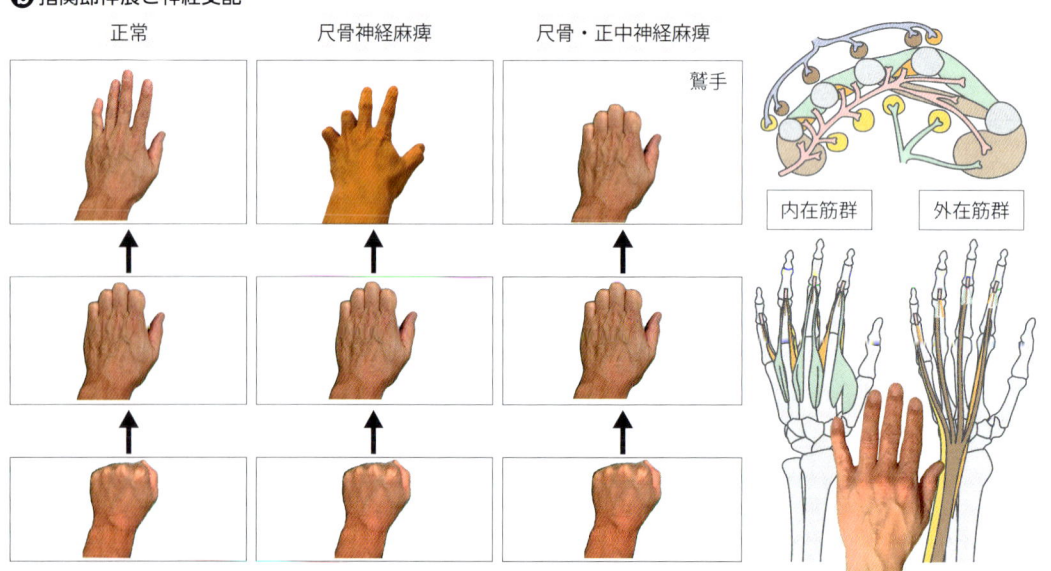

正常　　　　　尺骨神経麻痺　　　尺骨・正中神経麻痺　　鷲手

内在筋群　　外在筋群

図6 ● 指関節伸展と神経支配
■：尺側神経支配，■：正中神経支配，■：橈骨神経支配．
前腕中間部で尺骨神経だけをブロックすると正中神経支配の第1・第2虫様筋の収縮は行えるため，示指と中指は少し伸展できるが，正中神経もブロックすると示指から小指のPIP・DIP関節が伸展できなくなる（鷲手）．

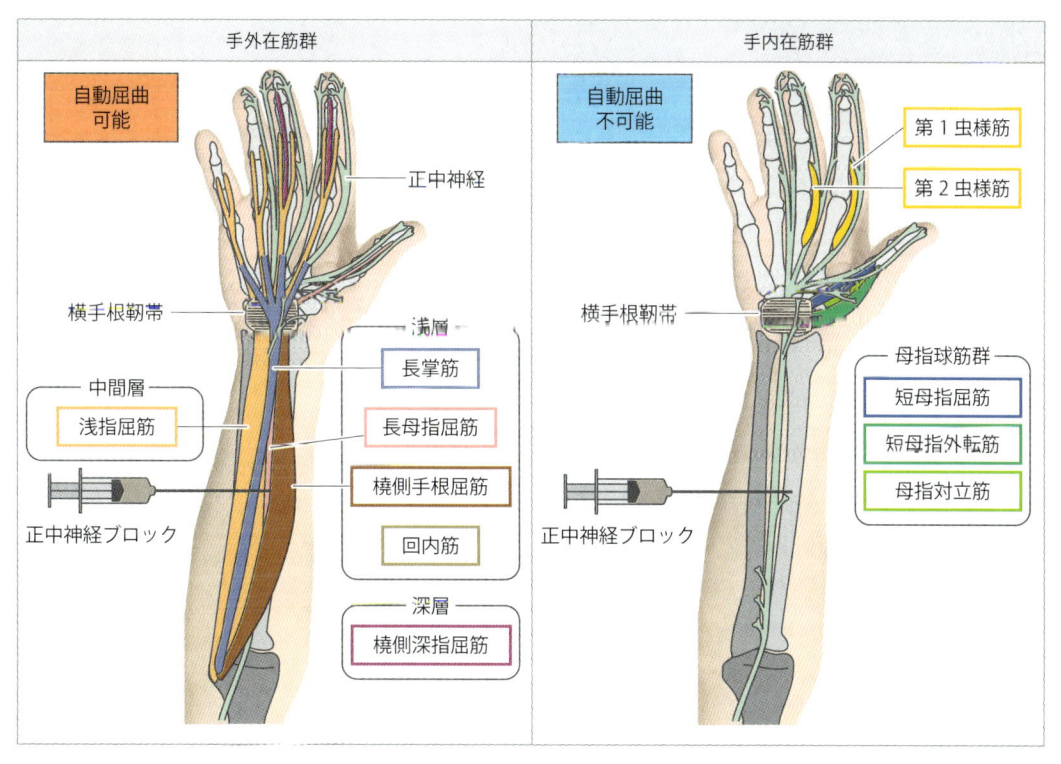

図7 ● 正中神経と前腕屈筋群
前腕中間部で正中神経をブロックすると手外在筋群は収縮できるが，手内在筋群は収縮できなくなる．

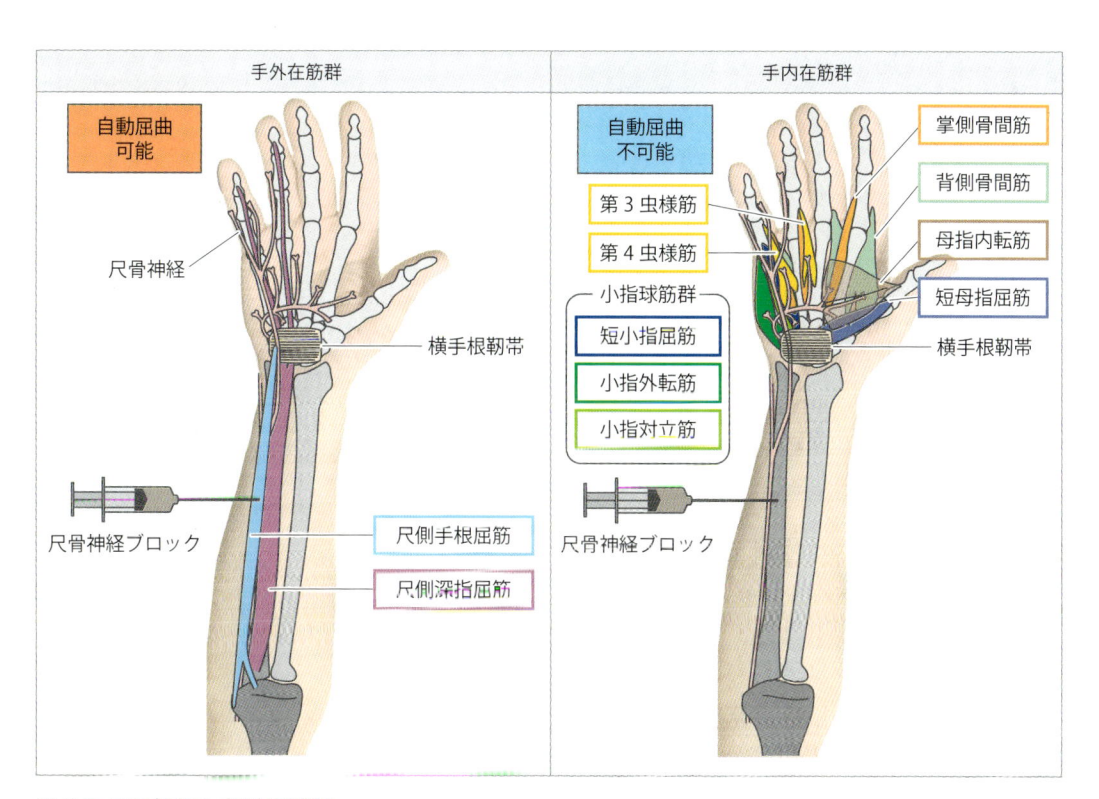

図8 ● 尺骨神経と前腕屈筋群
前腕中間部で尺骨神経をブロックすると手外在筋群は収縮できるが，手内在筋群は収縮できなくなる．

第3章 運動器疾患に関連する神経ブロック

157

ⓒ 正中神経・尺骨神経

　正中神経は前腕腹側中央から手根管を通過し手の中に入る．正中神経支配の手外在筋群・手内在筋群については**図7**の通りである．一方，尺骨神経本幹は尺側手根屈筋背側遠位で手背枝を分岐後にギオン管を通過し手の中に入り，運動枝と手掌枝に分岐する．尺骨神経支配の手外在筋群・手内在筋群については**図8**の通りである．母指の動きに関与する正中神経支配の筋肉のうち長母指屈筋だけが手外在筋群であり，尺骨神経支配の筋肉はすべて内在筋群である（**図4**）．手関節屈曲に関与する尺骨神経支配の尺側手根屈筋と正中神経支配の長掌筋・橈側手根屈筋はすべて外在筋群である（**図5ⓑ，ⓒ**）．正中神経支配の第1・第2虫様筋と，尺骨神経支配の第3・第4虫様筋，掌側・背側骨間筋はPIP・DIP関節伸展に関与する（**図6a**）．前腕中間レベルで尺骨神経前腕本幹ブロックを行うと正中神経支配の第1・第2虫様筋の収縮は行えるため，示指と中指は少し伸展できるが，正中神経ブロックも行うと示指・中指・環指・小指のPIP・DIP関節が伸展できなくなる（鷲手[5]，**図6b**）．手背橈側の知覚神経分布は約65％では橈骨神経浅枝のみだが，約35％では尺骨神経手背枝が入り込む[6]（**図9ⓑ，ⓓ，ⓔ**）[7]．したがって，**示指・中指・環指・小指のPIP・DIP関節の伸展を確認したい手術**では尺骨神経前腕本幹ブロックではなく，**尺骨神経手背枝ブロック**を行う[8]（**図10**）．

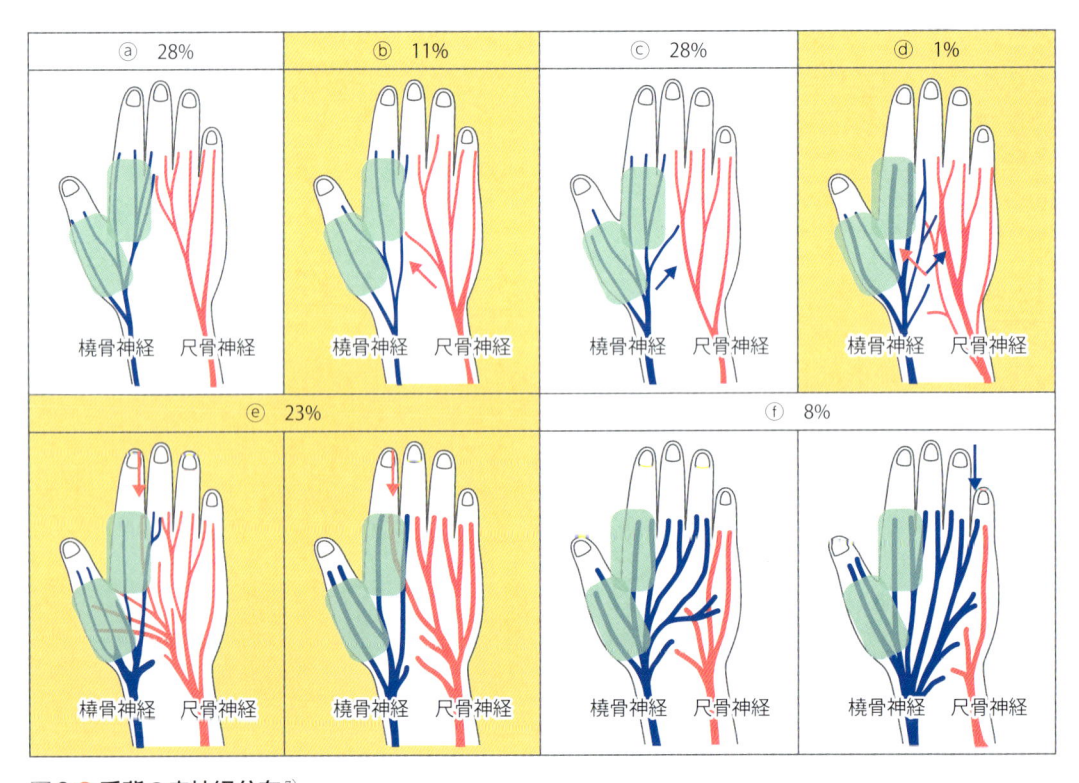

図9●手背の皮神経分布[7]

手背橈側の知覚神経分布は約65％（ⓐ＋ⓒ＋ⓕ）では橈骨神経浅枝のみだが，約35％（ⓑ＋ⓓ＋ⓔ）では尺骨神経手背枝が入り込む．■の部分は長母指伸筋腱断裂に対する固有示指伸筋腱を用いた再建術での術野になる．この手術には橈骨神経浅枝だけでなく，尺骨神経手背枝の神経ブロックが必要になる[6]．

> **memo** 「自動屈曲可能」と「自動屈曲不可能」について
>
> 橈骨神経支配の前腕伸筋群は全て手外在筋であるのに対し，正中神経と尺骨神経支配の前腕屈筋群には手外在筋と手内在筋がある．手外在筋への筋枝は肘関節付近で分岐し，手内在筋への筋枝は手関節より遠位で分岐する．

2 神経支配（表1）

前腕の皮神経分布は，内側は内側前腕皮神経，外側は外側前腕皮神経，背側は後前腕皮神経である（図11）．手の皮神経分布は，手掌尺側は尺骨神経手掌枝，中央から橈側は正中神経であり，手背尺側は尺骨神経手背枝，中央から橈側は橈骨神経浅枝である．隣接する皮神経はオーバーラップしている[6]（図9）.

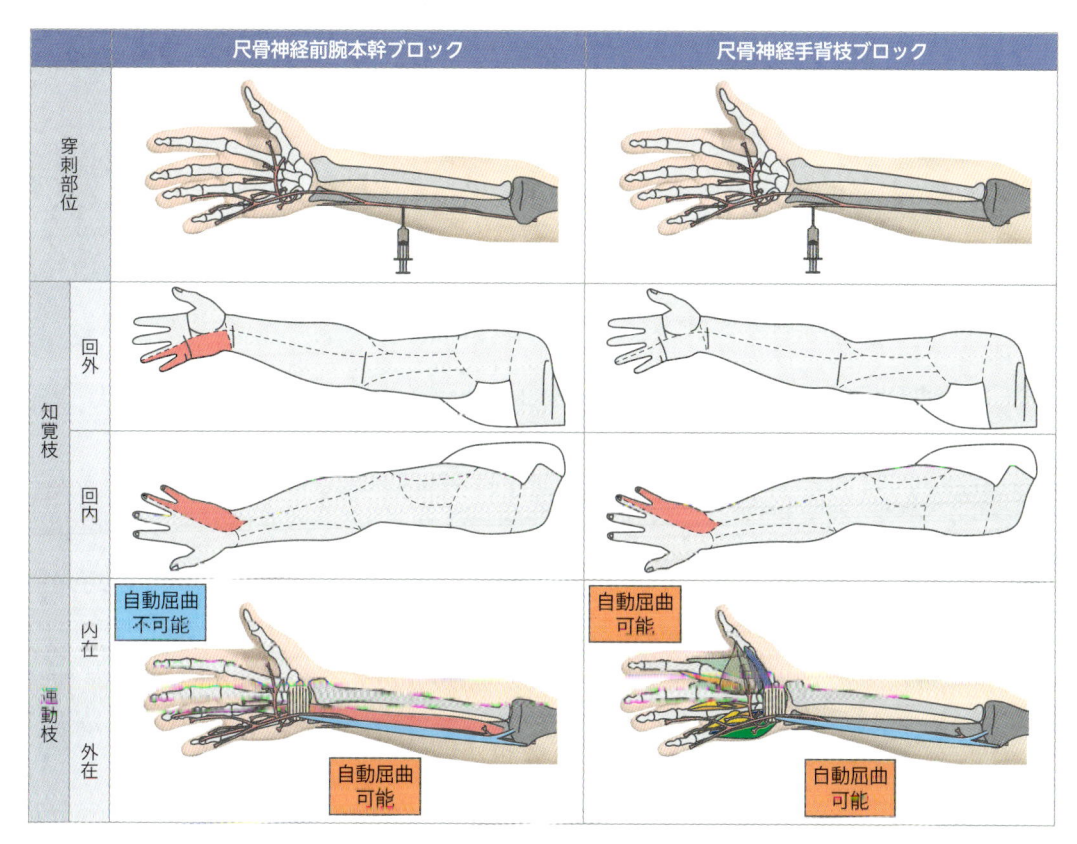

図10●尺骨神経ブロック

前腕中間部で尺骨神経をブロックすると手尺側の手掌側と背側の知覚低下が生じ，手内在筋群は収縮できなくなるが，手外在筋群は収縮できる．尺骨神経手背枝だけをブロックすると手内在筋群も手外在筋群は収縮でき，手尺側背側だけ知覚低下が生じる．

表1 ● 手内外在筋群の支配神経

			橈骨神経	正中神経		尺骨神経	
			外在筋群のみ	内在筋群	外在筋群	内在筋群	外在筋群
四指	外転		–	–	–	第1～第4背側骨間筋	–
	内転		–	–	–	第1～第3掌側骨間筋	–
	屈曲	MP	–	第1・第2虫様筋	–	第3・第4虫様筋 背側・掌側骨間筋	–
		PIP	–	–	浅指屈筋	–	–
		DIP	–	–	中指・示指深指屈筋	–	小指・環指深指屈筋
	伸展	MP	示指伸筋 (4–1) 総指伸筋 (4–2) 小指伸筋 (5)	–	–	–	–
		PIP	–	第1・第2虫様筋	–	第3・第4虫様筋 背側・掌側骨間筋	–
		DIP					
母指	屈曲		–	短母指屈筋・浅頭	長母指屈筋	短母指屈筋・深頭	–
	伸展		短母指伸筋 (1–2) 長母指伸筋 (3)	–	–	–	–
	外転		長母指外転筋 (1–1)	短母指外転筋	–	–	–
	内転		–	–	–	第1背側骨間筋 母指内転筋	–
	対立		–	母指対立筋	–	–	–
手関節	屈曲		–	–	長掌筋 橈側手根屈筋	–	尺側手根屈筋
	伸展		長橈側手根伸筋 (2–1) 短橈側手根伸筋 (2–2) 尺側手根伸筋 (6)	–	–	–	–

( ) は区画を示す.

3 | 適応となる手術 (表2)

　手背から前腕背側だけに皮膚切開が必要な**前腕伸筋群の腱移行術**では筋皮神経・後前腕皮神経・橈骨神経浅枝・尺骨神経手背枝の4つの神経ブロックを行う[8]. 手背から前腕背側だけでなく, 手掌から前腕腹側にも皮膚切開が必要な**前腕屈筋群の腱移行術**では, 筋皮神経・後前腕皮神経・橈骨神経浅枝・尺骨神経前腕本幹・正中神経前腕本幹・内側前腕皮神経の6つの神経ブロックを行う. **骨に操作が加わる手術**では, さらに前骨間神経と後骨間神経の終末枝のブロックを追加する[9].

4 | 使用する薬剤 (表2)

　前腕伸筋群の腱移行術での尺骨神経手背枝ブロックは0.15％ロピバカイン 2 mL, それ以外のブロックは4 mL使用する.

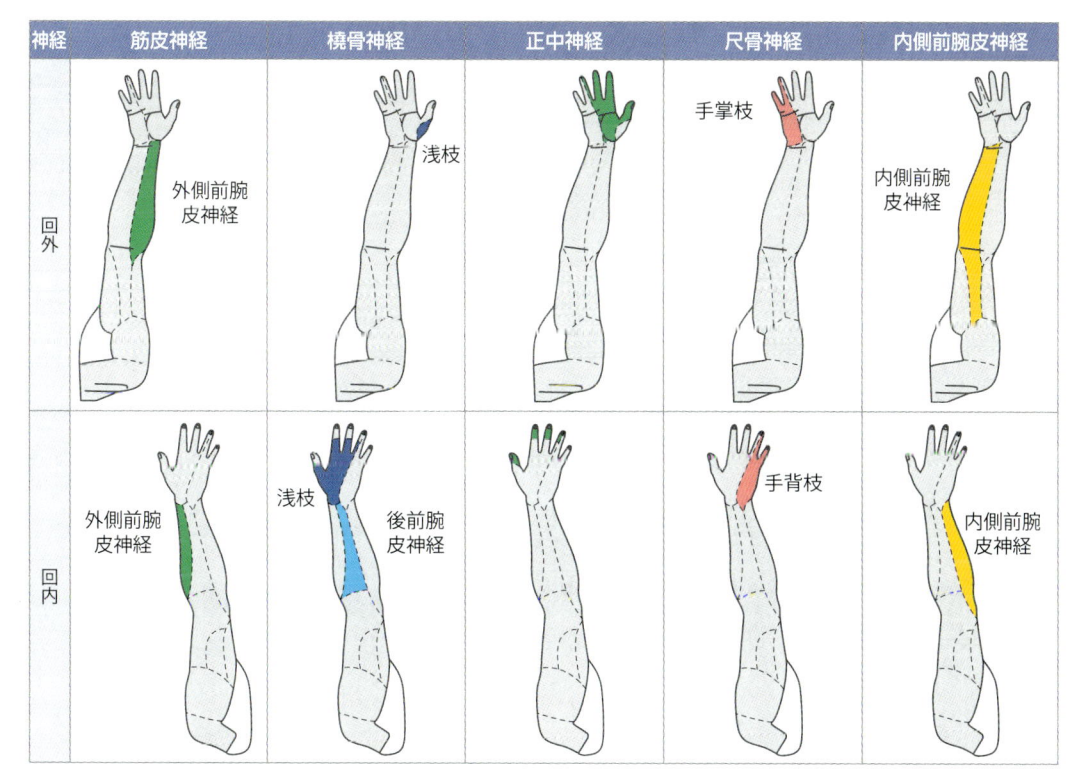

図11 ● 手・前腕の皮神経分布

表2 ● 手術適応と体位とプローブ位置

| | | 筋皮神経 | 橈骨神経 | | 尺骨神経 | | 正中神経 | 内側前腕皮神経 |
			後前腕皮神経	浅枝	手背枝	手掌枝		
前腕伸筋群の腱移行術	神経ブロック	◎	◎	◎	◎	×	×	×
	神経薬剤 0.15％ロピバカイン	4 ml	4 ml	4 ml	2 ml	–	–	–
前腕屈筋群の腱移行術	神経ブロック	◎	◎	◎	◎（前腕本幹）		◎	◎
	神経薬剤 0.15％ロピバカイン	4 ml	4 ml	4 ml	4 ml		4 ml	4 ml
体位		回外	回内	回外	回外		回外	回外
穿刺部位		頭側より			尾側より			

筋皮神経，後前腕皮神経，橈骨神経浅枝ブロックが基本手技となり，前腕伸筋群の腱移行術では尺骨神経手背枝ブロックを，前腕屈筋群の腱移行術では尺骨神経前腕本幹，正中神経，内側前腕皮神経ブロックを追加する．

5 方法 [8～10)]

Ⓐ 筋皮神経ブロック

筋皮神経ブロックについては第3章-2参照．

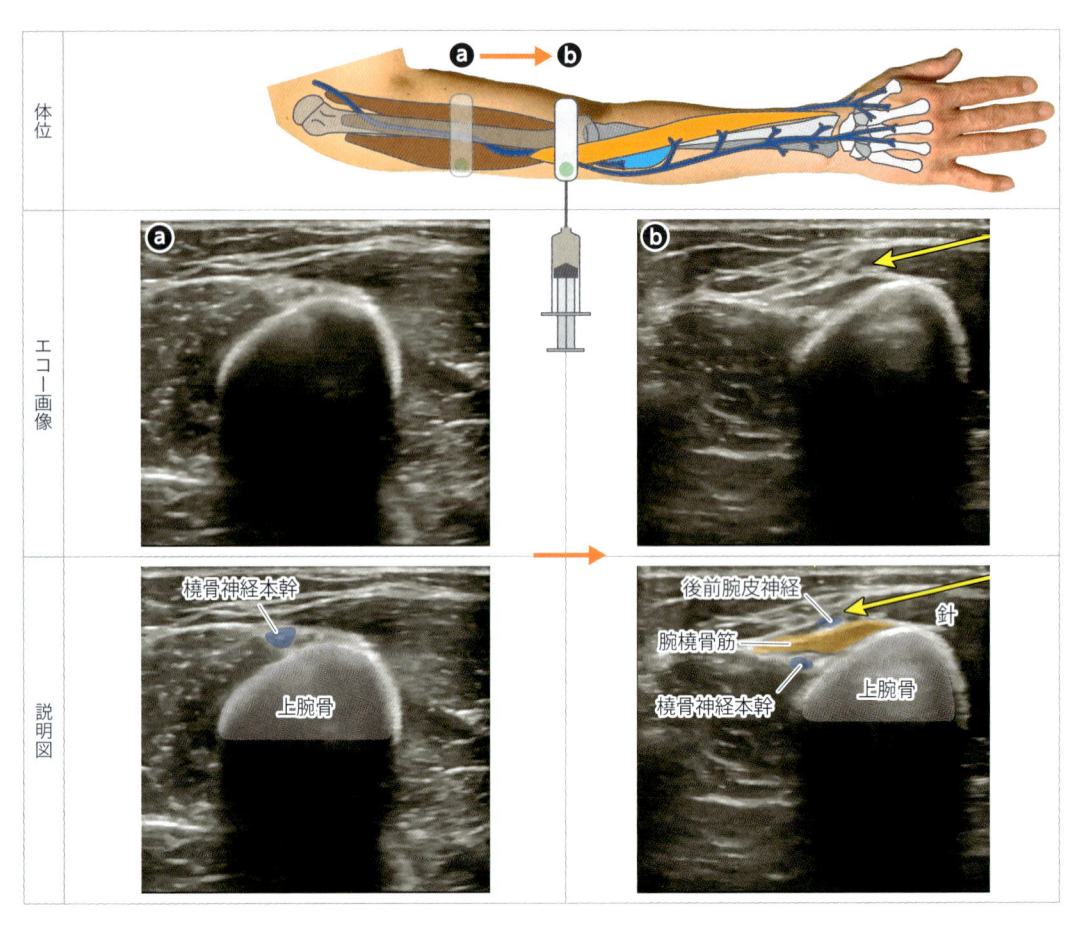

図12 ● 橈骨神経・後前腕皮神経ブロック

Ⓑ 後前腕皮神経ブロック（図12）

❶ 肩関節を90度外転・内旋，肘関節を伸展，前腕を回内させ，肘関節の下にタオルを置く.

❷ 術者は頭側（外側）から上腕骨中央にプローブを当て，上腕骨に接する橈骨神経本幹を確認する（図12a）.

❸ プローブを遠位に移動させ，上腕骨遠位に起始する腕橈骨筋を描出し，橈骨神経本幹から腕橈骨筋の起始部で分岐する後前腕皮神経を確認する（図12b）.

❹ 後前腕皮神経は腕橈骨筋の表層から末梢に行くほど枝分れするので分岐直後を穿刺部位とし，神経周囲にドーナツサインをつくるように局所麻酔薬を注入する.

Ⓒ 橈骨神経浅枝ブロック（図13）

❶ 肩関節を90度外転・外旋，肘関節を伸展，前腕を回外させる.

❷ 術者は頭側（橈側）から橈骨近位にプローブを当て，回外筋内の後骨間神経を確認する.

❸ プローブを近位に移動させ橈骨神経本幹への合流部を確認する（図13a）. 次に本幹を確認しながらプローブを遠位に移動させ，橈骨動脈に近づいていく分岐した浅枝を確認する（図13b）.

❹ 腕橈骨筋背側で橈骨動脈の橈側にある橈骨神経浅枝を穿刺部位とし，神経周囲にドーナツサインをつくるように局所麻酔薬を注入する.

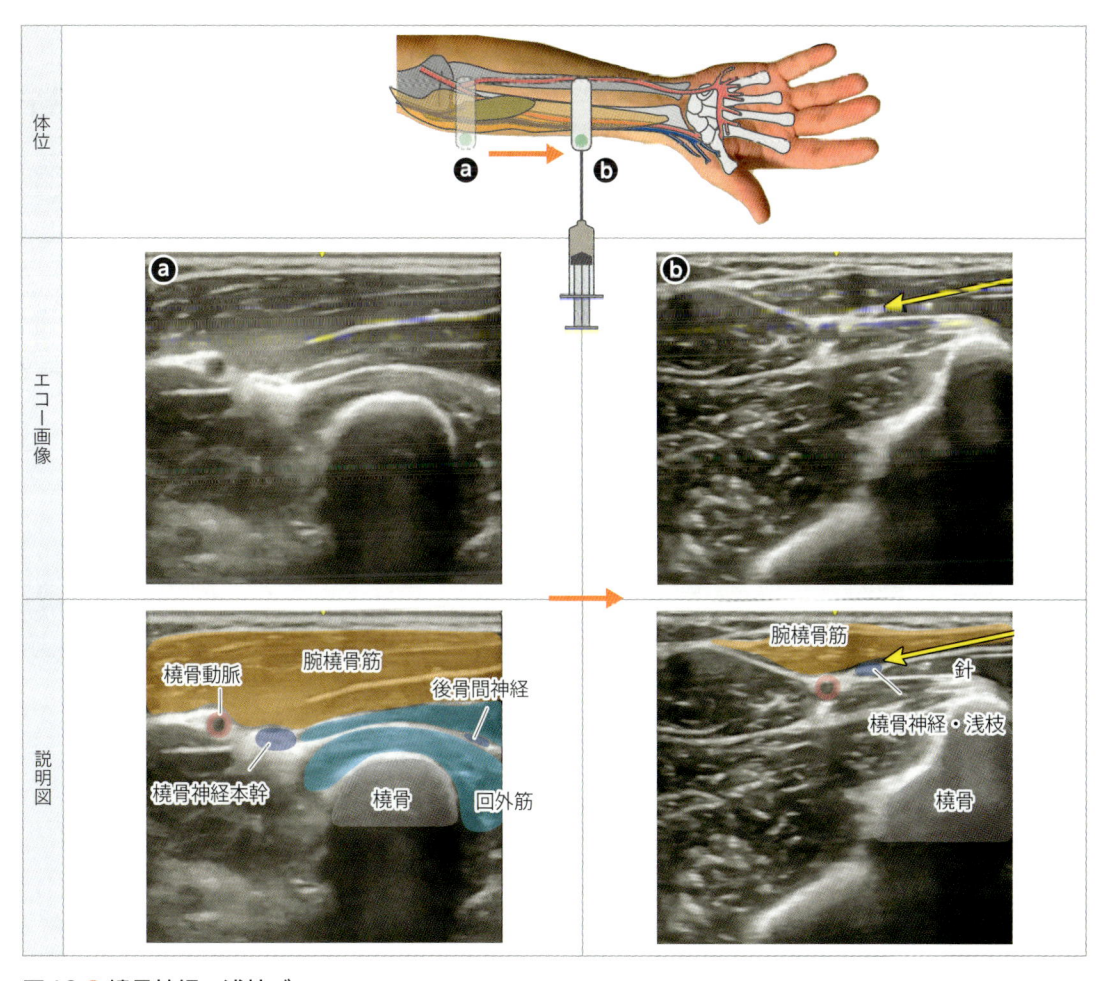

図13 ● 橈骨神経・浅枝ブロック

Ⓓ 尺骨神経ブロック（図14）

❶ 肩関節を90度外転・外旋，肘関節を伸展，前腕を回外させる．

❷ 術者は尾側（尺側）から尺骨中間にプローブを当て，尺側手根屈筋の背側，尺骨動脈の尺側で尺骨神経本幹を確認する（図14b）．

❸ プローブを遠位に移動させ尺側手根屈筋の尺側へ分岐する手背枝を確認する（図14a）．手背だけに皮膚切開が必要な手術では豆状骨より近位3cmほどで尺骨神経手背枝ブロックを，手掌にも皮膚切開が必要な手術では前腕中央で尺骨神経本幹ブロックを行う．

❹ 尺骨神経手背枝ブロックでは本幹に流れ込まないように局所麻酔薬は1〜2mLに留める．

Ⓕ 正中神経ブロック（図15）

❶ 肩関節を90度外転・外旋，肘関節を伸展，前腕を回外させる．

❷ 術者は尾側（尺側）から前腕中間にプローブを当て，長母指屈筋と浅指屈筋と深指屈筋に挟まれる正中神経を確認する（図15b）．

❸ プローブを遠位に移動させ浅指屈筋の橈側から表層に現れ，手根管に入る正中神経を確認する（図15a）．

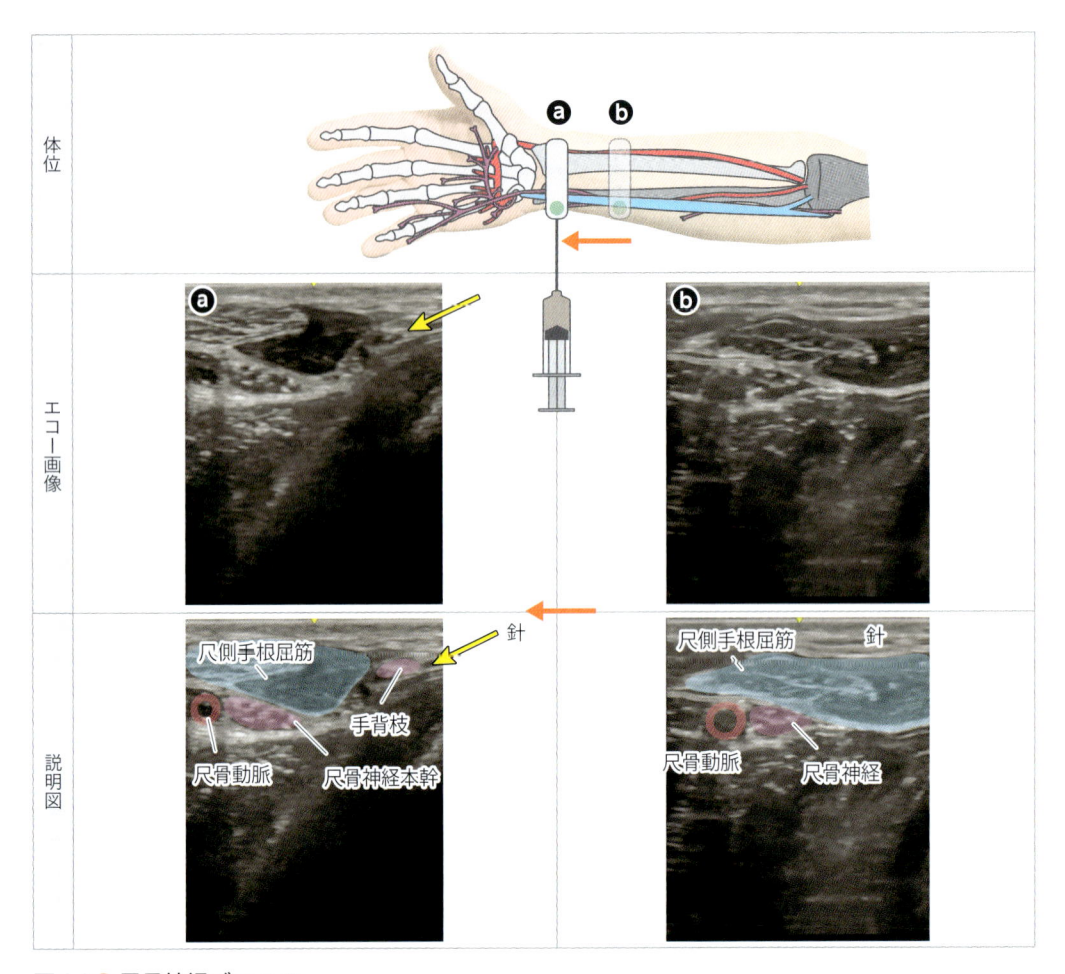

図14 ● 尺骨神経ブロック

❹手掌に皮膚切開が必要でない場合は，正中神経ブロックは必要ない．手掌に皮膚切開が必要な手術では前腕中間で正中神経ブロックを行う．前腕遠位で正中神経橈側から分岐する掌枝にも局所麻酔薬を作用させるため，神経周囲にドーナツサインをつくるように注入する．

Ⓕ 内側前腕皮神経ブロック (図16)

❶肩関節を90度外転・外旋，肘関節を伸展，前腕を回外させる．

❷術者は尾側（尺側）から肘部管にプローブを当て，尺骨神経を確認する．

❸腋窩部で静脈を圧迫し怒張させ，尺骨神経を確認しながらプローブを近位に移動させ，筋膜より浅部にある怒張した尺側皮静脈の隣にある内側前腕皮神経を確認する（図16a）．さらにプローブを近位に移動させ，筋膜より深部にあった尺骨神経が筋膜の浅部に移動し，内側前腕皮神経と合流し内神経束となるのを確認する（図16b）．

❹内神経束から分岐直後で内側前腕皮神経をブロックすると尺骨神経も同時にブロックされてしまう．内側前腕皮神経は末梢に行くほど枝分かれしていくので，筋膜によって尺骨神経と隔たれ，尺側皮静脈と接する部位を穿刺部位とする．神経周囲にドーナツサインをつくるように局所麻酔薬を注入する．

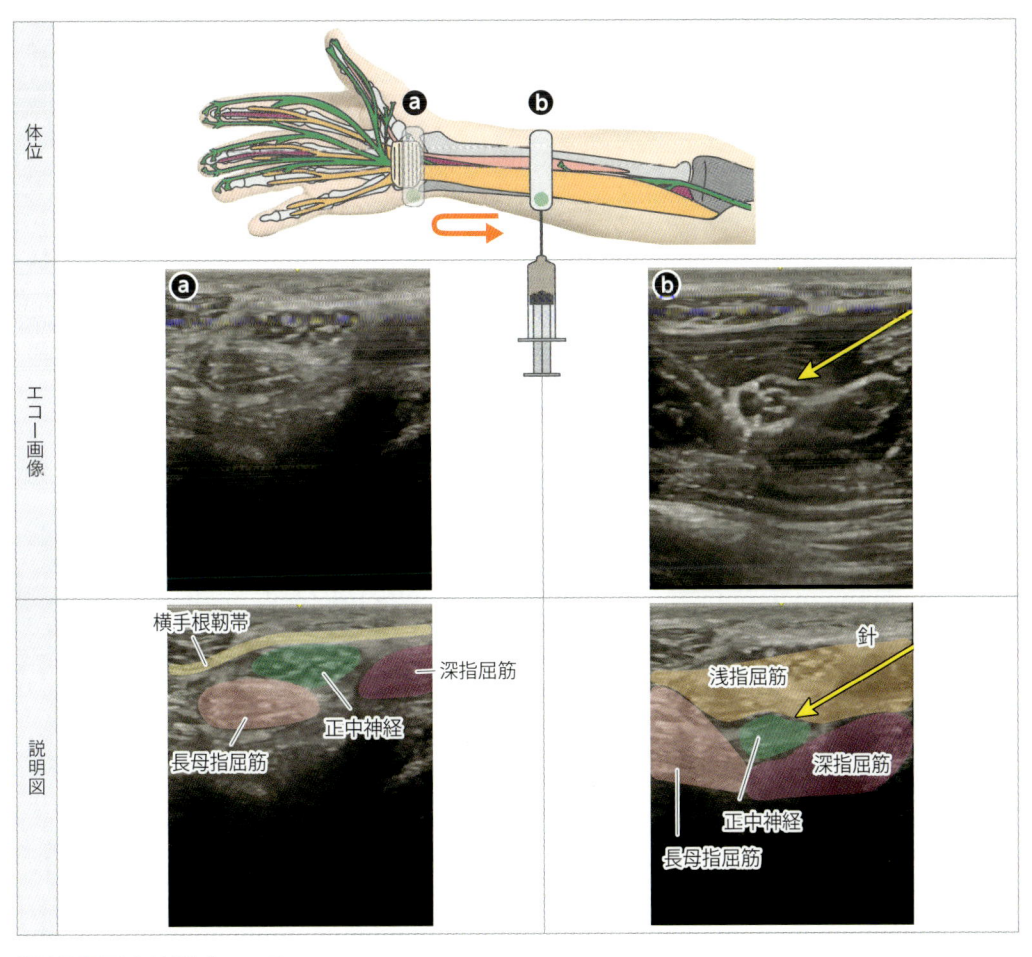

図15● 正中神経ブロック

6 合併症

血腫，感染，神経損傷といった合併症があげられる．特に**神経損傷**に注意する必要があり，針先が確認できなければ針は進めない．

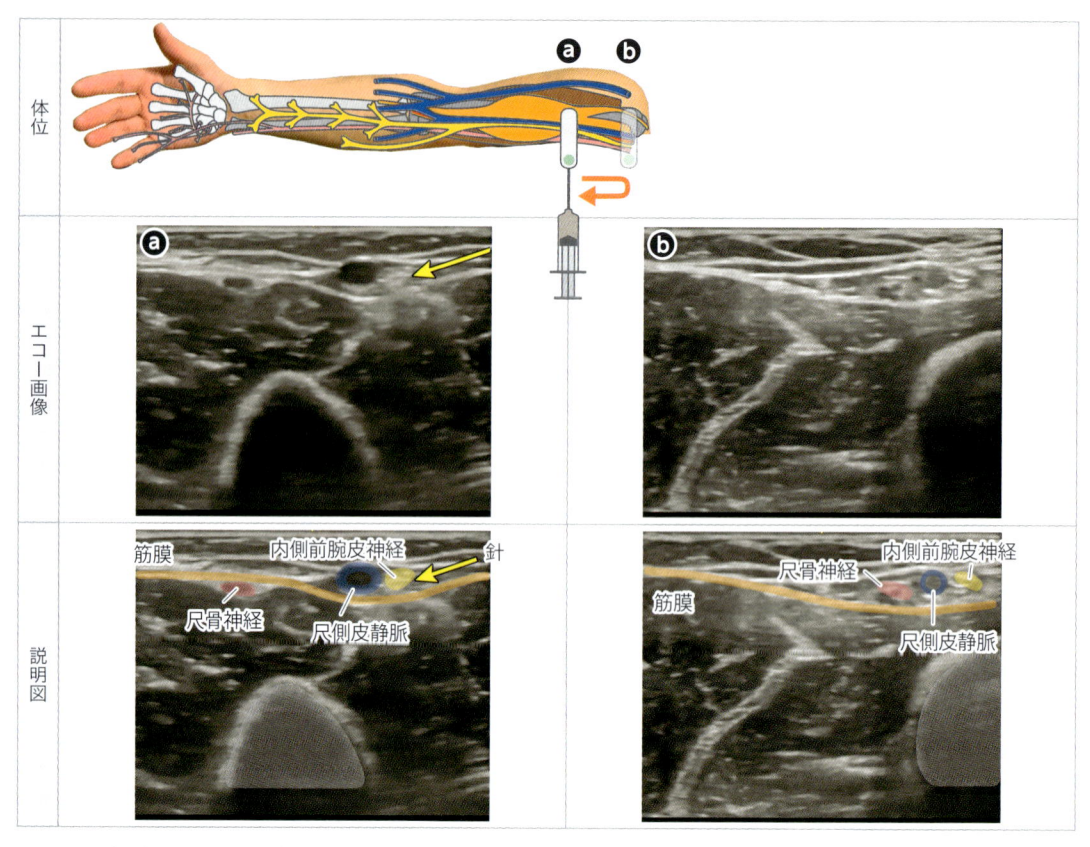

図16 ● 内側前腕皮神経ブロック

■ 文献

1）Lalonde DH：Conceptual origins, current practice, and views of wide awake hand surgery. J Hand Surg Eur, 42：886-895, 2017

2）鈴木重哉：超音波ガイド下神経ブロックによる末梢神経手術．Monitored hand surgeryの試み．日本整形外科超音波学会会誌，30：200-209, 2019

3）上肢の解剖．「リハビリテーション解剖アトラス」（佐藤達夫，坂本裕和／著），pp145-193，医歯薬出版，2006

4）林 典雄：肘関節に関わる筋，手関節および手指にかかわる筋．「運動療法のための機能解剖学的触診技術　上肢」（林典雄／著，青木隆明／監），pp223-341，メジカルビュー社，2011

5）「手 その機能と解剖 第6版」（上羽康夫／著），pp225-263，金芳堂，2016

6）千葉正司：手の皮神経，手の筋の神経支配．「日本人のからだ　解剖学的変異の考察」（佐藤達夫，秋田恵一／編），pp551-553, 東京大学出版社，2000

7）Hirasawa K: Untersuchungen üiber das periphere Nerven-system. Hefte 2, Abt, Anat. Inst. Univ. Kyoto, Series A: pp118-154, pp199-246, 1931

8）臼井要介, 他：超音波ガイド下神経ブロックの進歩 ― Wide Awake Hand Surgery の麻酔―．日臨麻会誌, 38：123-128, 2018

9）臼井要介, 鈴木重哉：橈骨遠位端骨折 全身麻酔＋選択的神経ブロック．「続・末梢神経ブロックの疑問～実践編～ Q&A70」（上嶋浩順／編，大嶽浩司／監），pp105-110，中外医学社，2018

10）上肢　末梢神経の探し方．「うまくいく！超音波でさがす末梢神経 ―100％効く四肢伝達麻酔のために」（仲西康顕／著，田中康仁／監），pp60-123，メジカルビュー社，2015

4 下肢 大腿神経ブロック

杉浦健之，草間宣好，太田晴子

1 解剖

　大腿神経はL2-4前枝で構成され，腰神経叢のなかで最も太い神経である．大腿神経は鼠径靭帯の下を通って骨盤腔から大腿三角（図1，鼠径靭帯・縫工筋内側縁・長内転筋外側縁で囲まれた領域）へ入る．大腿三角には大腿神経と大腿動静脈があり，内側から静脈，動脈，神経の順で並んでいる．大腿神経と大腿動静脈は，いずれも大腿筋膜の下層に存在する（図2）．大腿神経はさらに腸骨筋膜によっても覆われている．この腸骨筋膜によって大腿神経と大腿動静脈は異なるコンパートメントに分けられる．すなわち，**大腿神経をブロックするためには腸骨筋膜より下層に薬液を注入することが重要**である．

　大腿神経は，鼠径靭帯を通過した後，扇状に多数の枝に分かれる（図3）．主な分枝として，大腿神経前皮枝，大腿神経の終末枝である伏在神経，大腿四頭筋・縫工筋・恥骨筋への筋枝がある（第3章-5参照）．大腿神経の分枝は，大腿深動脈が大腿動脈から分枝する位置とほぼ同じ高さで起こるので（図3），全大腿神経をブロックする場合には，**大腿深動脈分岐部よりも中枢（近位）側を目安としてブロックする必要がある**．ただし，止血困難な出血の合併症を避けるため**鼠径靭帯より末梢（遠位）側で行うことが望ましい**．大腿神経ブロックを成功させるためには，①筋膜（大腿筋膜と腸骨筋膜）と②大腿神経分枝の解剖を理解することが重要である．

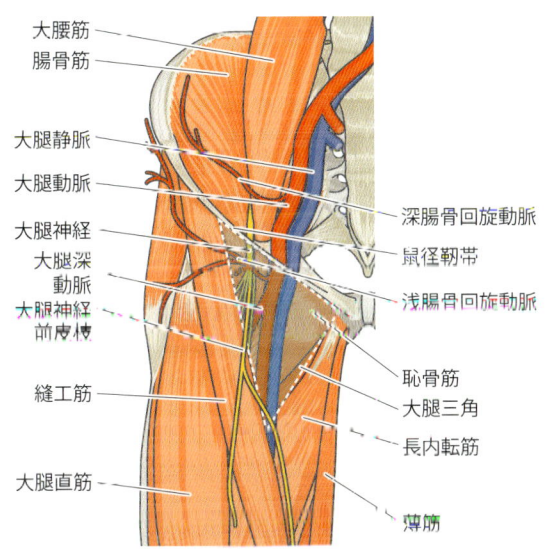

図1 ● 大腿三角（右肢）の解剖

　大腰筋
　腸骨筋
　大腿静脈
　大腿動脈
　大腿神経
　大腿深動脈
　大腿神経前皮枝
　縫工筋
　大腿直筋
　深腸骨回旋動脈
　鼠径靭帯
　浅腸骨回旋動脈
　恥骨筋
　大腿三角
　長内転筋
　薄筋

図2 ● 大腿神経・大腿動静脈（右肢）と大腿筋膜・腸骨筋膜の関係

腸骨筋膜　大腿筋膜
大腿動脈　大腿静脈
大腿神経
前　外・内　後
腸腰筋　恥骨筋

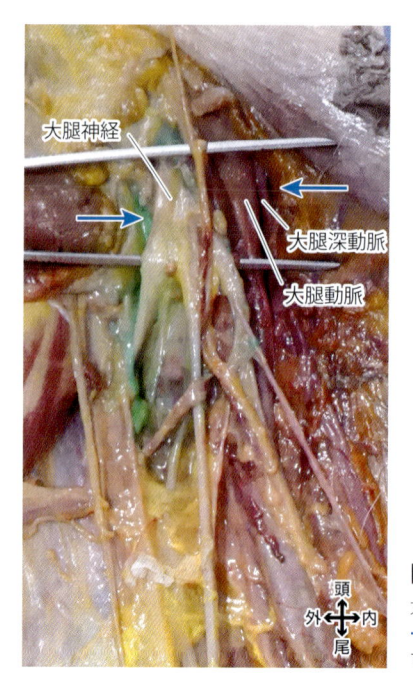

図3 ● 大腿神経の分枝（右肢）
大腿神経と大腿動静脈を露出した．
➡は大腿動脈から大腿深動脈が分枝
するレベルを示す．

ⓐ 皮膚の神経支配（dermatome）

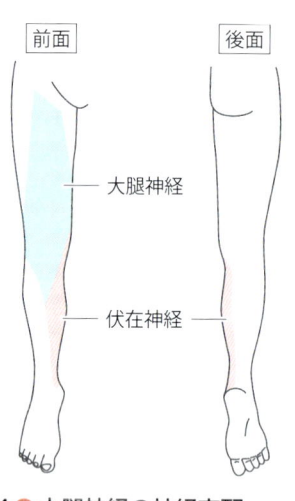

ⓑ 骨の神経支配（osteotome）

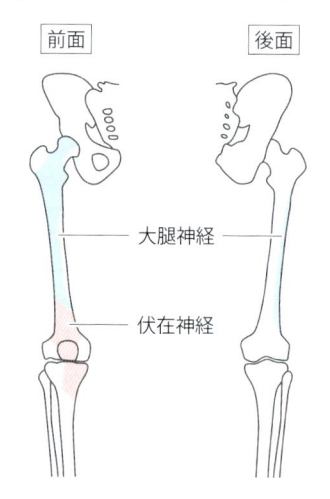

図4 ● 大腿神経の神経支配

2 神経支配

　皮膚と骨の神経支配を図4に示す．大腿神経前皮枝は**大腿前面から膝前面の皮膚知覚**を，伏在神経は**下腿内側から足内側の皮膚知覚**を支配する．大腿神経の筋枝は，**縫工筋，恥骨筋，大腿四頭筋**を支配する．

表1 ● 代表的な下肢の手術術式と末梢神経ブロックの適応

代表的な術式	末梢神経ブロックの組合わせ例
人工股関節置換術	● 持続腰神経叢ブロック＋坐骨神経ブロック（傍仙骨アプローチ，殿下部アプローチ） ● 持続大腿神経ブロック＋坐骨神経ブロック（傍仙骨アプローチ，殿下部アプローチ）
大腿骨人工骨頭置換術 大腿骨近位部骨折に対する骨接合術 （γネイル，CHS） 大腿骨骨幹部骨折に対する骨接合術	● 大腿神経ブロック＋外側大腿皮神経ブロック ● 腸骨筋膜下ブロック
大腿切断術	● 持続大腿神経ブロック＋外側大腿皮神経ブロック＋閉鎖神経ブロック 　＋持続坐骨神経ブロック（傍仙骨アプローチ） ● 持続腰神経叢ブロック＋坐骨神経ブロック（傍仙骨アプローチ）
人工膝関節置換術	● 持続大腿神経ブロック＋坐骨神経ブロック（膝窩部アプローチ） ● 内転筋管ブロック＋坐骨神経ブロック（膝窩部アプローチ）
膝関節鏡視下手術 （前十字靱帯再建術，半月板切除術など）	● 大腿神経ブロック ● 内転筋管ブロック
下腿骨折骨接合術 下腿切断術	● 持続坐骨神経ブロック（前方アプローチ，膝窩部アプローチ） ● 持続坐骨神経ブロック（前方アプローチ，膝窩部アプローチ）＋内転筋管ブロック
足関節手術	● 坐骨神経ブロック（膝窩部アプローチ）
足趾の手術	● 坐骨神経ブロック（膝窩部アプローチ） ● アンクルブロック

整形外科領域における代表的な下肢の手術術式と末梢神経ブロックの組合わせを示した．術野の神経支配（dermatome, osteotome, myotome），ターニケット使用の有無，全身麻酔や脊髄くも膜下麻酔併用の有無などから総合的に判断したうえで，実施する神経ブロックを選択する．

3 適応となる手術

　大腿神経ブロック単独でも，大腿前面から膝前面，下腿内側の知覚遮断が可能であるが，外側大腿皮神経ブロックや坐骨神経ブロック，仙骨神経叢ブロックとの併用により，**下肢の幅広い手術**に適応できる（表1）．特に，術後痛の強い膝の手術においては**持続大腿神経ブロック**が有用である．

4 使用する薬剤

　0.2〜0.5％ロピバカインを20 mL投与する．持続投与を行う場合，0.1〜0.2％ロピバカインを4〜6 mL/時で投与する．

5 方法

Ⓐ 体位作成，エコー装置の配置

　仰臥位で，ブロックを行う側の下肢は伸展位をとらせる．術者はブロックを行う下肢側に立つ．エコー装置は患者を挟んで反対側の正面に置く．術者と針の刺入経路，エコー画像を結ぶライン

が一直線になるよう配置する（図5）.

Ⓑ エコープローブの当て方

　　大腿神経は浅いところにあるので，高周波リニアプローブを使用する．エコーの深度は3 cm前後に設定し，体格に応じて調整する.

> **memo** 肥満患者におけるブロック穿刺時の工夫
>
> 　高度肥満患者では下腹部や大腿の皮下脂肪が鼠径部に覆いかぶさり，プローブを操作したり針を穿刺したりするときに手技の妨げとなる．鼠径溝を挟んで頭尾側の方向に皮膚をテープで牽引すると，刺入部の確認やエコー操作・穿刺が容易になる（図6）.

Ⓒ プレスキャン

❶ 大腿動静脈を同定する.

　　プローブを鼠径溝に沿って置く（図7）．大腿動静脈は皮膚から1〜2 cmの深さにあり，内側に大腿静脈，外側に大腿動脈が位置する（図8a）．プローブで圧迫すると静脈は容易に潰れること（図8b）やカラードプラ（図8c）により，動脈と静脈は容易に区別できる．鼠径溝レベルでは大腿動脈から分岐した大腿深動脈を認めることが多い（図9）．大腿深動脈が分枝したレベルでは大腿神経も複数の枝に分枝（図3）しているため，エコー画像で神経の

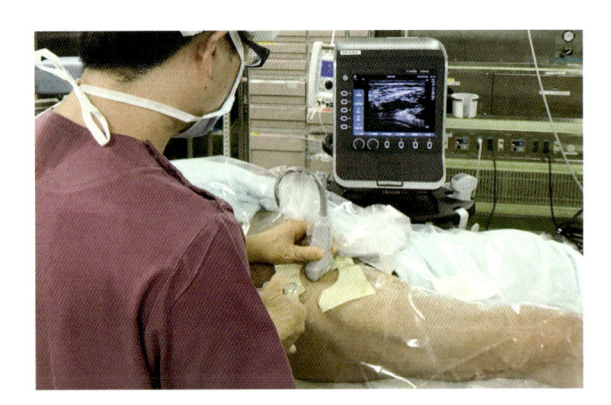

図5● 大腿神経ブロック時のセッティング

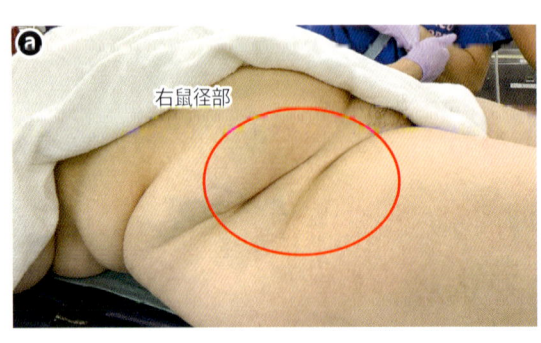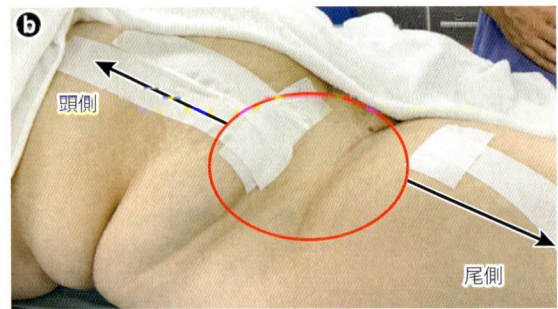

図6● テープによる皮膚牽引法
a）右鼠径部（○）が下腹部と大腿の皮下脂肪で覆われている様子.
b）下腹部と大腿の皮膚をテープで頭尾側方向に牽引すると，右鼠径部（○）は平らになり，プローブの操作や穿刺がしやすくなる.

境界が不明瞭となる．したがって，プローブを頭側へスライドし，大腿深動脈が大腿動脈に合流してなくなる位置（＝大腿神経が分枝していない位置）までプローブを移動する（図7）．"single artery, single nerve" の部位では大腿神経の輪郭をより鮮明に描出できる．

❷ 大腿神経を同定する．

大腿神経は，大腿動脈よりも外側に位置する．大腿筋膜・腸骨筋膜の2つの筋膜の下で，腸腰筋の前面に位置する高エコーの大腿神経を同定する（図10）．大腿神経をはっきり描出するために，プローブの傾きを微調整（チルティング）する．

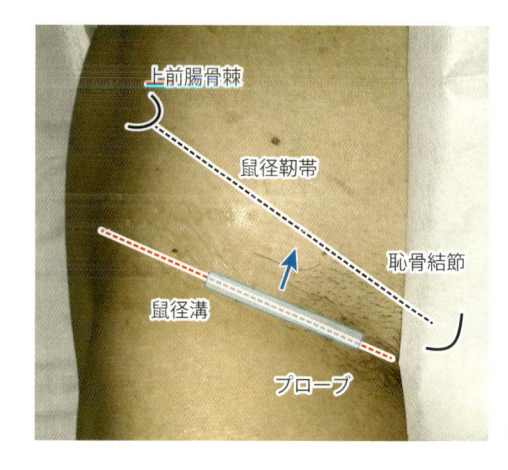

図7●大腿神経ブロックにおけるプローブの動かし方

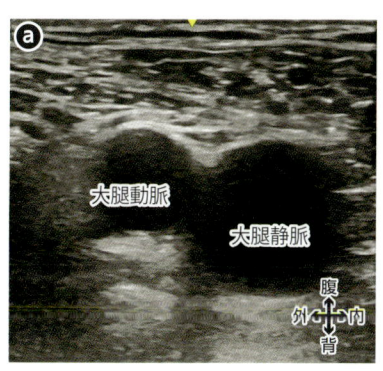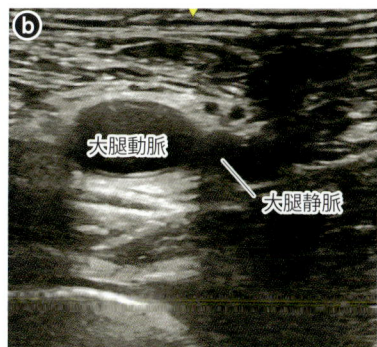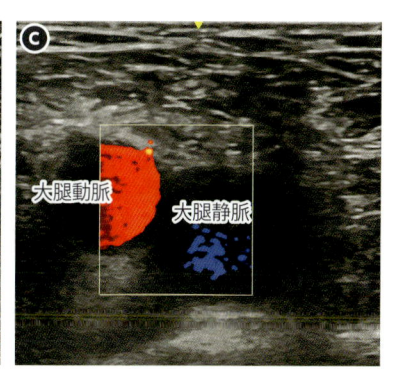

図8●大腿動静脈（右肢）のエコー画像

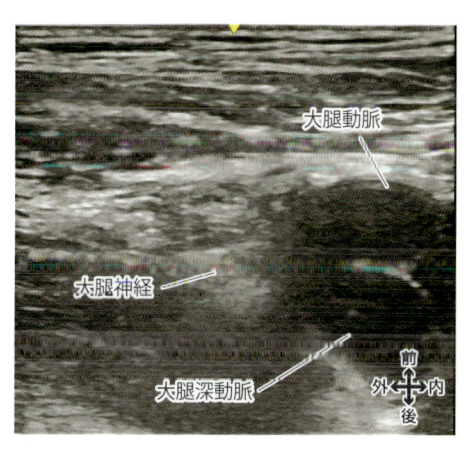

図9●大腿深動脈分枝レベルにおける大腿神経（右肢）のエコー画像

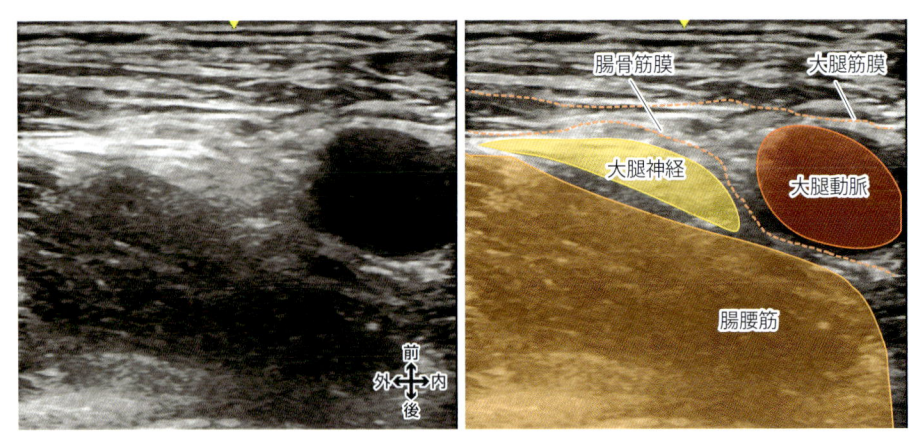

図10 ● 大腿深動脈分枝レベルより中枢側における大腿神経（右肢）のエコー画像

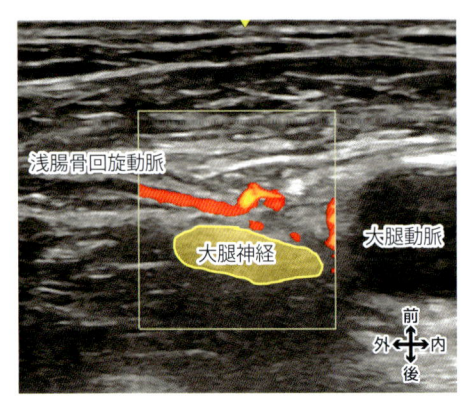

図11 ● 浅腸骨回旋動脈（右）のエコー画像

大腿動脈から分枝し，大腿神経前面を横切って外側へ走行する動脈を認める．

⚠Pitfall

穿刺前に周囲の血管を確認する

　大腿神経の前面に浅腸骨回旋動脈や深腸骨回旋動脈を認めることがある（図11）．これらの動脈は，大腿動脈または外腸骨動脈から分枝し，鼠径靭帯に沿って外側へ向かう．このような動脈を認めた場合，プローブを頭側または尾側にスライドし，動脈が画面上から消えた位置で穿刺する．

大腿神経と見誤りやすい構造物

　大腿動脈のすぐ外側で，大腿筋膜と腸骨筋膜の間に高エコー性の結合組織があり，神経と見間違えやすいので注意する（図12a）．また，高齢者では大腿動脈の石灰化により，多重反射や音響陰影といったアーチファクトを認めることがある（図12b）

Ⓓ 穿刺・薬液注入

　エコーガイド下で，神経刺激を併用して行う．交差法，平行法のいずれでも穿刺は可能である．ここでは，針の刺入経路を観察できる平行法を解説する．

❶プローブ外側端の穿刺部位に局所浸潤麻酔を行う．

❷平行法で外側から内側へ向けて穿刺する（図13a）．穿刺の目標部位は，腸骨筋膜の下で，大腿神経の外側端である．大腿筋膜・腸骨筋膜の2つの筋膜を貫くときに，プツっという感覚

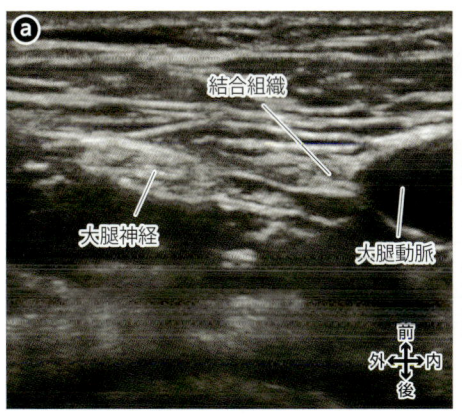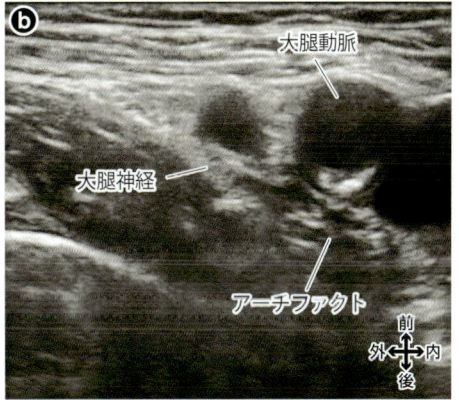

図12 ● 大腿神経と見誤りやすい構造物

a）大腿筋膜と腸骨筋膜の間にある高エコーの結合組織.
b）動脈硬化によるアーチファクト.

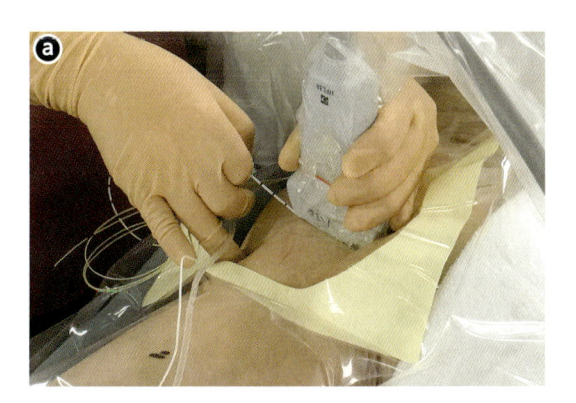

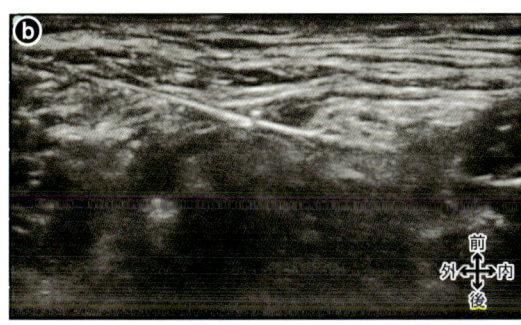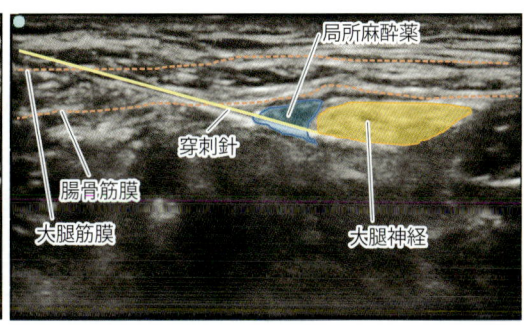

図13 ● 大腿神経ブロック（右肢）のエコー画像 `movie ❸-4-01`

a）エコーガイド下注射
b）大腿神経と薬液の広がりを示すエコー像

（ポップ感）があり，2回目のポップ感を感じたところが腸骨筋膜下である．

❸ 穿刺には神経刺激用のブロック穿刺針を用いる．針先の電気刺激による筋収縮が位置確認の参
考となる．神経刺激は1.0 mAの電流で開始する．針が腸骨筋膜を貫くと，大腿四頭筋の収縮
が観察される．大腿神経近傍に到達すると筋収縮によって膝蓋骨が上下に激しく動く（膝蓋骨
の動きから patella dancing や patella snap とよばれる．`memo` と ⚠**Pitfall**参照）．**患者には事前
に下肢が動くことを伝えておいた方がよい**．神経刺激で0.5 mA未満まで電流を下げても筋収
縮がある場合には，針先が神経内にある可能性が高いため，針を少し引いて適切な位置に調整

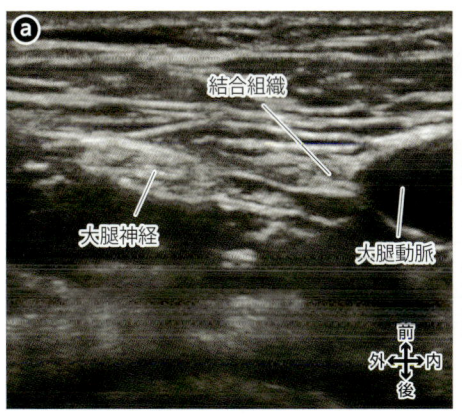

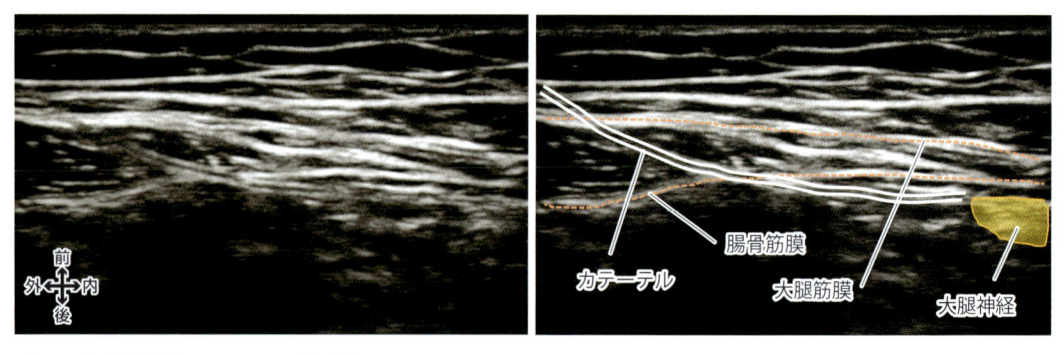

図14 ● 持続用カテーテル（右肢）

大腿神経とカテーテルの位置

注：オリジナル写真は左大腿神経ブロックであるが，他の図と統一するために左右を反転して掲載しました．

する．

❹ 血液の逆流がないことを確認した後，局所麻酔薬を1〜2 mL注入する．針先が適切な部位にあれば，薬液は神経周囲に広がる．注入圧が高い場合には，**神経内注入の可能性があるので直ちに注入を中止する**．薬液が腸骨筋膜面上に広がる場合，針先が腸骨筋膜よりも浅いところにあるので修正する．

❺ 薬液が腸骨筋膜下で大腿神経の周囲に広がることを確認したら，残りの薬液を注入する（図13b）．神経の周囲に薬液が投与されれば十分な効果が得られるので，ドーナツサイン（神経のまわりを全周性に薬液が囲む）をめざす必要はない．

⚠️Pitfall

神経刺激による筋収縮について

　大腿神経の外側からエコーガイド平行法で針を刺入した場合，針先が大腿神経からまだ離れているのに大腿内側に筋収縮を認めることがある．これは大腿神経外側成分（分枝前の縫工筋枝）や分枝後の縫工筋枝への刺激，あるいは筋への直接刺激による縫工筋の収縮であり，大腿四頭筋の収縮ではない．針先を外側ではなく内側に向け直して進めるとよい．

Ⓔ 持続カテーテルの留置

❶ 穿刺針から局所麻酔薬を5〜10 mL注入してスペースをつくった後，カテーテルを5 cm挿入する．カテーテルを挿入したら，穿刺針を抜去する．

❷ エコー画面上で確認しながら，カテーテルより局所麻酔薬を注入する（図14）．カテーテルから注入した薬液が大腿神経の周囲で広がれば，カテーテル先端は適正な位置にある．薬液が大腿動脈の下で広がった場合には，カテーテルを引き抜いて先端位置を調整する．

❸ カテーテル刺入部を生体用接着剤で固定することにより，カテーテルの位置ずれや刺入部からの液漏れが起こりにくくなる．

　　カテーテルの先端位置を大腿神経の背側と腹側で比較した臨床研究では，カテーテル先端を大腿神経の背側よりも腹側に留置した方が感覚神経ブロックの効果が強いとの報告もある[1]．しかし，投与した薬液が大腿神経の周囲で広がっていれば十分な効果が得られるので，特にこだわる必要はないと考えられる．

6　合併症

Ⓐ 転倒

　　術後痛の強い人工膝関節置換術において，持続大腿神経ブロックは強力な鎮痛効果により，術後の離床やリハビリテーションの促進に有用である．一方で，大腿四頭筋の筋力低下により**転倒のリスクが増加する**と考えられている[2]．離床やリハビリテーション開始前に**筋力低下や感覚障害の程度を評価すること**が大切である．患者自身や病棟スタッフにも筋力低下の可能性を周知し，転倒防止に対する注意を促す．

Ⓑ 神経障害

　　神経障害の発生は稀[3]であるが，**神経内注入**にならないよう注意する．

Ⓒ 血管穿刺

　　血管穿刺による**血管内注入**や**血腫形成**に注意する．大腿神経ブロックは体表面の神経ブロックであり，抗血栓療法中の区域麻酔・神経ブロックガイドライン[4]において，出血性合併症の低リスク群に分類されている．アスピリンを服用している患者では休薬せずに大腿神経ブロックを施行してよいが，その他の抗血栓薬を使用中の患者ではリスクとベネフィットを評価したうえで施行するかどうかを判断する．

Ⓓ 感染

　　カテーテル挿入から48時間後，57％の患者でカテーテルに細菌コロニー形成が認められたとの報告がある[5]．**感染が疑われた際にはカテーテルをすみやかに抜去する**．

Ⓔ 局所麻酔薬中毒

　　他の神経ブロックと組み合わせて行う場合，局所麻酔薬の**総投与量が極量を超えない**ように注意する．

文献

1） Ilfeld BM, et al：Continuous femoral nerve blocks: the impact of catheter tip location relative to the femoral nerve （anterior versus posterior） on quadriceps weakness and cutaneous sensory block. Anesth Analg, 115：721-727, 2012

2） Ilfeld BM, et al：The association between lower extremity continuous peripheral nerve blocks and patient falls after knee and hip arthroplasty. Anesth Analg, 111：1552-1554, 2010

3） Neal JM：Ultrasound-guided regional anesthesia and patient safety: An evidence-based analysis. Reg Anesth Pain Med, 35：S59-S67, 2010

4） 「抗血栓療法中の区域麻酔・神経ブロックガイドライン」（日本ペインクリニック学会，日本麻酔科学会，日本区域麻酔学会／編），2016（https://anesth.or.jp/files/pdf/guideline_kouketsusen.pdf）

5） Cuvillon P, et al：The continuous femoral nerve block catheter for postoperative analgesia: bacterial colonization, infectious rate and adverse effects. Anesth Analg, 93：1045-1049, 2001

5 下肢 内転筋管ブロック

杉浦健之，草間宣好，太田晴子

1 解剖

　内転筋管は，前方外側を内側広筋，後方を長内転筋と大内転筋，内側を広筋内転筋膜により囲まれた管状構造物で，その中を大腿動静脈と，大腿神経の分枝である伏在神経が走行する（図1a）．内転筋管は，縫工筋の内側縁と長内転筋の内側縁の交点（図1b～d，➤）からはじまり，内転筋裂孔で終わる（図1d）．大腿動静脈は内転筋管の遠位で深部に進み，内転筋裂孔を通って膝窩動静脈となる．

　一方，伏在神経は，内転筋管の遠位で大腿動静脈から離れ，広筋内転筋膜を貫いて内転筋管を出る．さらに伏在神経は縫工筋と薄筋の間から皮下へ進み，膝前面内側下部の皮膚および関節包へ感覚枝（膝蓋下枝）を分枝した後，下腿内側および足内側の皮膚に分布する．大腿神経の分枝である内側広筋枝は，内側広筋への筋枝を出した後，膝前面内側上部への関節枝となる．これまで内側広筋枝は内転筋管内を走行すると考えられてきたが，実際は**内転筋管と異なるコンパートメントを走行する**ことが報告されている[1]（図1c）．

2 神経支配

　伏在神経は運動神経を含まない純粋な知覚神経である．**膝・下腿・足部の前内側**を支配する（図2）．

3 適応となる手術

　坐骨神経ブロックと併用して，**膝関節や下腿の手術**に用いられる．**膝関節手術の術後鎮痛**としては大腿神経ブロックが広く活用されてきた．しかし，大腿四頭筋筋力低下に伴う転倒リスクが問題視され，その対策としてより大腿四頭筋の等尺性最大収縮能が温存される内転筋管ブロックが行われるようになっている[2]．内転筋管ブロックと大腿神経ブロックは同等の鎮痛効果を示すが，膝関節外側の鎮痛は内転筋管ブロックか大腿神経ブロックよりも劣ると報告されている[3]

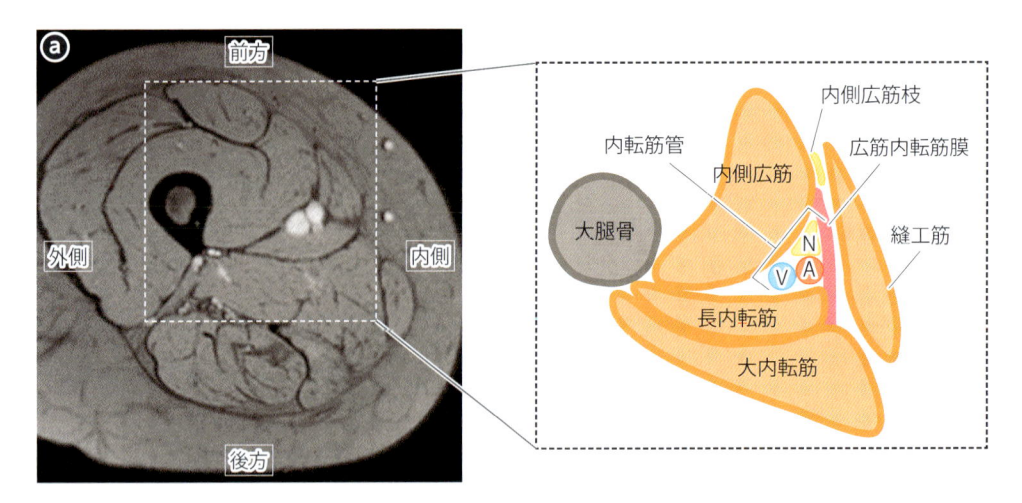

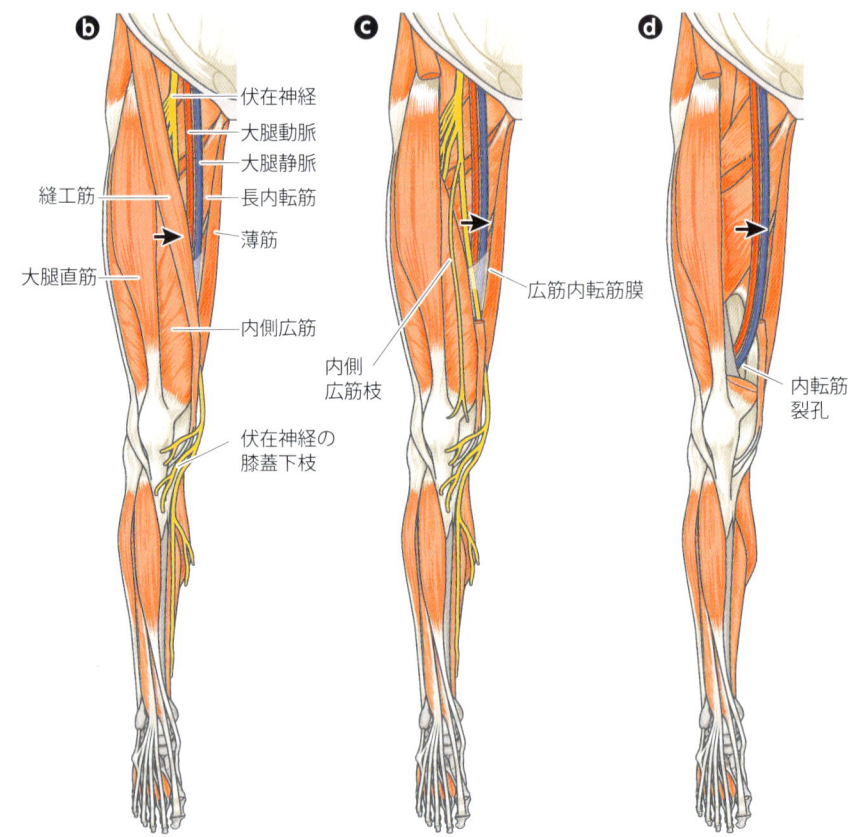

図1 ● 内転筋管の解剖

a) 右大腿のCT画像と┌┈┈┐内の模式図，A：大腿動脈，V：大腿静脈，N：伏在神経
b) 右大腿前面の表層の筋群
c) bから縫工筋を除去
d) cから内側広筋を除去
➤：縫工筋の内側縁と長内転筋の内側縁の交点

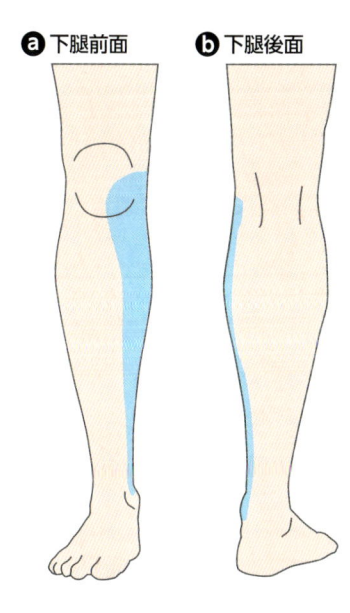

ⓐ 下腿前面　**ⓑ 下腿後面**

図2 ● 伏在神経の神経支配（dermatome）

4 使用する薬剤

0.2 〜 0.5 ％ロピバカインを 10 〜 15 mL 投与する．

5 方法

Ⓐ 体位作成，エコー装置の配置

仰臥位でブロック側の下肢を外転させ，外旋位をとらせる．術者はブロックを行う側に立つ．エコー装置は患者を挟んで反対側の正面に配置する．術者と針の刺入経路，エコー装置を結ぶラインが一直線になるようにする（図3a）．

Ⓑ エコープローブの準備

高周波リニアプローブを使用する．エコーの視野深度は3〜4 cmに設定し，体格に応じて調整する．

Ⓒ プレスキャン

❶ 大腿動脈を同定する．
大腿中央（上前腸骨棘と膝蓋骨上縁の中央）が穿刺レベルである（図3b）[4]．この高さで，エコープローブを大腿内側へ大腿長軸に対して垂直に当てて，縫工筋の下層を走行する大腿動脈を描出する（図3c）．大腿動脈が観察されない場合，プローブが外側に寄り過ぎている可能性があるので，プローブを内側へスライドさせる．鼠径溝付近で大腿動脈を描出し，大腿動脈を描出しながらプローブを大腿中央部までスライドさせてもよい．

❷ 大腿動脈より深部に位置する大腿静脈を確認する．圧迫によって静脈は容易に内腔が潰れるこ

ⓐ エコー装置の配置

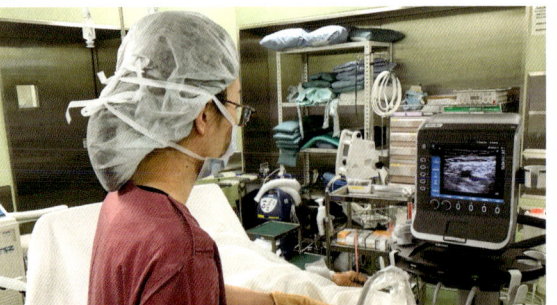

ⓑ ブロック針の穿刺

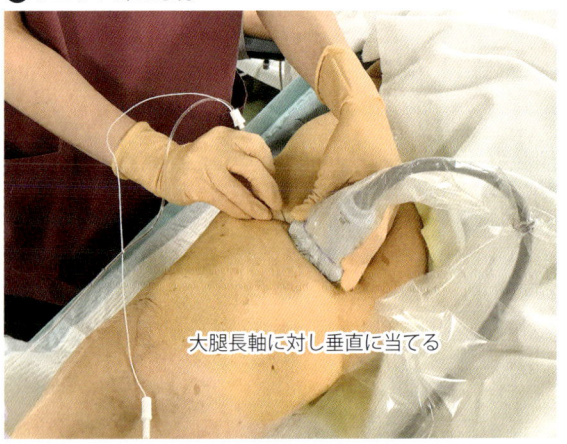

大腿長軸に対し垂直に当てる

ⓒ プレスキャン

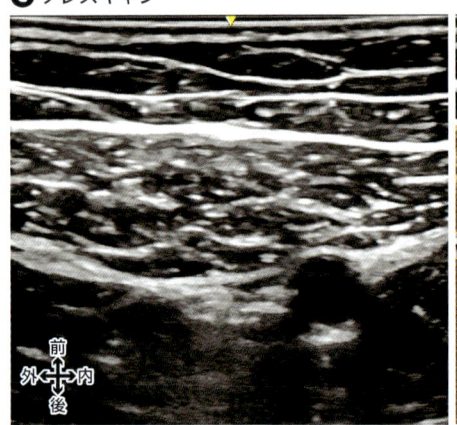

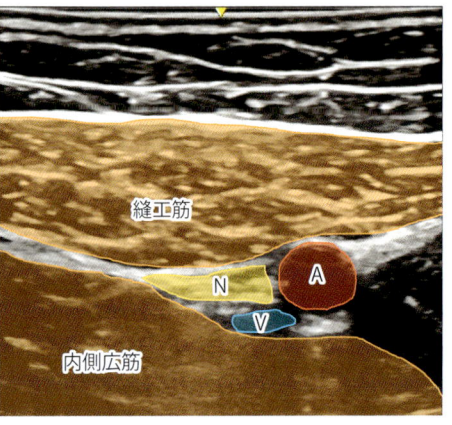

縫工筋
N A
V
内側広筋

ⓓ 薬液注入時

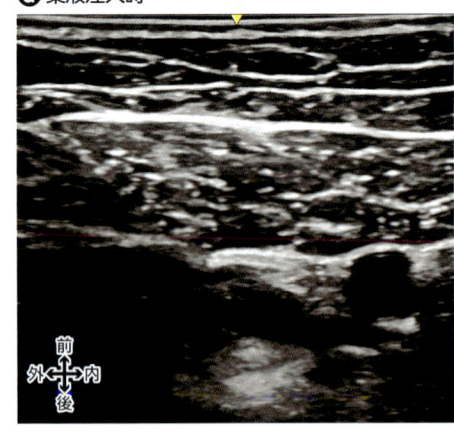

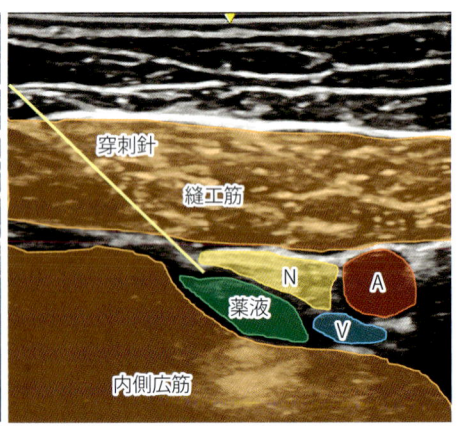

穿刺針
縫工筋
薬液 N A
V
内側広筋

図3 ● 内転筋管ブロック

c, d）A：大腿動脈，V：大腿静脈，N：伏在神経

　　　とやカラードプラによって，大腿動脈と大腿静脈は区別できる．

❸ 大腿動脈の外側に高エコーの構造物として観察される伏在神経を同定する．ただし伏在神経の
　同定は困難な場合もある．

表1●ブロックされる主な大腿神経の分枝

遮断される神経	大腿神経ブロック	大腿中央レベルのブロック	内転筋管遠位のブロック
前皮枝	○	×	×
伏在神経	○	○	○
内側広筋枝	○	○	×
外側広筋枝	○	×	×
中間広筋枝	○	×	×
大腿直筋枝	○	×	×

Ⓓ 穿刺・薬液注入

　通常，神経刺激は行わずエコーガイドのみで穿刺する．伏在神経が同定困難な場合でも，縫工筋下の大腿動脈の周囲に局所麻酔薬を投与すれば，十分効果が得られる．

❶ プローブ外側端の穿刺部位に局所浸潤麻酔を行う．

❷ 平行法で，外側から内側へ向けて穿刺する．

❸ 伏在神経の下面へ針先を進め，薬液を注入する（図3d）．薬液を注入することにより，高エコーの伏在神経がはっきり描出されることもある．

> **memo**　持続ブロック用にカテーテルを留置する場合は，液性剝離によってできたスペースにカテーテルを1〜3cm進める．

6　合併症

神経内注入や**血管内注入**に注意する．

> **memo**　内転筋管の近位端は大腿中央部よりも遠位側にあり，大腿中央部に内転筋管は存在しない[5]．したがって，大腿中央レベルで行うブロックは，正しくは内転筋管ブロックではない．鼠径溝付近でのブロック（大腿神経ブロック），大腿中央レベルでのブロック，および内転筋管遠位でのブロックを比較した場合，中枢側で行うほど大腿神経の分枝が多くブロックされ，大腿四頭筋の筋力低下が問題になる（表1）．内転筋管の遠位部でブロックを行った場合には，内側広筋枝がブロックされないため，膝関節置換術の術後鎮痛は不十分になる可能性がある[6]．伏在神経と内側広筋枝を同時にブロックしつつ，内側広筋枝以外の筋枝のブロックを回避するためには，内転筋管の入り口直前で穿刺するのが理想的と考えられる．内転筋管の近位端は，縫工筋の内側縁と長内転筋の内側縁が交わるレベルであり（図1b〜d，➡），エコー画像で確認することができる（図4）．

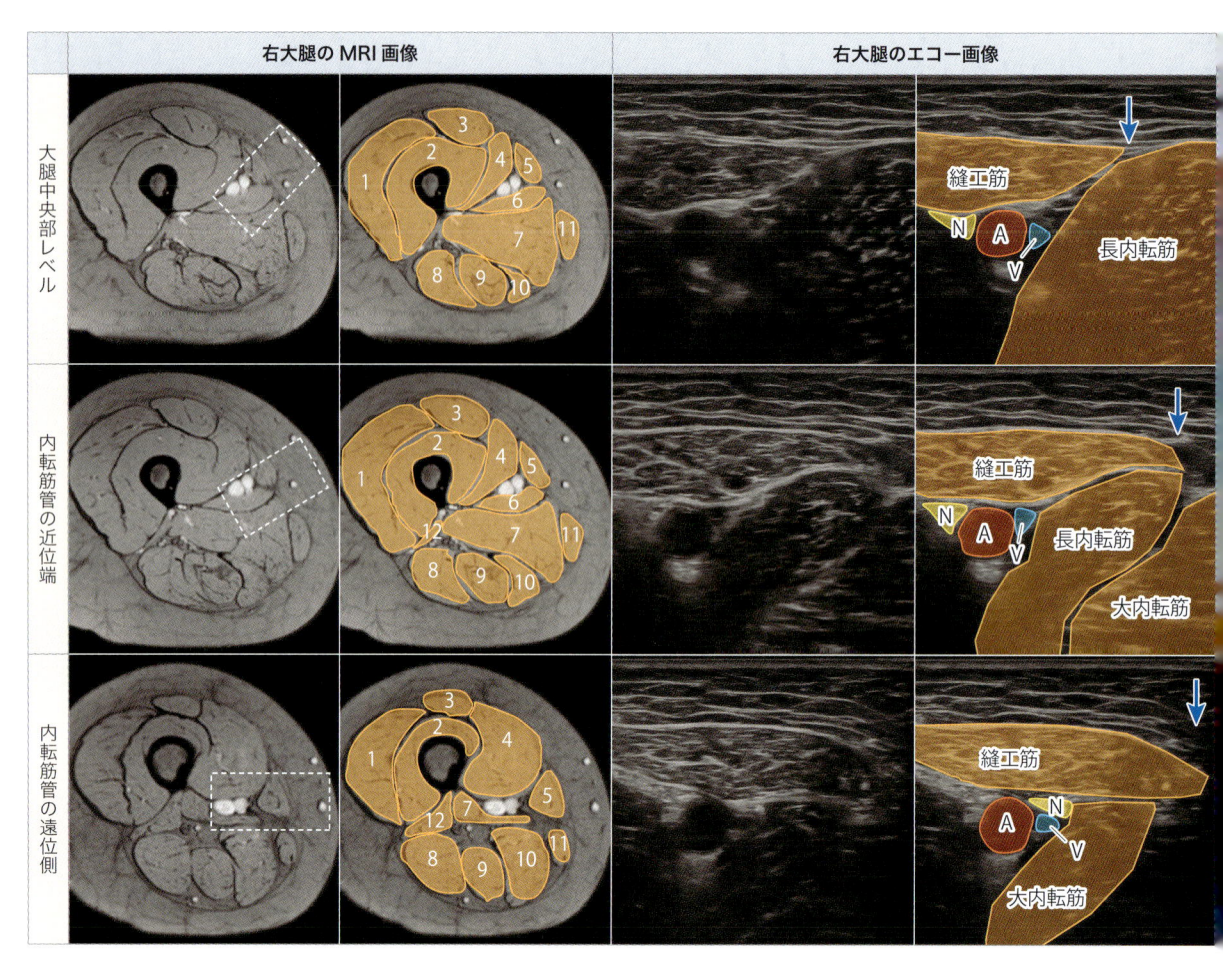

図4●右大腿の各部位におけるMRI画像とエコー画像

⌐‥‥¬：エコー画像範囲

➡：縫工筋の内側端

1：外側広筋，2：中間広筋，3：大腿直筋，4：内側広筋，5：縫工筋，6：長内転筋，7：大内転筋，8：大腿二頭筋長頭，9：半腱様筋，10：半膜様筋，11：薄筋，12：大腿二頭筋短頭，A：大腿動脈，V：大腿静脈，N：伏在神経

注：MRI画像とエコー画像は異なる患者のものである．

■ 文献

1）Bendtsen TF, et al：The Optimal Analgesic Block for Total Knee Arthroplasty. Reg Anesth Pain Med, 41：711-719, 2016

2）Jaeger P, et al：Adductor canal block versus femoral nerve block and quadriceps strength: a randomized, double-blind, placebo-controlled, crossover study in healthy volunteers. Anesthesiology, 118：409-415, 2013

3）Tan Z, et al：A comparison of adductor canal block and femoral nerve block after total-knee arthroplasty regarding analgesic effect, effectiveness of early rehabilitation, and lateral knee pain relief in the early stage. Medicine（Baltimore），97：e13391, 2018

4）Jenstrup MT, et al：Effects of adductor-canal-blockade on pain and ambulation after total knee arthroplasty: a randomized study. Acta Anaesthesiol Scand，56：357-364, 2012

5）Wong WY, et al：Defining the Location of the Adductor Canal Using Ultrasound. Reg Anesth Pain Med, 42：241-245, 2017

6）Johnston DF, et al：Spread of dye injectate in the distal femoral triangle versus the distal adductor canal: a cadaveric study. Reg Anesth Pain Med, 44：39-45, 2019

6 [下肢] 外側大腿皮神経ブロック

杉浦健之，草間宜好，太田晴子

1 解剖

外側大腿皮神経は腰神経叢の枝の1つであり，L2・L3の前枝から起こる．図1に外側大腿皮神経の走行を示す．大腰筋の外側に現れた外側大腿皮神経は，上前腸骨棘へ向かって腸骨筋の前面を走行する．上前腸骨棘の1～2 cm内側で，鼠径靭帯の後方を通過し大腿へ入る．大腿では，縫工筋の前面を通った後，縫工筋と大腿筋膜腸筋の間を走行する．最後は大腿筋膜を貫いて大腿外側の皮膚に分布する．

外側大腿皮神経の走行には解剖学的バリエーションが多く，上前腸骨棘より外側の腸骨稜上を通過したり，鼠径靭帯の前方を通過したりすることが知られている[1, 2]．

2 神経支配

運動神経を含まない純粋な知覚神経である．**大腿外側の皮膚感覚**を支配する（図2）．

3 適応となる手術

股関節や大腿骨の手術など，**大腿外側が術野になる手術**が適応となる．外側大腿皮神経ブロックを単独で実施することは稀であり，**大腿神経ブロックなど他の区域麻酔と併用**することが多い．ペインクリニック領域で，**meralgia paresthetica**（感覚異常性大腿痛）**の治療**で実施されることもある．

4 使用する薬剤

0.2～0.5％ロピバカインを5～10 mL注入する．

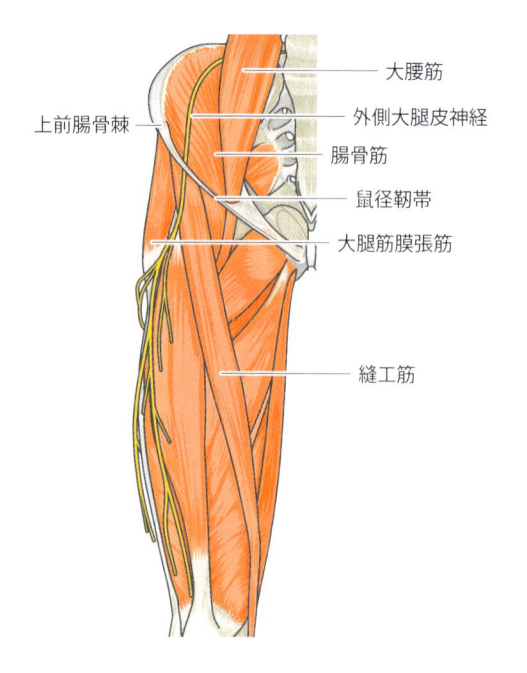

図1 ● 外側大腿皮神経の走行

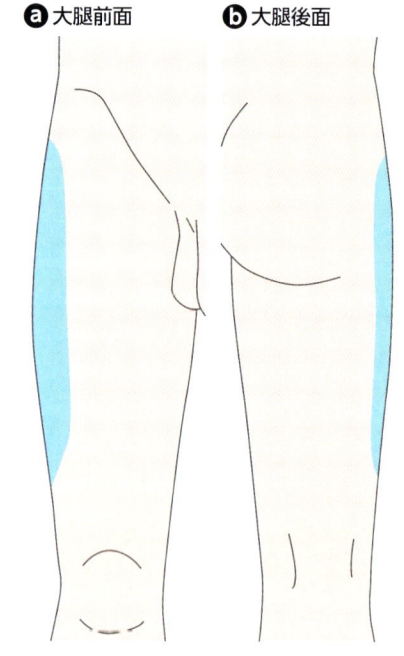

ⓐ 大腿前面　**ⓑ 大腿後面**

図2 ● 外側大腿神経の神経支配（dermatome）
右大腿皮膚の支配領域を示す．

5 方法

Ⓐ 体位作成，エコー装置の配置

仰臥位で，下肢は伸展位をとらせる．術者はブロックを行う側に立つ（図3a）．エコー装置は患者を挟んで反対側の正面に置く．

Ⓑ エコープローブの準備

高周波リニアプローブを使用する．エコーの視野深度は2〜3cmに設定し，体格に応じて調整する．

Ⓒ プレスキャン

❶ 大腿神経ブロックと同様に，鼠径溝に平行にプローブを当てる．大腿動静脈・大腿神経・腸腰筋が描出される（第3章-4参照）．

❷ 鼠径溝に沿ってプローブを外側へスライドさせると，上前腸骨棘から起始した縫工筋が描出される（図3b）．縫工筋の前面を走行する高エコーの外側大腿皮神経を同定できる場合もあるが，多くの場合，同定は困難である．

❸ さらにプローブを外側にスライドさせ，縫工筋の外側に大腿筋膜張筋を描出する．尾側へプローブをスライドさせると，縫工筋と大腿筋膜張筋の間にある低エコーの脂肪組織のなかに，高エコーの外側大腿皮神経が描出される．（図3c）．外側大腿皮神経が同定できたらプローブを頭側へスライドし，可能な限り中枢側へ神経を追っていく．

ⓐ 外側大腿皮神経ブロック（右肢）施行時の配置

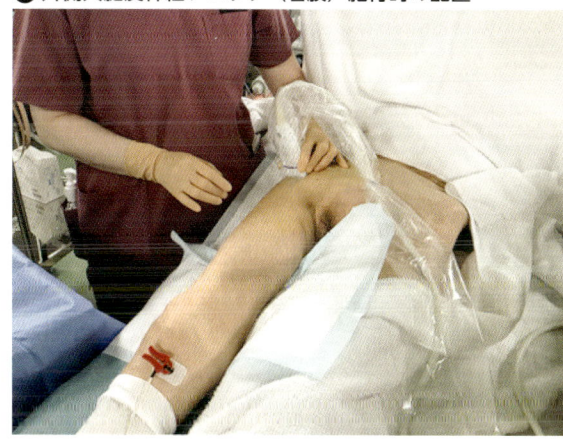

ⓑ 外側大腿皮神経（縫工筋前面）

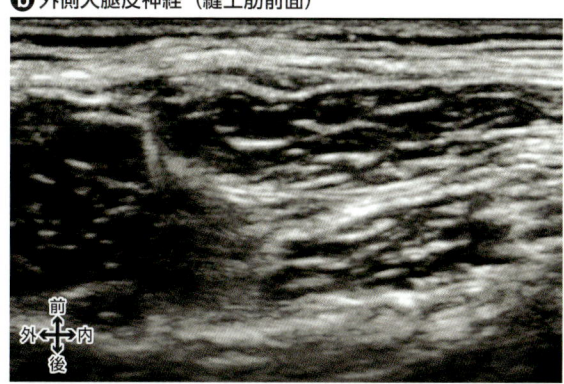

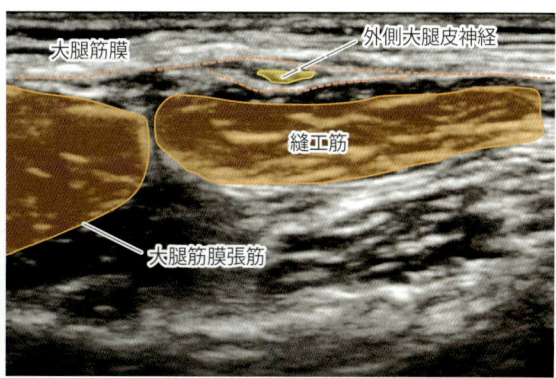

ⓒ 外側大腿皮神経（縫工筋と大腿筋膜張筋間）

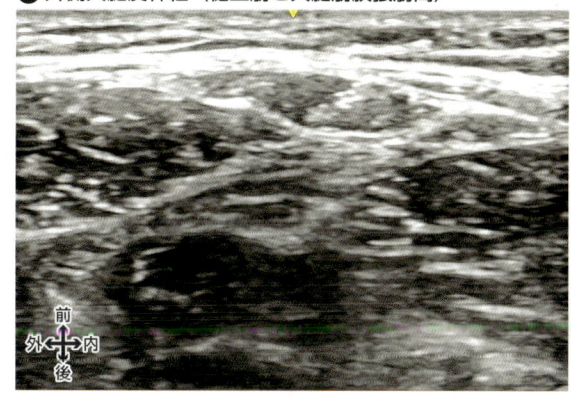

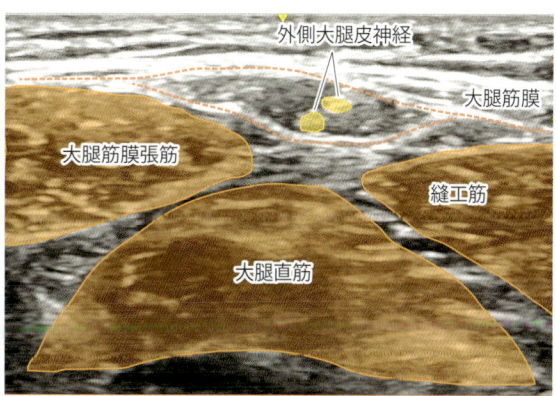

図3 ● 外側大腿皮神経の同定

Ⓓ 穿刺・薬液注入

　　穿刺・薬液注入はエコーガイドのみで実施している．神経刺激を併用する場合には，運動神経を含まないため**paresthesia**（しびれのような異常感覚）を指標にする．

❶ プローブ外側端の穿刺部位に局所浸潤麻酔を行う．

❷ 平行法で，大腿外側から内側へ向けて穿刺する（**図4a**）．神経は浅い部位に存在するため，プローブの皮膚接触面に対し平行に近い角度で，針を刺入する必要がある．

ⓐ ブロック針での穿刺

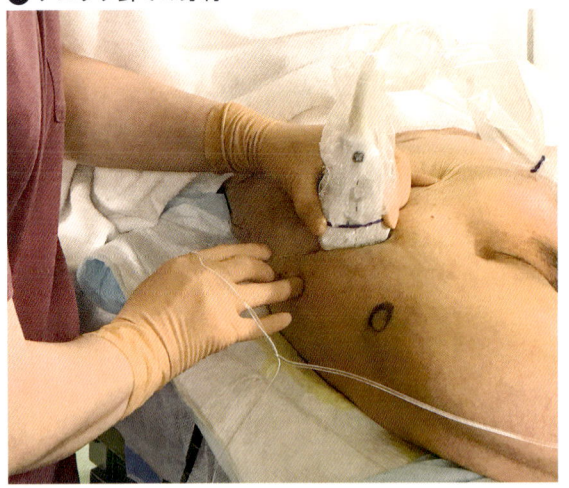

ⓑ 局所麻酔薬注入時

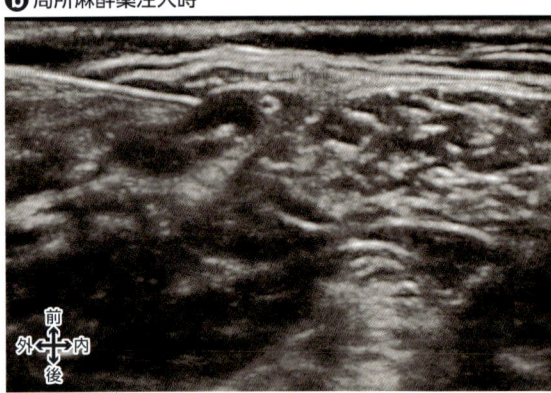
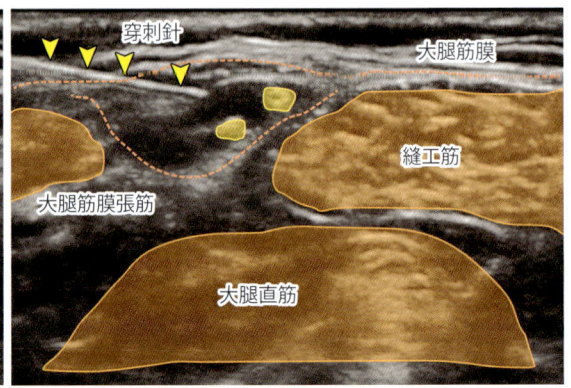

図4 ● 外側大腿皮神経ブロック

❸ 神経が走行するコンパートメント内に局所麻酔薬を5〜10 mL注入する（図4b）.

> **memo** 　縫工筋前面では，外側大腿皮神経は筋膜で囲まれた管状のコンパートメントを通過する（図3b）[2]．また，縫工筋と大腿筋膜張筋の間でも，fasciaで囲まれたトンネル状のコンパートメントを走行している[3,4]（図3c, 図4b）．これらのコンパートメント内に局所麻酔薬を注入することが，ブロックの成功には必要である．

> **memo** 持続カテーテルの留置について
> 　持続カテーテル留置は通常行われていない.

6 合併症

　神経内注入に注意する．血管内注入の合併症は報告されていない．

文献

1 ）den Brave PS, et al：Anatomical Variations of the Lateral Femoral Cutaneous Nerve and Iatrogenic Injury After Autologous Bone Grafting From the Iliac Crest. J Orthop Trauma, 29：549-553, 2015

2 ）Hanna A：The lateral femoral cutaneous nerve canal. J Neurosurg, 126：972-978, 2017

3 ）Nielsen TD, et al：The Lateral Femoral Cutaneous Nerve: Description of the Sensory Territory and a Novel Ultrasound-Guided Nerve Block Technique. Reg Anesth Pain Med, 43：357-366, 2018

4 ）Zhu J, et al：Ultrasound of the lateral femoral cutaneous nerve in asymptomatic adults. BMC Musculoskelet Disord, 13：227, 2012

第 3 章

運動器疾患に関連する神経ブロック

7 下肢 腸骨筋膜下ブロック

杉浦健之，草間宣好，太田晴子

1 解剖

　大腿神経と外側大腿皮神経は，大腰筋の外側から現れ，腸骨筋上を走行する（図1）．鼠径靱帯の下面を通過した大腿神経と外側大腿皮神経は，それぞれ大腿前面および大腿外側に進む．大腿神経と外側大腿皮神経は，腸骨筋とともに腸骨筋膜によって覆われている．

　腸骨筋膜下ブロックでは，大腿神経ブロック部位より外側で腸骨筋膜下のコンパートメントに局所麻酔薬を投与することにより，大腿神経と外側大腿皮神経を同時にブロックすることを目的に実施される．

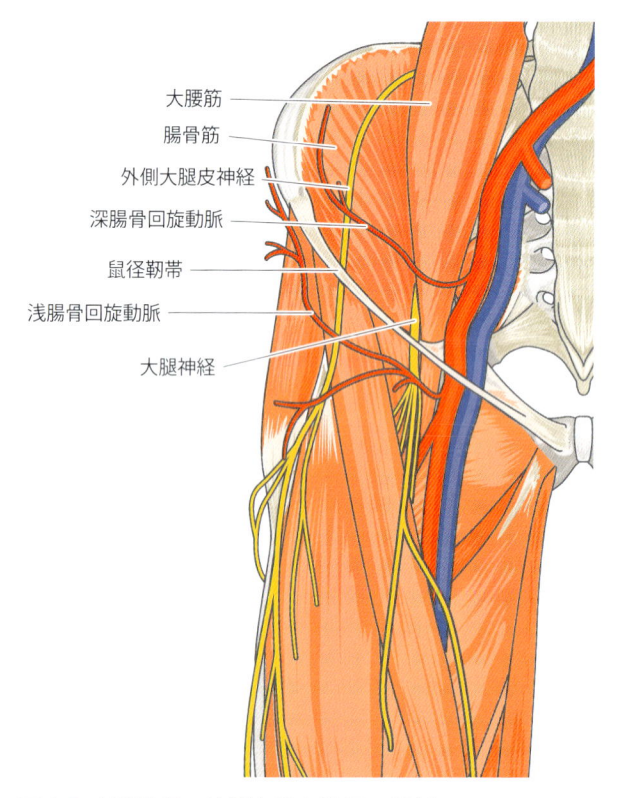

大腰筋
腸骨筋
外側大腿皮神経
深腸骨回旋動脈
鼠径靱帯
浅腸骨回旋動脈
大腿神経

図1 ● 大腿神経，外側大腿皮神経の解剖

2 神経支配

大腿神経ブロックおよび外側大腿皮神経ブロックの稿（第3章 – 4, 6）を参照.

3 適応となる手術

股関節手術や**大腿骨手術**が適応となる. 大腿骨頸部・転子部骨折で入院した患者の**鎮痛法**としても用いられる[1]. 坐骨神経ブロック（傍仙骨アプローチ，第3章 – 8参照）および閉鎖神経ブロックと併用することで**下肢の全体の鎮痛**を得ることができる.

4 使用する薬剤

コンパートメントブロックであり，0.2〜0.5％ロピバカイン30 mLと**比較的多めの局所麻酔薬を必要とする**.

5 方法

Ⓐ 体位作成，エコー装置の配置

仰臥位で，下肢は伸展位をとらせる. 術者はブロックを行う患肢側に立つ. エコー装置は患者を挟んで反対側の正面に置く（図2a）.

Ⓑ エコープローブの準備

高周波リニアプローブを使用する. エコーの視野深度は3〜4 cmに設定し，体格に応じて調整する.

Ⓒ プレスキャン

❶鼠径溝に平行にプローブを当て，大腿動脈・大腿神経・腸骨筋膜・大腿筋膜を同定する〔図2bおよび大腿神経ブロックの稿（第3章 – 4）を参照〕.
❷腸骨筋膜を確認しながら，プローブを縫工筋が描出されるまで外側へスライドする（図2c）.

Ⓓ 穿刺・薬液注入

注入部位は，鼠径靭帯のすぐ尾側で，腸骨筋膜の下層である. 大腿神経よりも外側の離れた場所を穿刺するため，**大腿神経の機械的損傷や神経内注入のリスク**を回避できる.
❶プローブ外側端の穿刺部位に局所浸潤麻酔を行う.

ⓐ エコー装置の配置および穿刺の様子

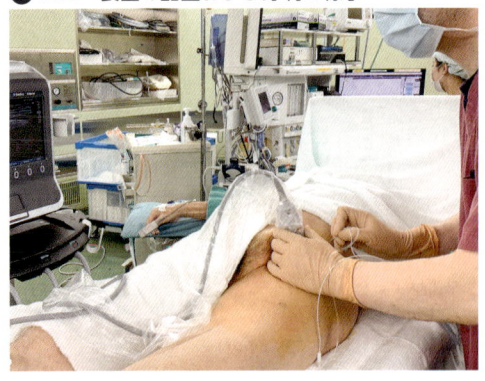

ⓑ 鼠径溝付近

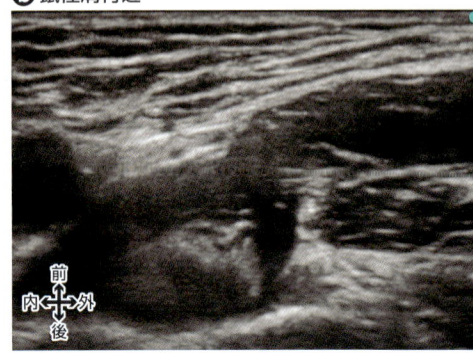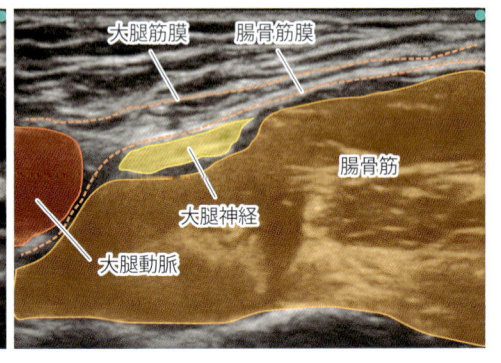

ⓒ 外側へスライドしたとき

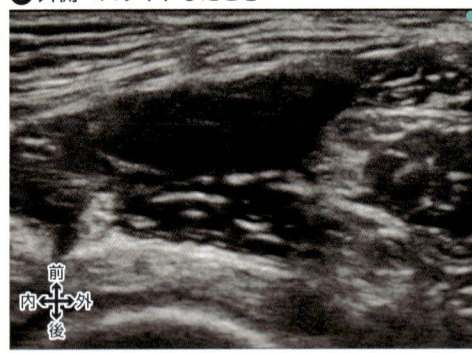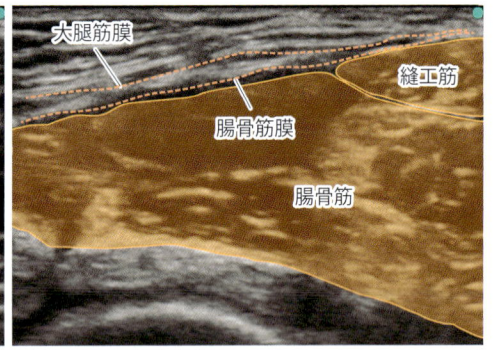

ⓓ 薬液注入時

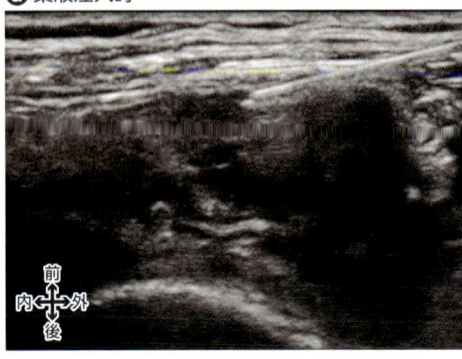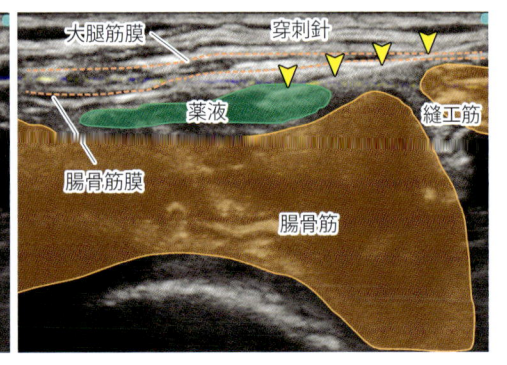

図2⬤ 左腸骨筋膜下ブロック（鼠径部アプローチ）

❷ 平行法で，外側から内側へ向けて穿刺する．

❸ 腸骨筋膜下へ穿刺針を進める．大腿筋膜と腸骨筋膜を貫くときに感じる計2回のポップ感が，腸骨筋膜下へ針先が達した参考になる．

❹ 針先が腸骨筋膜下に達したら，局所麻酔薬を少量注入する．局所麻酔薬が腸骨筋膜と腸腰筋の間に広がることを確認したら，残りの局所麻酔薬を注入する（図2d）．薬液が腸骨筋膜下の外側および内側へ広がるのが確認できる．

⚠Pitfall

もしも局所麻酔薬が腸骨筋膜の上や腸腰筋の中に広がる場合は，注入を止めて，針先を適切な位置に修正する．

> memo 腸骨筋膜下への持続カテーテル留置は一般的に行われていない．

6 合併症

Ⓐ 局所麻酔薬中毒

使用する局所麻酔薬の量が30 mLと多いため，他のブロックと併用する場合には**局所麻酔薬の総投与量に注意が必要**である．

Ⓑ 血管穿刺

穿刺部位周囲には大腿動脈から浅・深腸骨回旋動脈が分枝しているため，事前にカラードプラで**周囲の血管を確認したうえで針の進入経路を決める**ことが重要である．

Ⓒ 下肢筋力低下

大腿神経ブロックによる大腿四頭筋筋力低下の可能性があるため，**転倒**に注意する．

> memo 鼠径上アプローチ
>
> 本稿で解説した鼠径部アプローチに代わる方法として，鼠径上アプローチがある[2]．鼠径上アプローチは，鼠径部アプローチよりも中枢側に薬液を注入するため，大腿神経と外側大腿皮神経をより確実にブロックすることができる可能性がある．以下に鼠径上アプローチの方法を示す．
>
> ❶ 高周波リニアプローブを使用する．エコーの視野深度は3〜4 cmに設定し，体格に応じて調整する．
>
> ❷ 上前腸骨棘の内側に，体軸と平行にプローブを当ててプレスキャンする（図3a）．
>
> ❸ 頭側の内腹斜筋と尾側の縫工筋のつながりが描出される（bow-tie sign，図3b）．内腹斜筋と縫工筋の下層には，腸骨筋膜で覆われた腸骨筋が存在する．
>
> ❹ カラードプラで頭側の腸骨筋膜上を走行する浅腸骨回旋動脈を同定する（図3c）．
>
> ❺ 鼠径靭帯の1 cm尾側から頭側へ向けて平行法で穿刺する．針先が腸骨筋膜下に達したら，局所麻酔薬を少量注入する．局所麻酔薬が腸骨筋膜と腸骨筋の間に広がり，深腸骨回旋動脈が持ち上げられることを確認したら，残りの局所麻酔薬を注入する（図3d）．

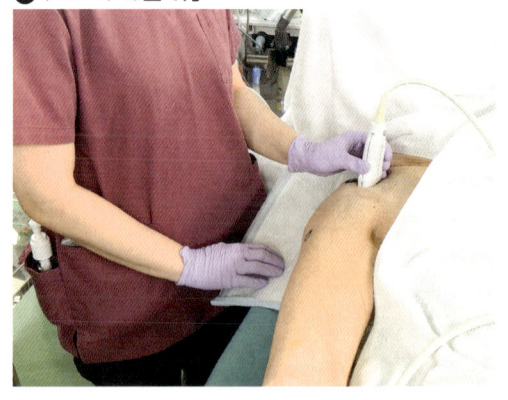

ⓐ プローブの当て方

ⓑ プレスキャン

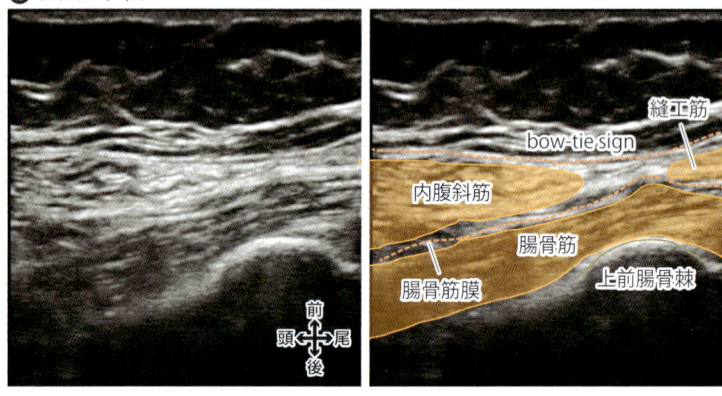

縫工筋
bow-tie sign
内腹斜筋
腸骨筋
腸骨筋膜
上前腸骨棘
前 頭⇔尾 後

ⓒ 深腸骨回旋動脈（カラードプラ）　**ⓓ 薬液注入時**

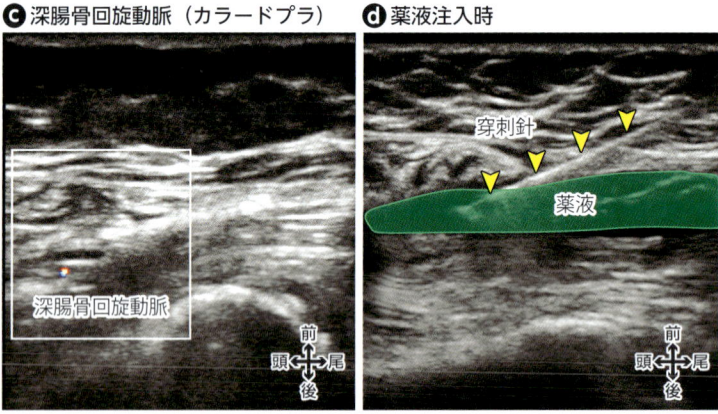

深腸骨回旋動脈
前 頭⇔尾 後

穿刺針
薬液
前 頭⇔尾 後

図3● 右腸骨筋膜下ブロック（鼠径上アプローチ）
c）　□ はカラードプラの範囲を示す.

■ 文献

1）Steenberg J & Møller AM：Systematic review of the effects of fascia iliaca compartment block on hip fracture patients before operation. Br J Anaesth, 120：1368-1380, 2018

2）Desmet M, et al：A Longitudinal Supra-Inguinal Fascia Iliaca Compartment Block Reduces Morphine Consumption After Total Hip Arthroplasty. Reg Anesth Pain Med, 42：327-333, 2017

8 下肢 坐骨神経ブロック

杉浦健之，草間宣好，太田晴子

1 解剖

　坐骨神経は仙骨神経叢の終末枝の1つであり，人体で最も太く長い神経である．L4-5・S1-3前枝から形成され，仙骨神経叢から分岐して骨盤外に出た後，殿部から大腿後面，足までの長距離を走行する．坐骨神経ブロックでは，その長い走行経路に沿ってさまざまなアプローチ方法が選択される．代表的な方法として，**傍仙骨アプローチ，殿下部アプローチ，前方アプローチ，膝窩アプローチ**の4つがある（図1）．ここでは各アプローチを行ううえで重要な解剖について概説する．

　まず，傍仙骨部において，坐骨神経は仙骨と寛骨で囲まれた大坐骨孔を通って，梨状筋の腹側を走行しながら骨盤外に出る（図2）．その後，坐骨神経は大殿筋の腹側を走行し，殿下部の坐

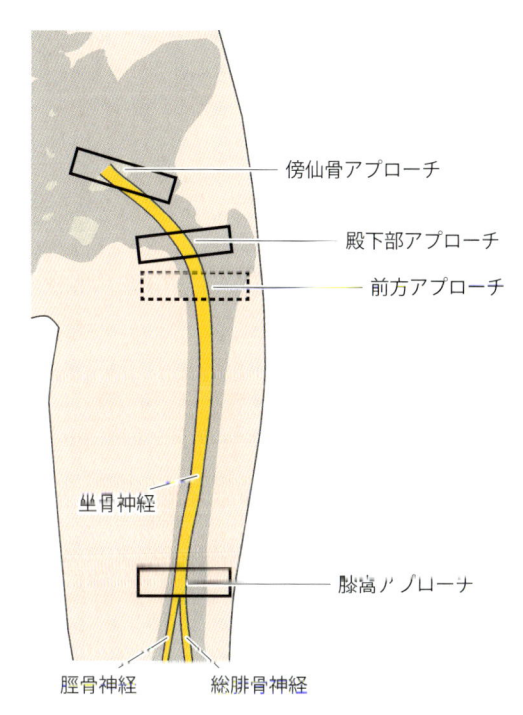

傍仙骨アプローチ

殿下部アプローチ

前方アプローチ

坐骨神経

膝窩アプローチ

脛骨神経　　　総腓骨神経

図1 ●坐骨神経の走行と4つのアプローチ
□はエコープローブを当てる位置の目安を示している．┈┈は前方から当てる場合

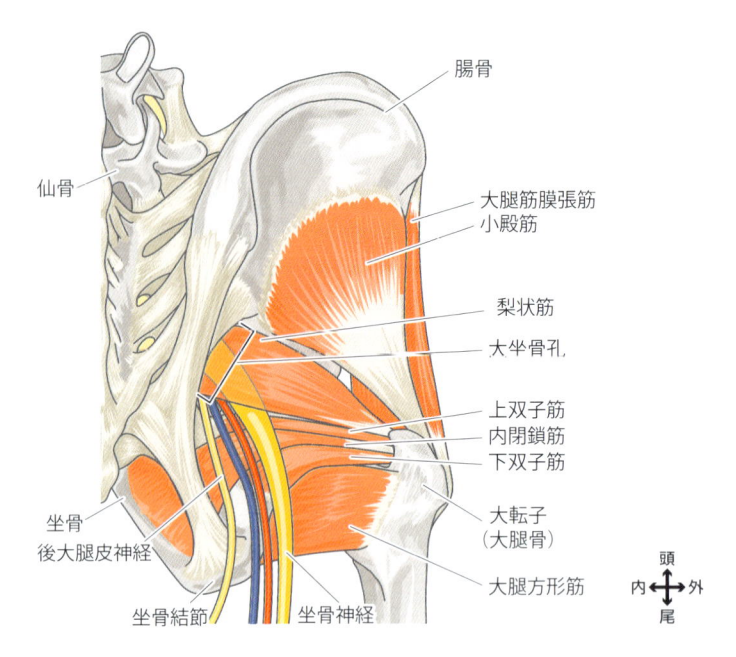

図2 ● 傍仙骨部～殿下部における坐骨神経の走行
この図では大殿筋および中殿筋は省略されている.

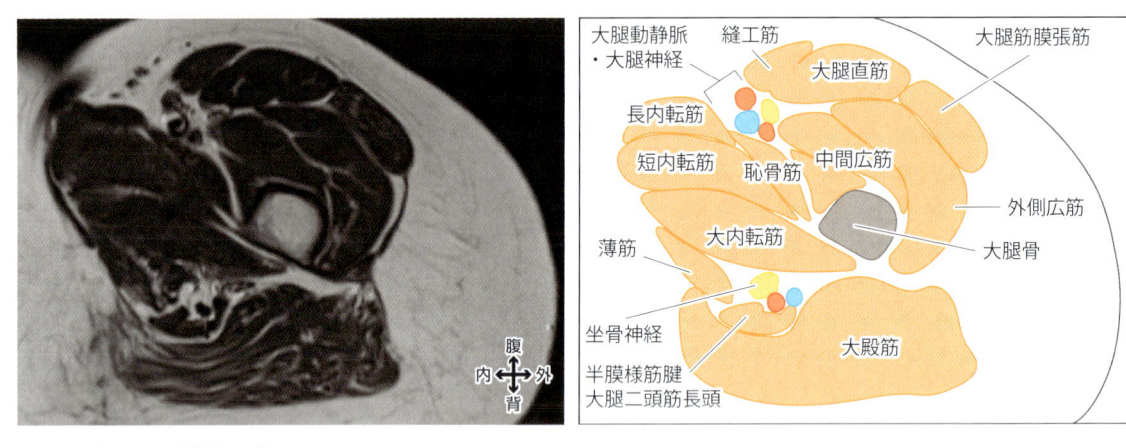

図3 ● 大腿骨近位部の断面図
大腿骨小転子レベルのMRI冠状断と模式図.

骨結節と大腿骨大転子の間で，大殿筋の腹側かつ大腿方形筋の背側を通過する（図2）．殿部から大腿部に入った坐骨神経は，大腿骨・大内転筋の背側を通って大腿後面のほぼ中央を下行する．したがって，殿部～大腿部では通常，**後方からのアプローチの方が容易**である．しかしながら，大腿骨小転子レベルでは，股関節の外旋により，坐骨神経が大腿骨の内側へ移動するため，**前方からでも大腿骨に遮られることなく坐骨神経に到達できる**（前方アプローチ）．この部位では，坐骨神経は大腿骨の内側かつ大内転筋を含む内転筋群の背外側を走行する（図3）．さらに，大腿部で大内転筋の背側，大腿二頭筋長頭および半膜様筋・半腱様筋の腹側を下行した坐骨神経は，膝窩の頭側で**脛骨神経**と**総腓骨神経**に分岐する（図4，膝窩アプローチ）．大腿二頭筋長頭と半膜様筋内側に囲まれた膝窩では脛骨神経と総腓骨神経が膝窩動静脈とともに走行する.

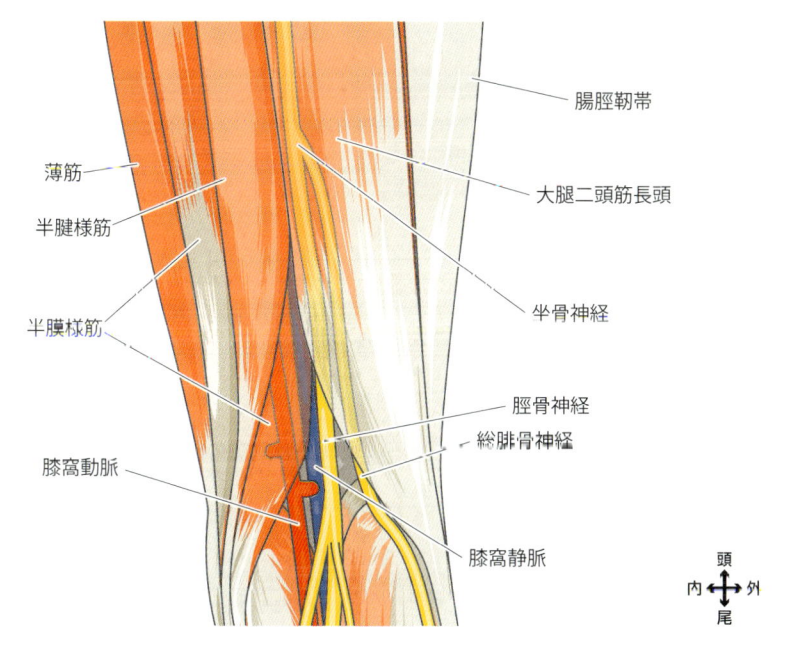

薄筋

半腱様筋

半膜様筋

膝窩動脈

腸脛靭帯

大腿二頭筋長頭

坐骨神経

脛骨神経

総腓骨神経

膝窩静脈

頭
内　外
尾

図4 ● 膝窩における坐骨神経と脛骨神経・総腓骨神経の走行

2 神経支配

　坐骨神経（脛骨神経・総腓骨神経）は，**伏在神経領域（下腿～足の内側）を除く膝下の皮膚知覚**を支配する（図5a）．一方，仙骨神経叢からの別の枝である後大腿皮神経は，大腿後面から膝後面の皮膚知覚を支配する．後大腿皮神経は坐骨神経とともに大坐骨孔から殿部まで坐骨神経の内側を並走するため（図2），近位のアプローチでは同時にブロックできる．

　坐骨神経の関節枝は，大腿神経や閉鎖神経とともに**股関節と膝関節の知覚**を支配し，伏在神経とともに**足関節の知覚**を支配する（図5b）．筋枝は内閉鎖筋・上下双子筋・大腿方形筋の股関節の筋，大腿の屈筋である半腱様筋・半膜様筋・大腿二頭筋の長頭・大内転筋，および下腿と足との筋の全部を支配する．

3 適応となる手術

　単独でも下腿や足部の手術の一部には対応可能であるが，大腿神経ブロックや腰神経叢ブロックなどとの併用により**下肢の幅広い手術**に対応できる（第3章-4 表1参照）．坐骨神経ブロックにはいくつかのアプローチがあるため，**手術部位や体位変換の必要性に応じて選択する**．持続カテーテルを挿入する際には，**術野やターニケットの邪魔にならないかという点**も選択のポイントとなる．

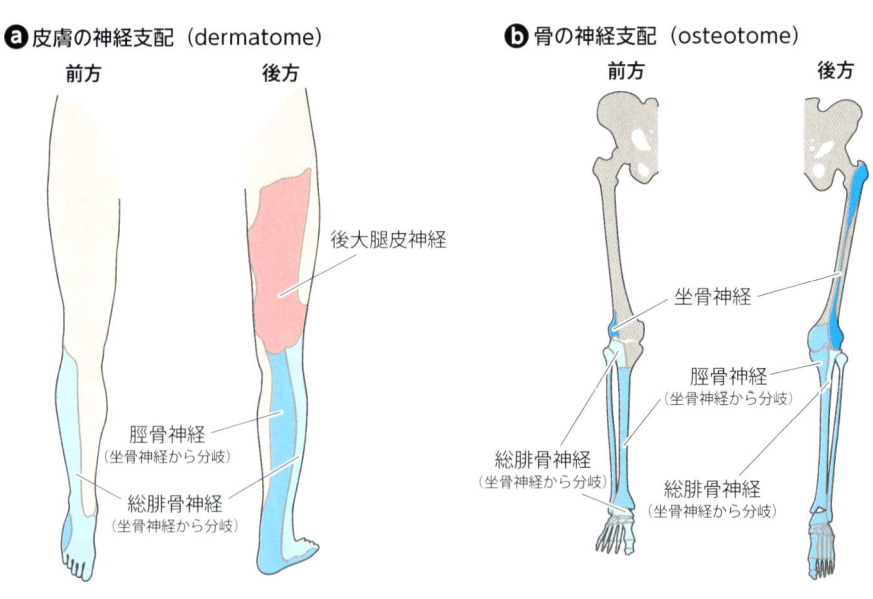

ⓐ 皮膚の神経支配（dermatome）

前方　　後方

後大腿皮神経

脛骨神経
（坐骨神経から分岐）

総腓骨神経
（坐骨神経から分岐）

ⓑ 骨の神経支配（osteotome）

前方　　後方

坐骨神経

脛骨神経
（坐骨神経から分岐）

総腓骨神経
（坐骨神経から分岐）

総腓骨神経
（坐骨神経から分岐）

図5 ● 坐骨神経の神経支配

4 使用する薬剤

単回ブロックでは，0.2 ～ 0.5％ロピバカインを 10 ～ 20 mL 投与する．持続ブロックでは，0.1 ～ 0.2％ロピバカインを 4 ～ 10 mL/時投与する．

5 方法

坐骨神経ブロックの代表的な4つのアプローチについて紹介する．ここでは，エコーガイド法と神経刺激法を併用する方法（dual guidance）を解説する．

Ⓐ 傍仙骨アプローチ

● 体位作成，エコー装置の配置

側臥位または腹臥位で行う．エコー装置は患者を挟んで術者と反対側の正面に置く（図6）．

● エコープローブの選択

傍仙骨部では坐骨神経は深層にあるので，低周波コンベックスプローブを使用する．

● プレスキャン

❶ 傍仙骨部で腸骨を描出する（図7）．

まず，仙骨の外側で脊柱と直行する方向で腸骨にプローブを当てると，音響陰影を伴う線状高エコー像の腸骨外面が屋根瓦状の構造物として観察できる．

❷ 大坐骨孔を描出する．

尾側へプローブを移動させると，音響陰影を伴う線状高エコー像として観察された腸骨ライ

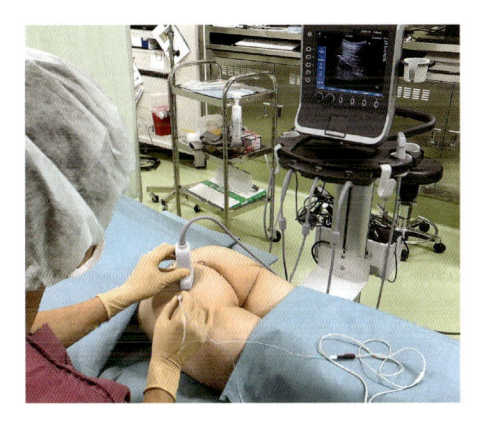

図6 ● 腹臥位での体位作成と配置

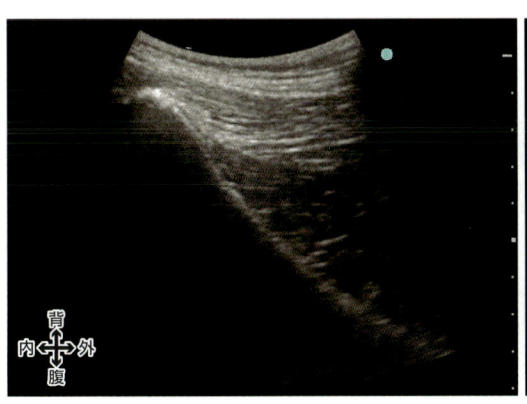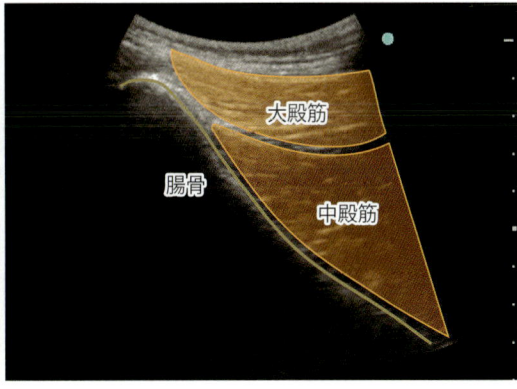

図7 ● 腸骨レベル（傍仙骨アプローチ）

ンの仙骨寄りが部分的に途切れ，孔が空いたように深部組織が観察される（図8a）．ここが大坐骨孔である．

❸ 坐骨神経を同定する．

大坐骨孔を描出しながらプローブ位置を微調整すると，表層から大殿筋，梨状筋の筋層が観察され，梨状筋のさらに深層腹側に高エコーの坐骨神経（►で挟まれた部分）が観察される（図8a）．通常，梨状筋は周囲より低エコーに見える．坐骨神経の周囲には下殿動脈が存在することが多いため，カラードプラで確認しておく（図8b）．

⚠Pitfall

傍仙骨部では坐骨神経周囲の動脈に注意！

下殿動脈は大坐骨孔の梨状筋腹側を通って骨盤外へ出る際に坐骨神経の内側を並走することが多い．事前にカラードプラで神経と血管の位置関係を確認しておくことが重要である（図8b）．

---

memo 梨状筋の探し方

梨状筋は深層にあるため，エコーでの描出が難しい．梨状筋は仙骨前面に起始し，大腿骨大転子に停止することから，仙骨外側縁（後上腸骨棘と尾骨を結ぶ線の中点）と大腿骨大転子を結ぶ線上にエコープローブを当てると梨状筋を描出しやすい（図9a）．また，股関節の外転・外旋にかかわるので，わかりにくい場合には，股関節を内外旋させることにより左右にスライディングする梨状筋が大殿筋と区別して確認できる．

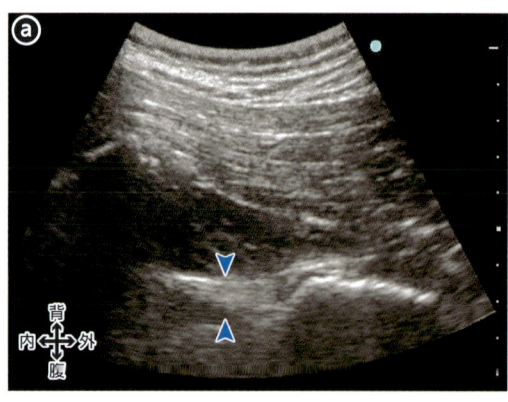
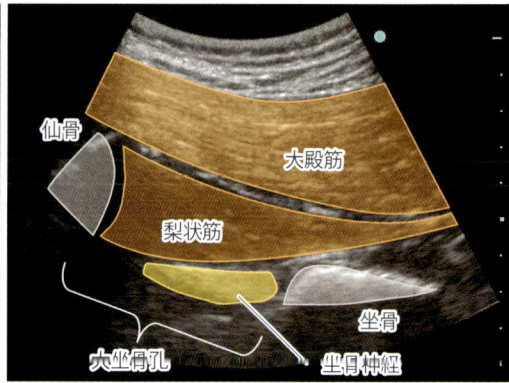
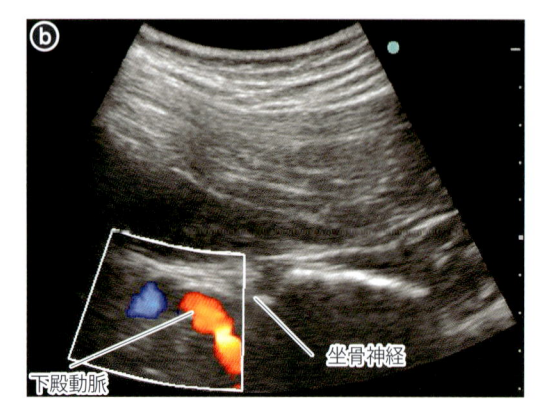

図8 ● 大坐骨孔レベル（傍仙骨アプローチ）

● 穿刺・注入

　　深部のブロックであるため，針の刺入角度が大きくなり，針全体の描出は困難なことが多い．エコー画面上で**組織の動きを見ながら針先の位置を確認**し，慎重に針を進めることが重要である．神経刺激の併用は針先の位置確認の参考となる．

❶ 穿刺部位（プローブの外側端）の皮膚および皮下に局所浸潤麻酔を行う．

❷ エコープローブの外側から平行法で穿刺する（図9a）．

　　神経刺激用のブロック穿刺針（100 mm 程度の長さが必要）を用いる．エコー画面上で針先を確認しながら梨状筋まで針を進め，神経刺激を併用する．針先が浅い位置にあると大殿筋が収縮するが，坐骨神経近傍に到達すると0.5〜1 mAの電流で下肢の運動を確認できる．0.2 mA以下の電流で下肢の運動がみられる場合には**針先が神経内にある可能性がある**ため位置を調節する．

❸ 局所麻酔薬を少量ずつ分割注入し，梨状筋下面の坐骨神経周囲（▶で挟まれた部分）に薬液が広がることを確認する（図9b, c）．

　　坐骨神経の同定が困難な場合には，梨状筋下面に薬液を投与すれば坐骨神経に薬液が浸潤するが，**梨状筋と坐骨神経の走行には個人差があるため，エコー画像と神経刺激の併用が推奨される**．

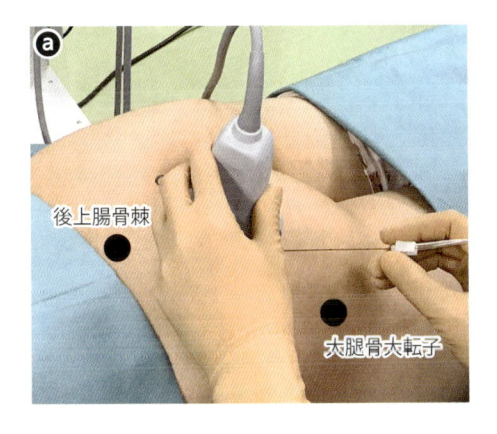

ⓑ 穿刺前

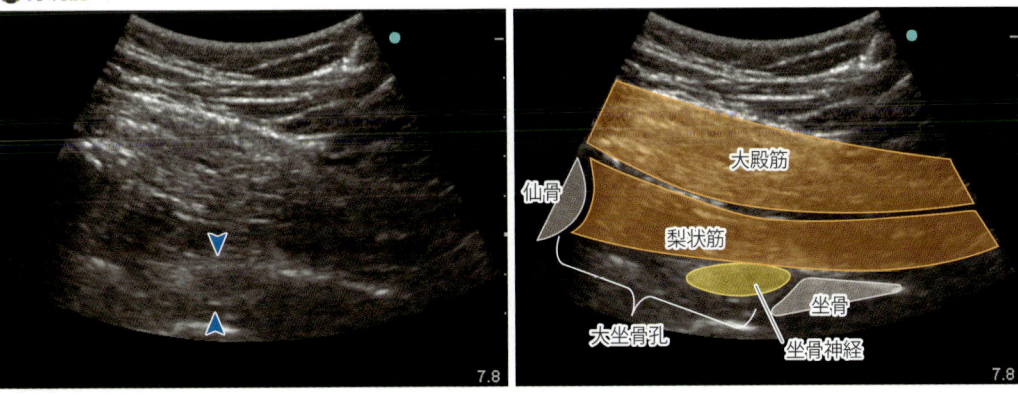

大殿筋
仙骨
梨状筋
坐骨
大坐骨孔
坐骨神経

ⓒ 穿刺・注入中

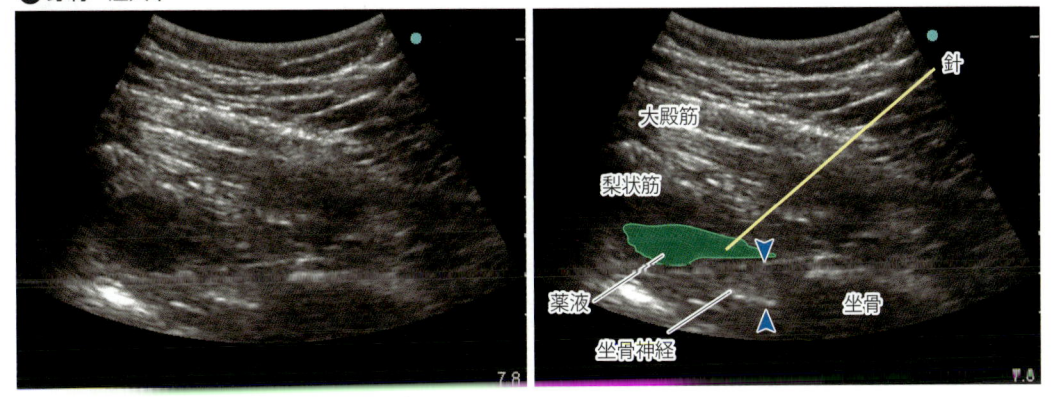

針
大殿筋
梨状筋
薬液
坐骨
坐骨神経

図9●傍仙骨アプローチ

Ⓑ 殿下部アプローチ

● 体位作成，エコー装置の配置

側臥位または腹臥位で行う．エコー装置は患者を挟んで術者と反対側の正面に置く（**図10**）．

● エコープローブの選択

低周波コンベックスプローブを使用する．

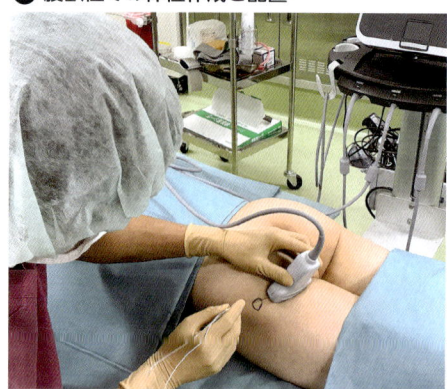
ⓐ 腹臥位での体位作成と配置

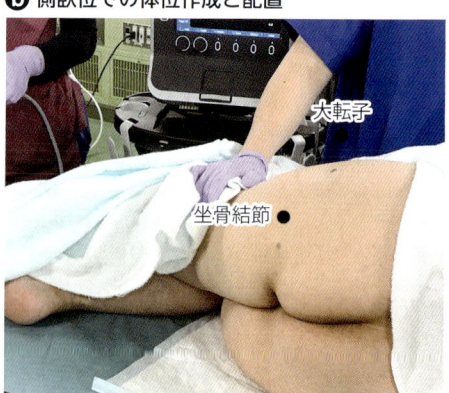
ⓑ 側臥位での体位作成と配置

大転子

坐骨結節

図10 ● 殿下部アプローチでの体位作成と配置

● プレスキャン

❶ 大腿骨大転子と坐骨結節を描出する.

殿下部の皺（または大転子と坐骨結節を結ぶ線上，図11a）に沿ってプローブを当てると，2つの凸状の高エコー性の構造物（大腿骨大転子と坐骨結節）が描出される（図11b）.

❷ 坐骨神経を同定する.

大腿骨大転子と坐骨結節の間で，大殿筋の腹側に高エコー性の坐骨神経（▶で挟まれた部分）を同定できる（図11b）.坐骨神経は大殿筋の腹側の筋膜下を走行し，さらに腹側には大腿方形筋が存在する.

> **memo** 殿下部坐骨神経の探し方
>
> 坐骨神経が同定しにくい場合には，まず大転子にプローブを当て，坐骨結節方向にプローブをずらしていくと，大転子と坐骨結節の間に高エコーの坐骨神経を見つけられる.坐骨結節がわかりにくい場合には，坐骨結節から起始する大腿二頭筋長頭腱を見つけるとよい.その外側に高エコーの坐骨神経が観察される.坐骨神経が明瞭に見えない場合は，プローブを少し傾けて頭側にエコービームが入るようにする.

● 穿刺・薬液注入

肥満患者など神経が深部にある場合には針の刺入角度が大きくなり，針全体の描出は困難となる.

❶ エコープローブの外側から平行法で穿刺する（図11c）.

穿刺部位（プローブの外側端）の皮膚および皮下に局所浸潤麻酔を行う.

❷ 神経刺激用のブロック穿刺針（70〜100 mm）を用いる.神経刺激を併用し，エコー画面上で針先を確認しながら大殿筋の筋膜面まで針を進める.

❸ 局所麻酔薬を少量ずつ分割注入し，大殿筋筋膜下の坐骨神経周囲に低エコーの薬液が広がることを確認する（図11d）.

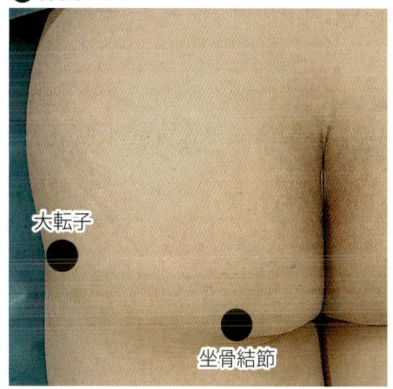

ⓐ 体表ランドマーク

大転子

坐骨結節

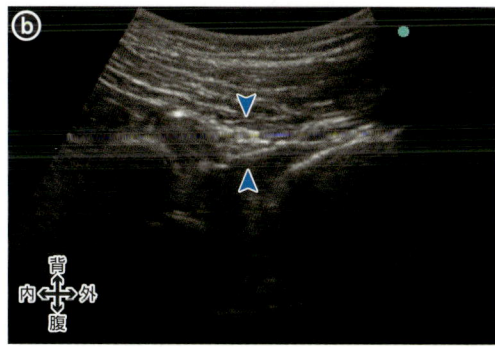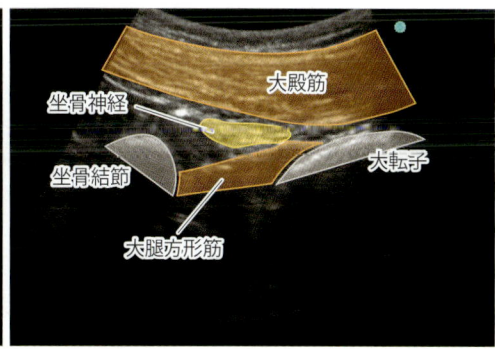

背
内 外
腹

大殿筋

坐骨神経

坐骨結節

大転子

大腿方形筋

ⓒ 側臥位での穿刺の様子

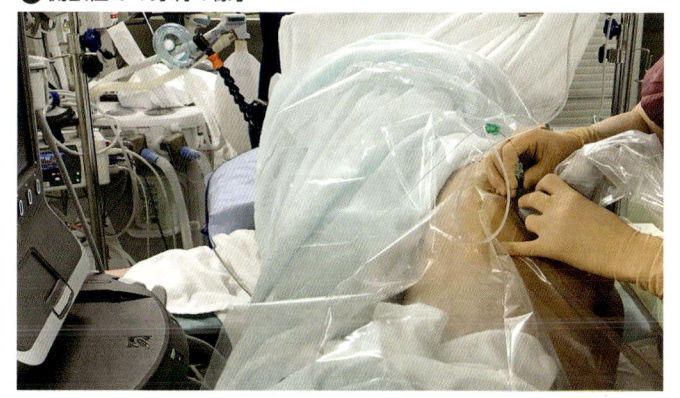

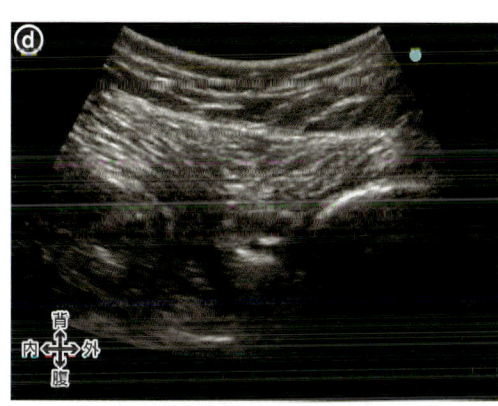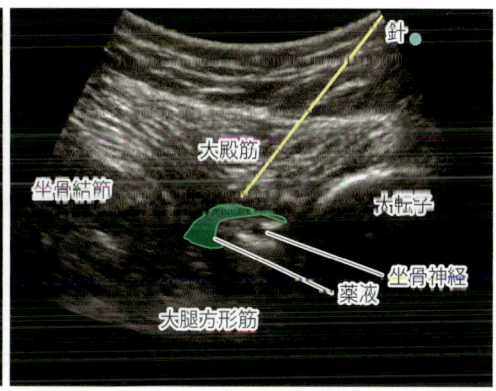

背
内 外
腹

針

大殿筋

坐骨結節

大転子

坐骨神経

薬液

大腿方形筋

図11 ● 殿下部レベル

b) 大転子と坐骨結節の中央に高エコーの坐骨神経が観察できる.
d) 外側から平行法で穿刺し, 薬液を注入した. 大殿筋筋膜下の坐骨神経周囲に低エコーの薬液の広がりが観察できる.

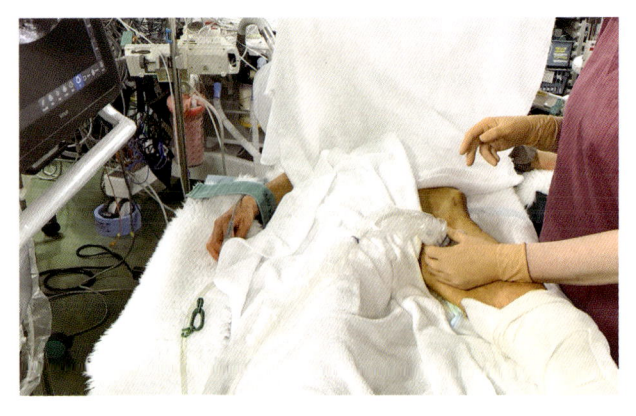

図12 ● 前方アプローチでの体位作成と配置

Ⓒ 前方アプローチ

● 体位作成，エコー装置の配置

仰臥位で行う．膝を軽度屈曲し，股関節を外転・外旋させる．伸展位では坐骨神経は大腿骨の背側にあるが，この肢位では坐骨神経が大腿骨と重なる部分が少なくなり，前方からのアプローチが可能となる．膝や股関節の可動域制限がある患者では肢位がとりにくいため選択できないが，体位変換や下腿の挙上が難しい外傷患者では有用な選択肢となる．エコー装置は患者を挟んで術者と反対側の正面に置く（図12）．

● エコープローブの選択

低周波コンベックスプローブを使用する．

● プレスキャン

鼠径溝から5〜10 cm遠位（大腿骨小転子のレベル）でプローブを大腿骨に垂直に当てると，高エコーの大腿骨が描出される（図13a）．坐骨神経（►）は大腿骨内側，内転筋（長内転筋，短内転筋，大内転筋）の背側・大殿筋腹側に高エコーの陰影として同定できる．大腿前面には大腿動脈や大腿深動脈が走行しているため，**必ずカラードプラで確認しておく**．大腿神経の位置も確認しておく（⚠️Pitfall参照）．

> ⚠️**Pitfall**
>
> **前方アプローチでは穿刺部周囲の大腿動脈と大腿神経に注意！**
>
> 大腿前面には大腿動静脈・大腿深動脈・大腿神経があり，前方アプローチでの穿刺部位に近い．誤穿刺を避けるにはプローブを当てる位置を内側方向にずらすとよい．針の刺入経路上に血管がないか事前にカラードプラで確認しておくこともちろん重要である．

> `memo` **大腿骨小転子レベルでの坐骨神経の探し方**
>
> 前方アプローチでは坐骨神経は皮膚から非常に深い位置にあるため，エコーでの描出が難しい．わかりにくい場合には，まずプローブを鼠径溝に当てて大腿動静脈の内側で長内転筋・短内転筋・大内転筋を描出し，さらにプローブを尾側に平行移動すると，大腿骨内側かつ大内転筋背側を走行する坐骨神経を見つけることができる．

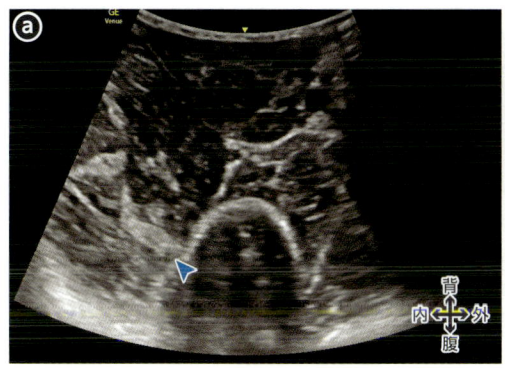
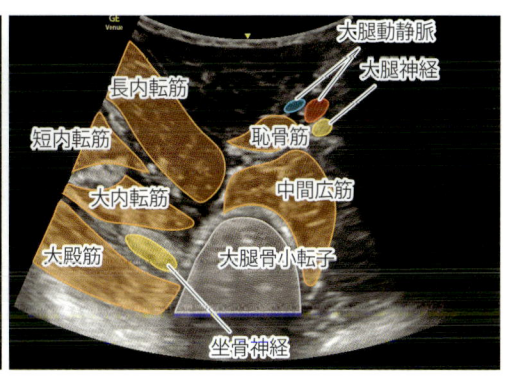

大腿動静脈
大腿神経
長内転筋
短内転筋
恥骨筋
大内転筋
中間広筋
大殿筋
大腿骨小転子
坐骨神経

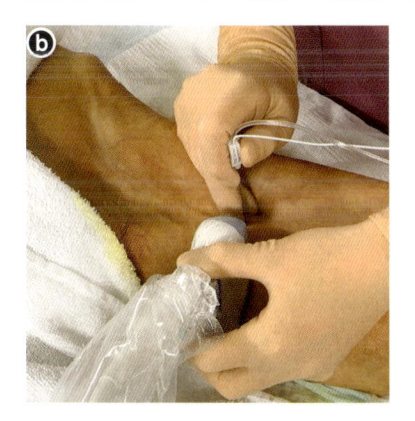

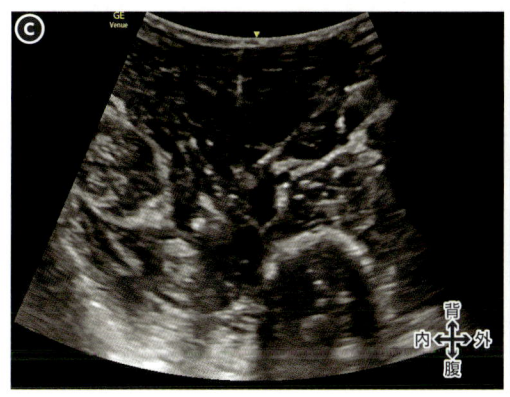
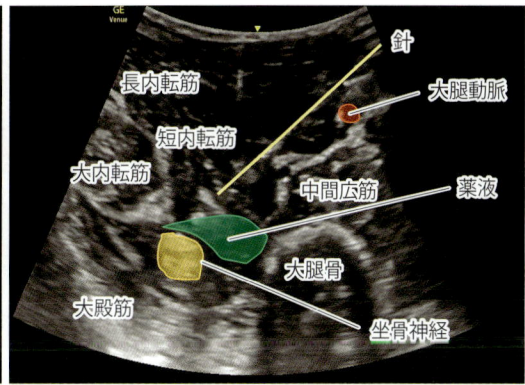

針
長内転筋
大腿動脈
短内転筋
大内転筋
中間広筋
薬液
大腿骨
大殿筋
坐骨神経

図13 ● 大腿骨小転子レベル（前方アプローチ）

● 穿刺・薬液注入

　　大腿動静脈・神経の損傷を避けるため，プローブ位置はなるべく内側に移動させ，穿刺部位に注意する．深部のブロックであるため，針の刺入角度が大きくなり，針全体の描出は困難である．

❶ 穿刺部位（プローブの外側端）の皮膚および皮下に局所浸潤麻酔を行う．

❷ エコープローブの外側から平行法で穿刺する（図13b）．

　　穿刺には神経刺激用のブロック穿刺針（100 mm程度の長さが必要）を用いる．神経刺激を併用し，エコー画面上で針先を確認しながら針（図13c）を進める．

❸ 局所麻酔薬を少量ずつ分割注入し，高エコーの坐骨神経周囲に低エコー薬液が広がることを確認する（図13c）．

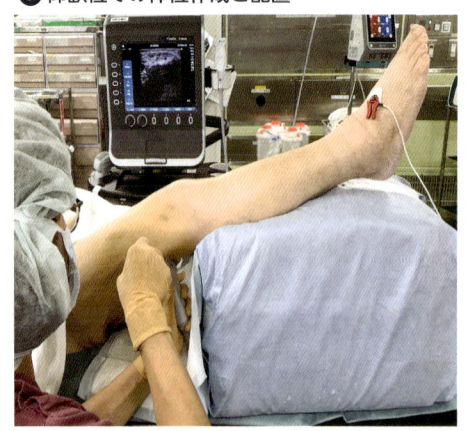

ⓐ 仰臥位での体位作成と配置

ⓑ エコープローブの当て方

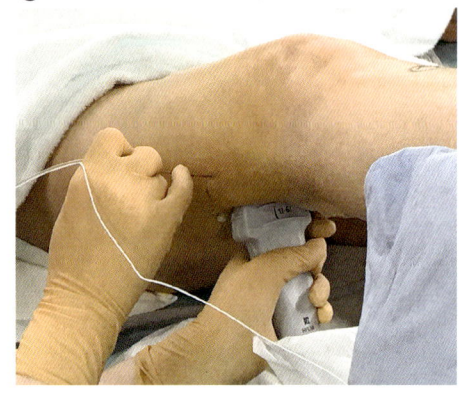

ⓒ 坐骨神経分岐部の同定

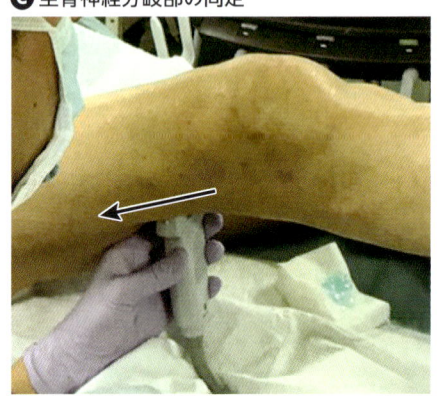

図14 ● 膝窩アプローチのセッティング

Ⓓ 膝窩アプローチ

● 体位作成，エコー装置の配置

　　仰臥位・腹臥位・側臥位・半側臥位のいずれの体位でも施行できる．仰臥位の場合，ブロック側の下肢を挙上させ，下腿のもとに枕をいれて膝窩の下方に空間を確保する（図14a）．当院では専用の枕を使用している．エコー装置は患者を挟んで術者と反対側の正面に置く．

● エコープローブの選択

　　高周波リニアプローブを選択する．深度は4〜5cm程度とし，体格に応じて調整する．

● プレスキャン

　　ここからは仰臥位で行う方法を解説する．

　　仰臥位で行う場合には，挙上させた下肢の真下からエコープローブを当てるため（図14b），**エコー画像は上下が逆になる**（図15）．筆者らは上下逆のままで手技を施行しているが，エコー装置の設定を変更して画面の上下をわかりやすいように反転・調整してもよい．

❶ 膝窩動静脈を描出する．

　　膝窩の下方から，膝窩の皺に沿ってプローブを当てると膝窩動静脈が描出される（図15a）．

❷ 脛骨神経・総腓骨神経を同定する．

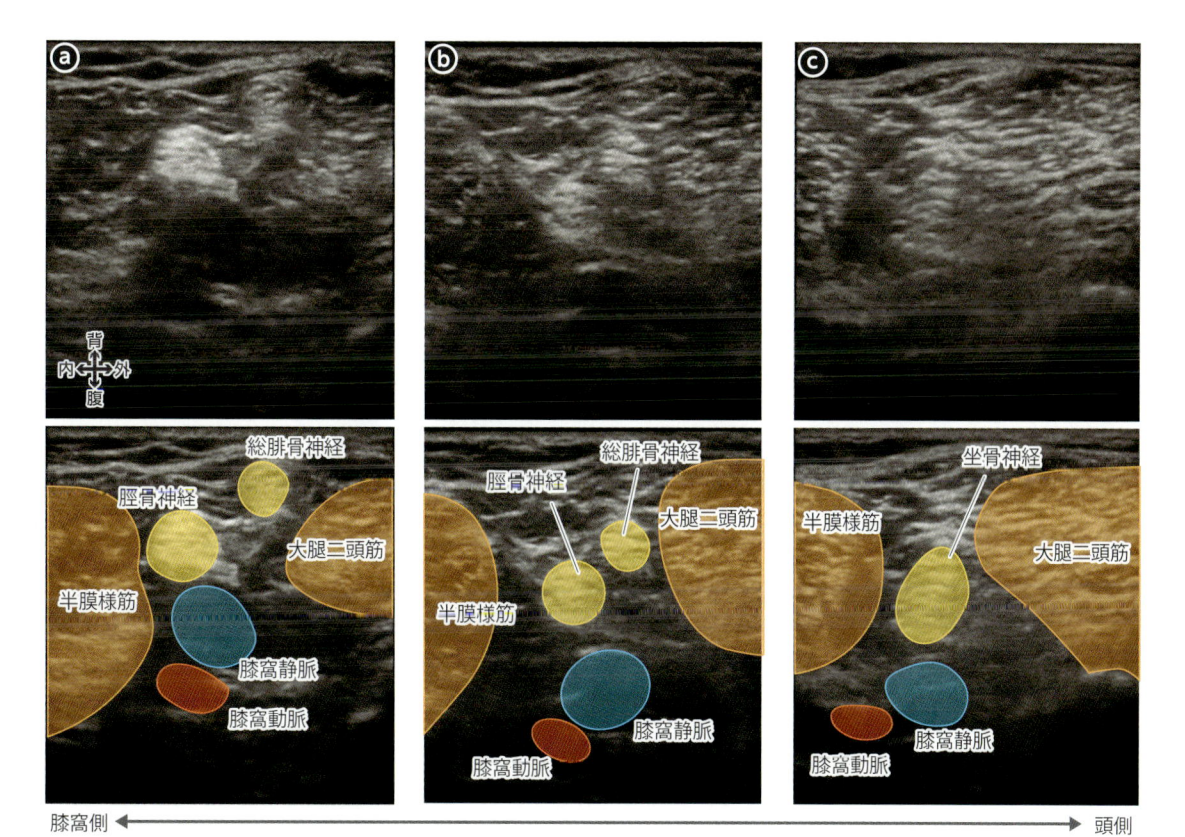

膝窩側 ← → 頭側

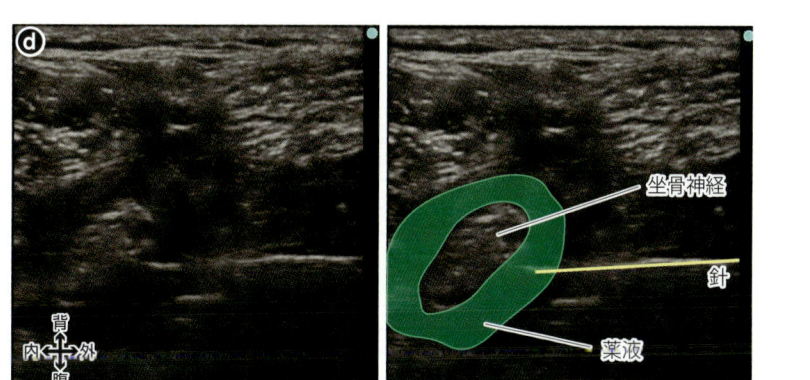

図15 ● 膝窩レベル（膝窩アプローチ）

画面上が背側（表層），画面下が腹側（深層）であることに注意．

脛骨神経は❶の部位で膝窩動静脈の外側表層に観察できる．脛骨神経外側の少し離れたところに総腓骨神経が観察できる（図15a）．

❸ 坐骨神経の分岐部を同定する．

プローブを膝窩から頭側に平行移動させると（図14c，➡），脛骨神経・総腓骨神経がだんだん近づいて1本の坐骨神経となり，分岐部が確認できる（図15a〜c）．この分岐部よりやや頭側で脛骨神経と総腓骨神経が1本になったところが穿刺のターゲットになる（図15c）．図15bの位置で穿刺してもよい．

● 穿刺・薬液注入

　　エコー画面上で，プローブ表面から神経までの距離を計測し，プローブから同程度離れた大腿外側部を穿刺部位とする（通常，プローブ端から2～3 cm外側となる）．浅層でのブロックであるため，針の刺入角度はプローブと平行に近く，針の描出は比較的容易である．

❶ 穿刺部位の皮膚および皮下に局所浸潤麻酔を行う．

❷ エコープローブの外側から平行法で穿刺する（図14b）．

　　穿刺には神経刺激用のブロック穿刺針（50～100 mm）を用いる．神経刺激を併用し，エコー画面上で針先を確認しながら針を進める．

❸ 局所麻酔薬を少量ずつ分割注入する．針の刺入角度を微調整しながら，坐骨神経をとり囲むように薬液を注入する（高エコーの神経の周囲を低エコーの薬液がとり囲む様子からドーナツサインとよばれる，図15d）．

● 持続カテーテル留置

　　いずれのアプローチにおいても持続カテーテル留置は可能であるが，近位のアプローチでは，留置部位の深度や針の刺入角度の問題から適切な位置にカテーテルを留置することが難しい場合がある．その点，膝窩アプローチは浅層のブロックであるため，持続カテーテル留置が比較的容易である．

❶ カテーテル留置可能な神経刺激対応の針を使用し，単回ブロックと同様の方法で穿刺する．

❷ 針が適切な位置に到達したら，生理食塩水または局所麻酔薬を注入して坐骨神経周囲にスペースをつくることでカテーテルをスムーズに挿入できる．

❸ 穿刺針を抜いた後，エコーで確認しながらカテーテルから局所麻酔薬を注入し，カテーテル先端が適した位置にくるように調整する．坐骨神経短軸像を見ながら穿刺した場合には，長軸像

を描出してカテーテル位置を確認するとよい．カテーテル留置長は3〜5 cm程度とする．

> **memo** エコーガイド下後方膝関節包浸潤麻酔（iPACK）とは？
>
> 人工膝関節置換術（TKA）の術後鎮痛では，運動機能への影響がより少ない鎮痛方法が望まれる（第3章-4参照）．膝窩動脈・後方膝関節包間局所麻酔浸潤法〔local infiltration analgesia（LIA）of interspace between the popliteal artery and the capsule of the posterior knee：iPACK〕は，膝後方の関節包に分岐する神経終末枝のみをブロックできることから，坐骨神経領域の運動機能低下をきたすことなく膝後面の鎮痛が可能とされる．TKA術後の早期回復において，今後期待されるブロックの1つと考えられる[2, 3]．

6 合併症

各アプローチによって起こりやすい合併症が異なる．解剖学的特徴やブロック手技の特徴を十分に理解して，合併症を予防することが重要である．

Ⓐ 骨盤内臓器損傷

傍仙骨アプローチでは，**針を深く進めると骨盤内に進入**する可能性がある．臨床的に問題となるような腸管穿孔などの合併症の報告は稀だが，MRIを用いたシミュレーション研究では，高率に骨盤内臓器（小腸，直腸，卵巣・精嚢）との接触が起こり得ることが示唆されている[4]．

Ⓑ 血管穿刺

坐骨神経周囲に血管が並走することが多く，**血管誤穿刺**の可能性がある（各アプローチの⚠Pitfall参照）．事前にカラードプラで神経周囲の血管を確認したうえで針の進入経路を決めることが重要である．

また，抗血栓療法中の坐骨神経ブロックの適応についてはアプローチ法によって対応が異なる[5]．膝窩アプローチは浅部のブロックであり，圧迫止血が可能であるため，抗血小板薬の十分な休薬期間がない状況でも安全に施行可能とされるが，傍仙骨・殿下部・前方アプローチは深部のブロックとして扱い，**抗血小板薬・抗凝固薬の十分な休薬**が必要である．

Ⓒ 神経障害

坐骨神経ブロックは局所麻酔薬の**神経内注入の発生頻度が高い**ブロックの1つである[6]．術後神経障害には神経ブロック以外の要因も関与するため，手術手技・体位・ターニケットなどさまざまな要因の影響を検討する必要がある．

Ⓓ 感染

持続末梢神経ブロックではカテーテル留置後4日目から**感染リスクが増加する**という報告がある[7]．不必要な長期留置を避け，刺入部や全身状態から**感染が疑われた際には，すみやかに抜去する**ことが重要である．

Ⓔ 転倒

　坐骨神経ブロックでは，いずれのアプローチにおいても，**下肢筋力低下に伴う転倒のリスク**がある．離床やリハビリテーション開始前に，**筋力低下や感覚障害の程度を評価すること**が重要である．患者自身や病棟スタッフにも筋力低下の可能性を周知し，**転倒防止に対する注意を促す**．

文献

1 ）Perlas A, et al：Ultrasound-guided popliteal block through a common paraneural sheath versus conventional injection: a prospective, randomized, double-blind study. Reg Anesth Pain Med, 38：218-225, 2013

2 ）Thobhani S, et al：Novel Regional Techniques for Total Knee Arthroplasty Promote Reduced Hospital Length of Stay: An Analysis of 106 Patients. Ochsner J, 17：233-238, 2017

3 ）Tran J, et al：Anatomical study of the innervation of posterior knee joint capsule: implication for image-guided intervention. Reg Anesth Pain Med, 44：234-238, 2019

4 ）O'Connor M, et al：An anatomical study of the parasacral block using magnetic resonance imaging of healthy volunteers. Anesth Analg, 108：1708-1712, 2009

5 ）「抗血栓療法中の区域麻酔・神経ブロックガイドライン」（日本ペインクリニック学会，日本麻酔科学会，日本区域麻酔学会／編），2016（https://anesth.or.jp/files/pdf/guideline_kouketsusen.pdf）

6 ）Sondekoppam RV & Tsui BC：Factors Associated With Risk of Neurologic Complications After Peripheral Nerve Blocks: A Systematic Review. Anesth Analg, 124：645-660, 2017

7 ）Bomberg H, et al：Prolonged Catheter Use and Infection in Regional Anesthesia: A Retrospective Registry Analysis. Anesthesiology, 128：764-773, 2018

9 下肢 アンクルブロック

杉浦健之，草間宣好，太田晴子

1 解剖

アンクルブロック（足関節の神経ブロック）は，足関節から遠位の知覚遮断を目的とした神経ブロックであり，坐骨神経由来の4つの分枝（**脛骨神経，腓腹神経，深腓骨神経，浅腓骨神経**）と，大腿神経の終末枝である**伏在神経**を含む，5つの神経が標的となる（図1）[1].

坐骨神経の終末枝の1つである脛骨神経は，下腿後面を膝窩動静脈〜後脛骨動静脈とともに下行し，足関節では内果の後方で後脛骨動静脈に伴走して走行する．内側踵骨枝を出した後，脛骨神経は内側足底神経と外側足底神経に分かれ，踵と足底に分布する．

腓腹神経は膝窩で脛骨神経から分枝し，下腿後面で腓腹筋両頭の間を下行するが，総腓骨神経からも交通枝を受ける．足関節では外果後方で小伏在静脈とともに表層を走行する．外側踵骨枝を出した後，外側足背皮神経として足外側に分布する．

坐骨神経のもう1つの終末枝である総腓骨神経は，膝窩から腓骨頭を回って下腿前面に出て深腓骨神経と浅腓骨神経に分かれる．深腓骨神経は，前脛骨筋の外側を前脛骨動脈と並走しながら足関節まで下行する．足背では足背動脈と並走し，母趾外側と第2趾内側に分布する．

浅腓骨神経は，長趾伸筋と腓骨筋の間を下行し，下腿遠位で下腿筋膜を貫いて表層に出る．その後，内側足背皮神経と中間足背皮神経に分かれ，足背に分布する．

伏在神経は大腿神経の終末枝で，大伏在静脈とともに下腿内側を足関節まで下行する．一部は足関節を越えて足内側に分布する．

これら5つの神経のうち，腓腹・浅腓骨・伏在神経の3つは足関節のレベルでは皮下に存在し，脛骨・深腓骨神経の2つは屈筋・伸筋支帯より深部に存在する（図1b）.

2 神経支配

アンクルブロックで得られる皮膚および骨の知覚支配領域を示す（図2）.

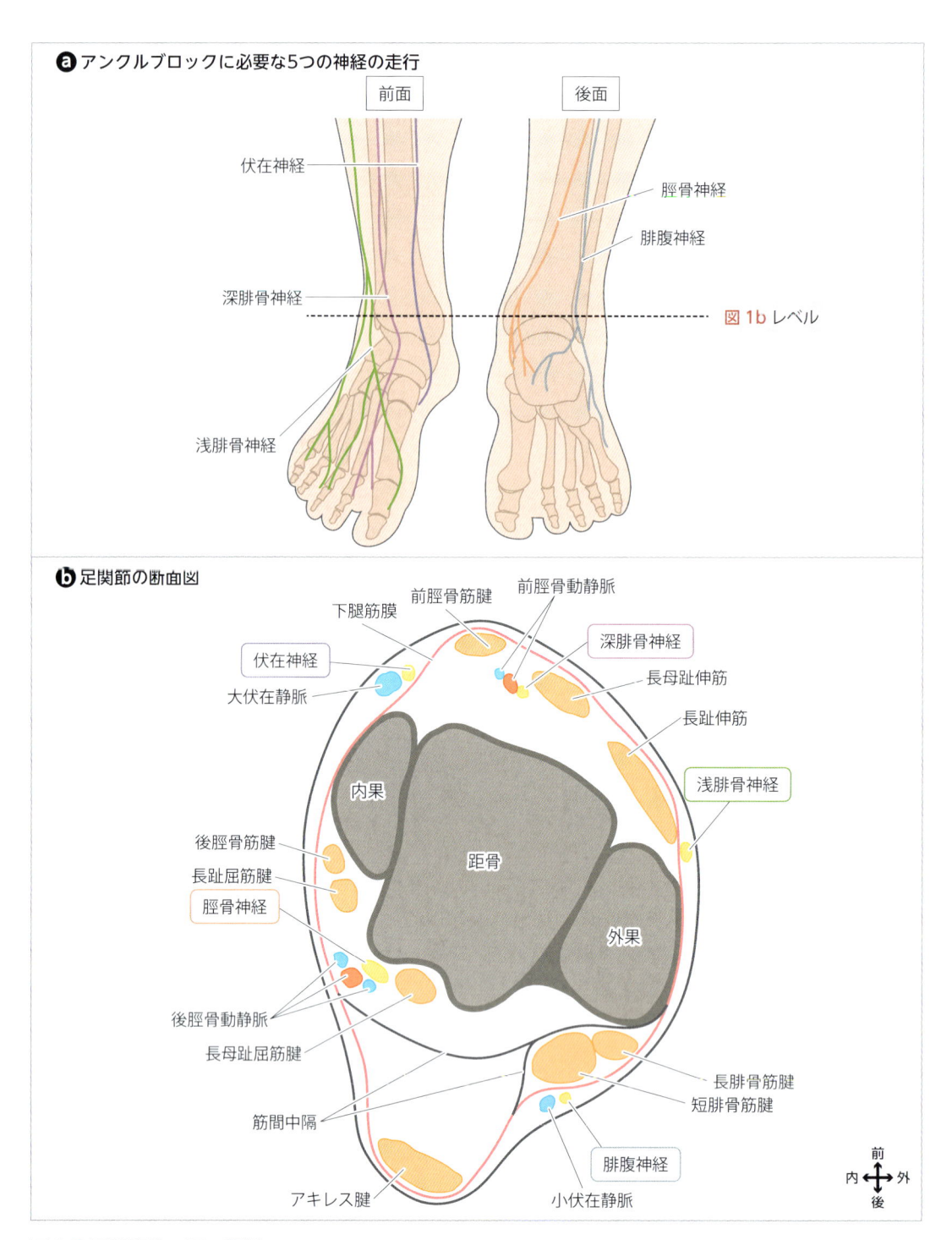

図1 ● 下腿遠位〜足の解剖

の内容説明（図中ラベル）:

ⓐ アンクルブロックに必要な5つの神経の走行

前面 / 後面

- 伏在神経
- 脛骨神経
- 腓腹神経
- 深腓骨神経
- 図1b レベル
- 浅腓骨神経

ⓑ 足関節の断面図

- 下腿筋膜
- 前脛骨筋腱
- 前脛骨動静脈
- 深腓骨神経
- 伏在神経
- 大伏在静脈
- 長母趾伸筋
- 長趾伸筋
- 浅腓骨神経
- 内果
- 距骨
- 外果
- 後脛骨筋腱
- 長趾屈筋腱
- 脛骨神経
- 後脛骨動静脈
- 長母趾屈筋腱
- 長腓骨筋腱
- 短腓骨筋腱
- 筋間中隔
- 腓腹神経
- アキレス腱
- 小伏在静脈

前 / 内 / 外 / 後

3　適応となる手術

　　　足および足趾の手術全般が適応となる．5つの神経すべてをブロックすることで足関節より遠位全体の知覚遮断が可能であるが，**手術部位に応じて選択的なブロック**を行うことも可能である．

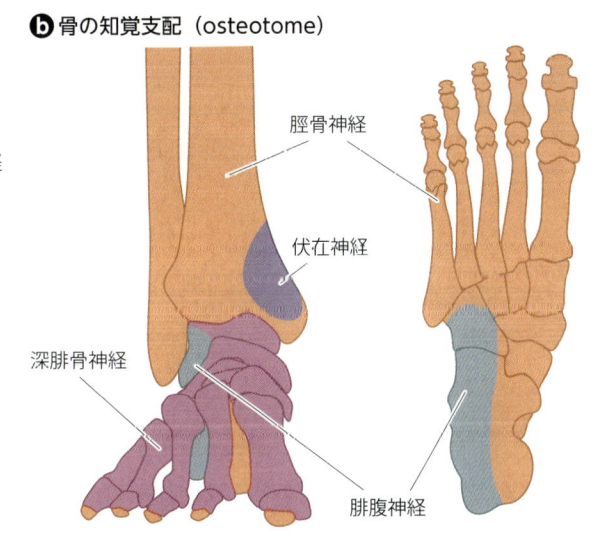

ⓐ 皮膚の知覚神経（dermatome）

深腓骨神経

外側足底神経
（脛骨神経）

内側足底神経
（脛骨神経）

浅腓骨神経

伏在神経

伏在神経

腓腹神経

深腓骨神経

内側踵骨枝
（脛骨神経）

ⓑ 骨の知覚支配（osteotome）

脛骨神経

伏在神経

深腓骨神経

腓腹神経

図2 ● 足の神経支配

> **memo** アンクルブロックでは足関節の運動機能を温存できる
>
> 　足関節より遠位の手術では，坐骨神経膝窩アプローチ（＋大腿神経ブロックまたは伏在神経ブロック）が選択されることが多いが，術後の筋力低下が問題となる．一方，アンクルブロックでは足関節の底背屈に影響する主な筋枝を分枝した後でブロックするため，足関節の運動機能を温存できる．早期離床が望まれる高齢者や外来手術において有用な方法である．

4 使用する薬剤

　術後鎮痛の目的で長時間作用型のロピバカイン（0.25〜0.75％）を用いるが，**効果発現までに時間がかかる**ため，単独で行う場合には注意が必要である．エコーガイド下で行う場合には，投与量は各神経あたり3〜5 mLで十分である．

5 方法

　アンクルブロックは，従来，ランドマーク法で行われてきたが，エコーガイド下で行うことにより少量の薬液でブロックが可能となり，ブロックの確実性も高まった[2]．ここでは，エコーガイド法について解説する．通常，神経刺激の併用の必要はない．

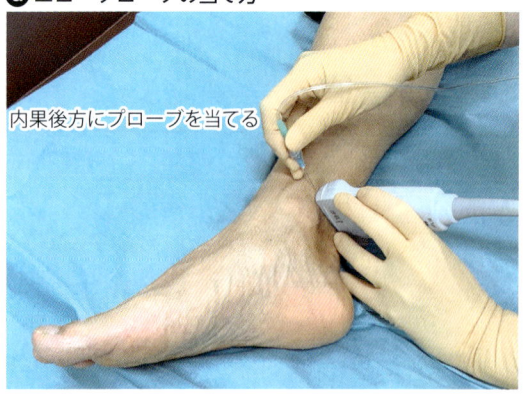

ⓐ エコープローブの当て方

内果後方にプローブを当てる

ⓑ 脛骨神経ブロックに必要なエコー画像

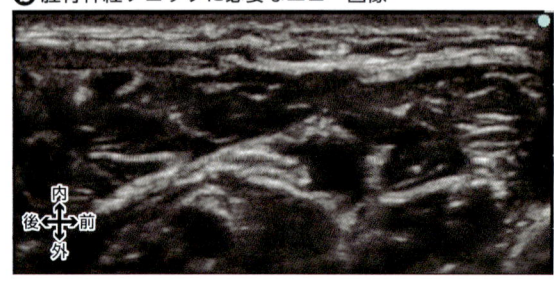

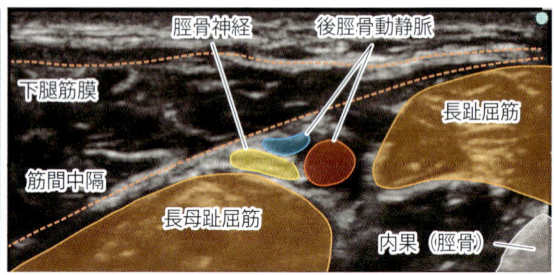

脛骨神経　後脛骨動静脈

下腿筋膜

長趾屈筋

筋間中隔

長母趾屈筋

内果（脛骨）

ⓒ 後脛骨動脈・静脈（カラードプラ）

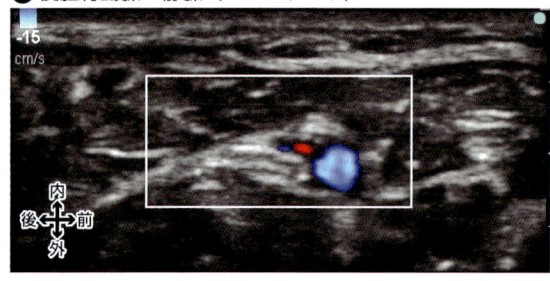

図3 ● 脛骨神経ブロック

Ⓐ 脛骨神経ブロック

● 体位作成，エコー装置の配置

仰臥位で下腿を外旋させる．エコー装置は患者を挟んで術者と反対側の正面に置く．

● エコープローブの選択

主に高周波リニアプローブを使用する．小型プローブやホッケースティック型を使用してもよい．エコーの深度は2cm前後に設定しておき，適宜調整する．

● プレスキャン

下腿を外旋させ，内果後方（内果直上の高さ）で横向きにプローブを当てる（図3a）．まず，後脛骨動脈を確認する（図3b）．カラードプラを利用すると血管位置を確認でき，長母趾屈筋と長趾屈筋の間に後脛骨動脈・静脈がみられる（図3c）．後脛骨動脈・静脈の後方で，蜂の巣状で高エコーに見えるのが脛骨神経である（図3b）．腱と区別がつきにくい場合には，プローブを頭

ⓐ エコープローブの当て方

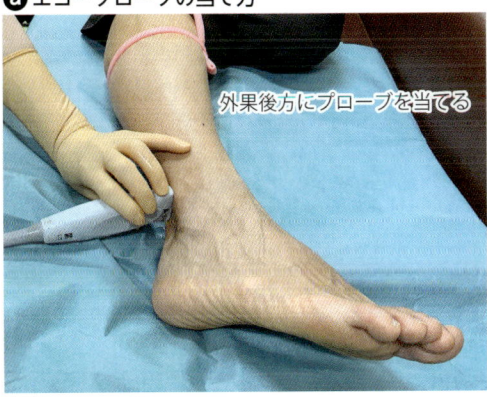

外果後方にプローブを当てる

ⓑ 腓腹神経ブロックに必要なエコー画像

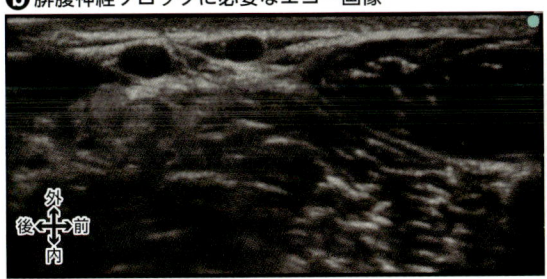

外
後　前
内

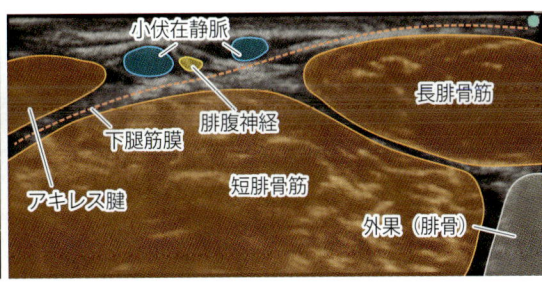

小伏在静脈

長腓骨筋

下腿筋膜　腓腹神経

アキレス腱　短腓骨筋

外果（腓骨）

図4 ● 腓腹神経ブロック

側に平行移動させて追っていくと区別できる（腱であれば近位では筋腹になる）.

● 穿刺・薬液注入

穿刺には23〜25Gブロック針（50 mm以下）を用いる. 平行法, 交差法のどちらでも可能である. **血管誤穿刺に注意**して穿刺し, 神経周囲に薬液を注入する.

Ⓑ 腓腹神経ブロック

● 体位作成, エコー装置の配置

仰臥位で下腿を内旋させる. エコー装置は患者を挟んで術者と反対側の正面に置く.

● エコープローブの選択

高周波リニアプローブを使用する. 小型プローブやホッケースティック型を使用してもよい. エコーの深度は2 cm前後に設定しておき, 適宜調整する.

● プレスキャン

下腿近位で駆血し, 外果後方（外果直上の高さ）で横向きにプローブを当てる（**図4a**）. 浅層に小伏在静脈が描出される（**図4b**）. 腓腹神経は描出できないことが多い.

● 穿刺・薬液注入

穿刺には23〜25Gブロック針（50 mm以下）を用いる. 平行法, 交差法どちらでも可能である. 腓腹神経は通常描出できないが, 小伏在静脈に隣接して走行するため, **血管誤穿刺に注意**して穿刺し, 下腿筋膜より表層の小伏在静脈周辺に薬液を注入する.

ⓐ エコープローブの当て方

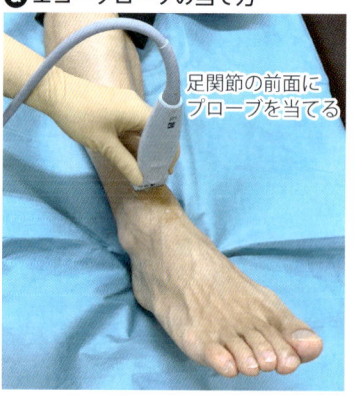

足関節の前面に
プローブを当てる

ⓑ 深腓骨神経ブロックに必要なエコー画像

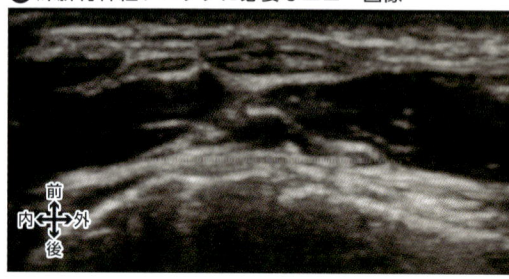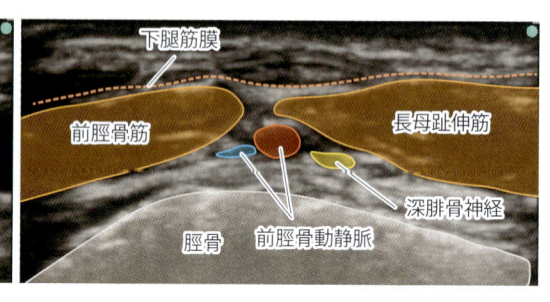

前
内＋外
後

下腿筋膜

前脛骨筋

長母趾伸筋

深腓骨神経

脛骨　前脛骨動静脈

図5● 深腓骨神経ブロック

b）脛骨前面に，内側から前脛骨静脈・前脛骨動脈・深腓骨神経が並んでみえる.

Ⓒ 深腓骨神経ブロック

● 体位作成，エコー装置の配置

仰臥位で足関節は伸展位をとらせる．エコー装置は患者を挟んで術者と反対側の正面に置く．

● エコープローブの選択

高周波リニアプローブを使用する．小型プローブやホッケースティック型を使用してもよい．エコーの深度は2 cm前後に設定しておき，適宜調整する．

● プレスキャン

足関節前面で横向きにプローブを当てる（図5a）．脛骨と前脛骨筋または長母趾伸筋の間に前脛骨動脈・静脈が描出され，動脈の腹側または外側に高エコーの深腓骨神経が観察できる（図5b）．深腓骨神経は描出できない場合もある．

● 穿刺・薬液注入

穿刺には23〜25Gブロック針（50 mm以下）を用いる．平行法でも交差法でも可能である．深腓骨神経が描出できる場合にはその周囲に薬液を注入し，描出できない場合には前脛骨動脈・静脈近傍に薬液を注入する．

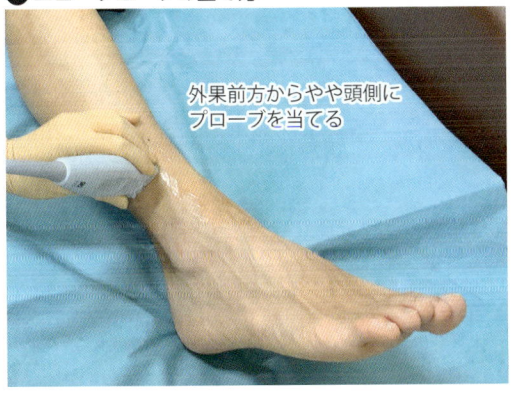

ⓐ エコープローブの当て方

外果前方からやや頭側に
プローブを当てる

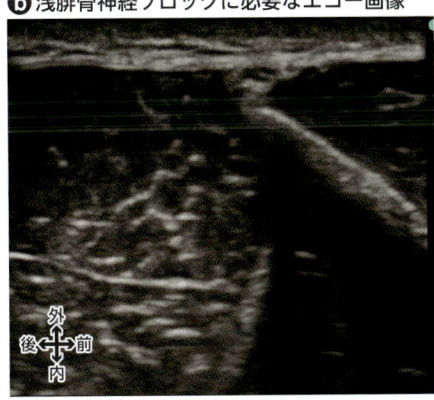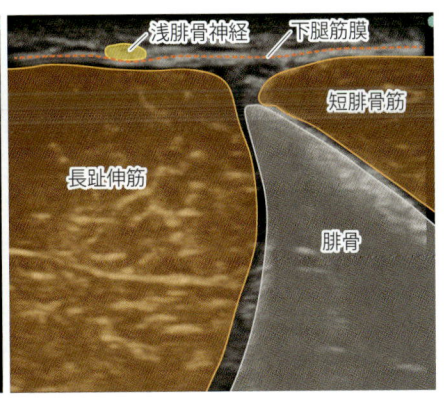

ⓑ 浅腓骨神経ブロックに必要なエコー画像

浅腓骨神経　下腿筋膜

短腓骨筋

長趾伸筋

腓骨

外　後　前　内

図6 ● 浅腓骨神経ブロック

Ⓓ 浅腓骨神経ブロック

● 体位作成，エコー装置の配置

仰臥位で下腿をやや内旋させる．エコー装置は患者を挟んで術者と反対側の正面に置く．

● エコープローブの選択

高周波リニアプローブを使用する．小型プローブやホッケースティック型を使用してもよい．エコーの深度は 2 cm 前後に設定しておき，適宜調整する．

● プレスキャン

外果前方からやや頭側（膝下 2/3 程度）で横向きにプローブを当てる（図6a）．まず，脛骨と腓骨を描出し，腓骨方向（外側）にプローブを平行移動させる．下腿筋膜の表層に高エコーの小さな浅腓骨神経を同定できることもあるが，浅腓骨神経の描出は難しいこともある（図6b）．

● 穿刺・薬液注入

穿刺には23～25Gブロック針（50 mm以下）を用いる．平行法でも交差法でも可能である．浅腓骨神経が描出できる場合にはその周囲に薬液を注入し，描出できない場合には下腿筋膜の表層（皮下）に薬液を注入する．

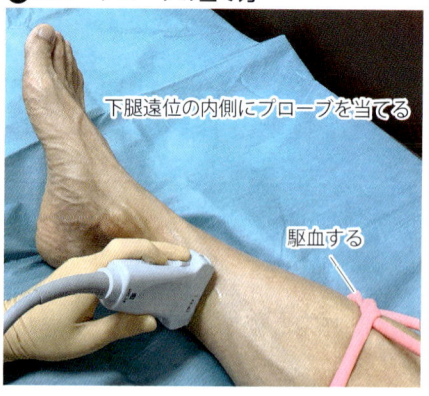

ⓐ エコープローブの当て方

下腿遠位の内側にプローブを当てる

駆血する

ⓑ 伏在神経ブロックに必要なエコー画像

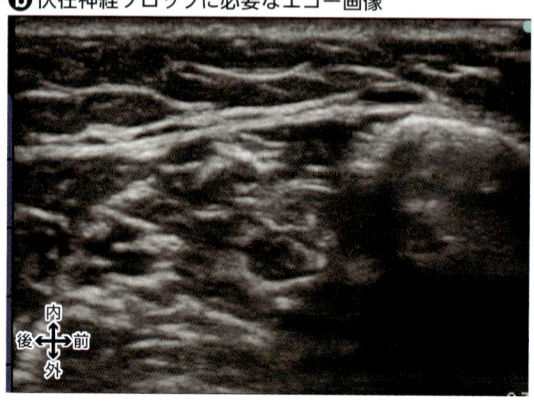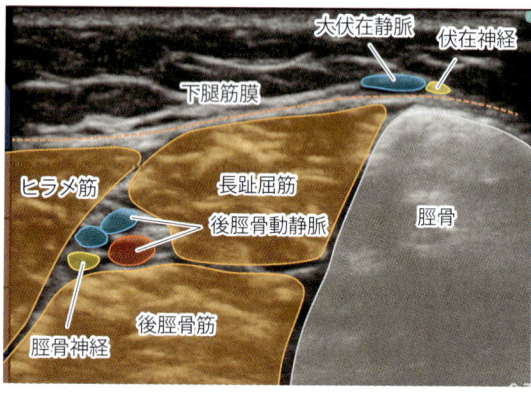

大伏在静脈　伏在神経

下腿筋膜

ヒラメ筋　　長趾屈筋　　脛骨

後脛骨動静脈

内
後　前
外

脛骨神経　　後脛骨筋

図7●伏在神経ブロック
b）大伏在静脈は下腿の駆血により皮下に触知できることが多い．深部には後脛骨動静脈，脛骨神経が観察できる．

Ⓔ 伏在神経ブロック

伏在神経ブロックは大腿近位内側から下腿内側までどの部位でもブロックできる（第3章-5参照）．ここでは下腿内側でのブロックについて解説する．

● 体位作成，エコー装置の配置

仰臥位で下腿を外旋させる．エコー装置は患者を挟んで術者と反対側の正面に置く．

● エコープローブの選択

高周波リニアプローブを使用する．エコーの深度は2 cm前後に設定しておき，適宜調整する．

● プレスキャン

大腿では伏在神経を描出できるが，下腿では描出困難となることが多いため，並走する大伏在静脈をランドマークとする．大伏在静脈は，下腿近位で駆血して怒張させると皮下に触知できることが多く，エコーでも同定しやすい（図7）．深部には後脛骨動静脈・脛骨神経が観察できるが，**大伏在静脈・伏在神経は下腿筋膜より表層であるため，間違えないように注意する**．

● 穿刺・薬液注入

穿刺には23〜25Gブロック針（50 mm以下）を用いる．平行法でも交差法でも可能である．伏在神経は大伏在静脈と並走するため，**血管誤穿刺に注意**して穿刺し，皮下（下腿筋膜より表

層）の大伏在静脈周囲に薬液を注入することでブロックできる.

⚠️Pitfall

プローブで押さえつけると静脈は潰れて見えなくなる

　通常,静脈は圧迫により潰れるため,プローブを強く押し当てると描出できなくなる.アンクルブロックでは表層の血管をランドマークとするため,普通にプローブを当てただけでも容易に潰れてしまう.逆に,プローブによる圧迫を緩めたり強めたりすることで,動脈・静脈の位置を確認することができる.プローブを持つ手の力加減に工夫が必要である.

6 合併症

　アンクルブロックは比較的容易で,安全に施行できる[3].穿刺時の不快感が起こることがあるが,通常一過性である.過去の報告では,ランドマーク法で行った場合でも局所麻酔薬の血中濃度は低く[4],局所麻酔薬中毒のリスクは低いと考えられるが,血管近傍に薬液を注入するブロックでは**血管内への直接的な注入に注意が必要である**.

■ 文献

1）Vandepitte C, et al：Ultrasound-guided ankle block.「Hadzic's Textbook of Regional Anesthesia and Acute Pain Management, 2nd Edition」（Hodzic A, ed）, pp636-641, McGraw-Hill, 2017

2）Chin KJ, et al：Ultrasound-guided versus anatomic landmark-guided ankle blocks: a 6-year retrospective review. Reg Anesth Pain Med, 36：611-618, 2011

3）Russell DF, et al：Safety and efficacy of forefoot surgery under ankle block anaesthesia. Scott Med J, 59：103-107, 2014

4）Mineo R & Sharrock NE：Venous levels of lidocaine and bupivacaine after midtarsal ankle block. Reg Anesth, 17：47-49, 1992

索 引 ——————————— INDEX